高等医药院校网络教育护理学"十三五"规划教材

供护理学类专业用

护理伦理学

丛书总主编　唐四元

主　　编　孙　玫　郭　佳

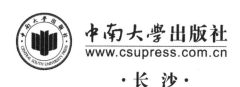

中南大学出版社

www.csupress.com.cn

·长沙·

图书在版编目（ＣＩＰ）数据

护理伦理学 / 孙玫，郭佳主编. --长沙：中南大学出版社，2018.8

ISBN 978 - 7 - 5487 - 3343 - 0

Ⅰ.①护… Ⅱ.①孙… ②郭… Ⅲ.①护理伦理学

Ⅳ.①R47 - 05

中国版本图书馆 CIP 数据核字（2018）第 188349 号

护理伦理学

孙 玫　郭 佳　主编

□责任编辑　李　娴
□责任印制　易建国
□出版发行　中南大学出版社

社址：长沙市麓山南路　　　　邮编：410083

发行科电话：0731 - 88876770　　传真：0731 - 88710482

□印　　装　湖南众鑫印务有限公司

□开　　本　787 × 1092　1/16　□印张 11.75　□字数 294 千字

□版　　次　2018 年 8 月第 1 版　□2018 年 8 月第 1 次印刷

□书　　号　ISBN 978 - 7 - 5487 - 3343 - 0

□定　　价　32.00 元

高等医药院校网络教育护理学"十三五"规划教材
编审委员会

《护理伦理学》编写委员会

丛书总主编　唐四元

主　　　编　孙　玫　郭　佳

副 主 编　卢咏梅　刘　星

编　　　者　（按姓氏笔画排序）

王红娟（中南大学大学湘雅护理学院）

王雨薇（中南大学大学湘雅护理学院）

刘翔宇（湖南省肿瘤医院）

孙晓宁（广州中医药大学护理学院）

李贵妃（湖南师范大学医学院）

李　颖（中南大学大学湘雅护理学院）

汪健健（中南大学湘雅二医院）

赵　倩（中南大学大学湘雅护理学院）

秦春香（中南大学湘雅三医院）

蒋　芬（湖南师范大学医学院）

潘爱华（中南大学基础医学院）

编 写 秘 书　王雨薇

丛书前言

20世纪早期熊彼特提出著名的"创造性毁灭"理论：一旦现有的技术受到竞争对手更新、效率更高的技术产品的猛烈冲击，创新就会毁灭现有的生产技术，改变传统的工作、生活和学习方式。今天，网络技术的影响波及全球，各种教育资源通过网络可以跨越时间、空间距离的限制，使学校教育成为超出校园向更广泛地区辐射的开放式教育。作为我国高等教育组成部分的远程网络教育，是传播信息、学习知识、构筑知识经济时代人们终生学习体系的重要教育手段。

随着社会的进步，人民大众对享有高质量卫生保健的需求日益增加，特别是目前国内外对高层次护理人才的需求增加，要求学校护理教育和继续护理教育更快、更多地培育出高质量的护理人才。中南大学是国家首批"211工程""985工程""双一流"建设高校，湘雅护理学院师资力量雄厚，教学资源丰富，拥有悠久的教学历史和先进的教学方法、设施，在历次国内外护理学科专业排名中均名列前茅。为履行培养高等级护理人才的职责，针对远程教育的教学特点，中南大学湘雅护理学院组织有丰富教学经验的教授和专家编写了这套"高等医药院校网络教育护理学'十三五'规划教材"，包括《护理学导论》《护理学基础》《内科护理学》《外科护理学》《健康评估》《社区护理学》《护理研究》《护理教育学》《护理心理学》《护理管理学》《护理伦理学》等。

本套教材在编写中根据《国家中长期教育改革和发展规划纲要（2010—2020年）》和《中国护理事业发展规划纲要（2016—2020年）》提出"坚持以岗位需求为导向""大力培养临床实用型人才""注重护理实践能力的提高""增强人文关怀意识"的要求，注重理论与实践相结合、人文社科及护理与医学相结合，培养学生的实践能力、独立分析问题和解决问题的评判性思维能力。各章前后分别列有"学习目标"和"思考题"，便于学生掌握重点，巩固所学知识。作为远程网络教育护理学专业本科层次专用教材，教材内容与丰富的多媒体资源进行了全方位的有机结合，能切实满足培养从事临床护理、社区护理、护理教育、护理科研及护理管理等应用型人才的需求。

由于书中涉及内容广泛，加之编者水平有限，不当之处在所难免，恳请专家、学者和广大师生批评指正，以便再版时进一步修订完善。

唐四元

2017年10月

前　言 ......

护理伦理学课程是全国高等教育护理学专业必修课，是为培养护理从业者的护理伦理基本理论知识和应用能力而设置的一门专业基础课程。

护理伦理学是以伦理学的基本原理为指导，研究护理职业道德的一门科学。护理职业道德具有全人类性与人道性，规范性与可操作性的特点。护理伦理学是一门涉及范围广和整体性强的学科，因为护理学与伦理学相交叉相融，所以它与护理学和伦理学既有相通的地方，又有明显的区别。因此，在教学过程中应充分体现本课程的特点。

本课程主要从护理伦理学的历史发展、理论基础、护理职业精神和道德素养、护理伦理学的基本原则和人际关系规范、护士临床护理工作和特殊医疗技术中的伦理道德、公共卫生服务中的护理伦理、科研道德伦理难题、决策与管理等内容着手，使学生通过对护理伦理学的学习，能够了解护理道德新课题，掌握护理道德的基本理论和基本规范。培养、提高其职业道德品质和分析，解决临床护理伦理问题的能力。使我们的学生在毕业后能较快地适应临床护理工作和护理学科发展。

本书在编写过程中得到了中南大学各级领导和湘雅护理学院全体师生的关心和支持，在此谨代表全体编委一并致以衷心的感谢！

由于作者水平有限，本书难免存在不足之处。如有偏颇之处，恳请同行专家及读者批评指正，以便日后进一步完善。

编者
2018 年 8 月

目 录

第一章　绪　论

学习目标
识记：
1.道德、伦理、伦理学、护理道德、护理伦理学的概念。
2.道德的特征及功能、护理道德的本质和特点、护理伦理学的研究对象及内容。
理解：
1.古代医护伦理道德的发展。
2.近、现代医学及护理伦理学的发展。
3.学习和研究护理伦理学的意义与方法。
运用：
能运用所学的相关知识分析探讨我国护理伦理学在发展中面临的挑战。

第一节　护理伦理学概述

一、道德与伦理

(一)道德的含义

道德是人类社会生活中所特有的，由一定社会经济关系决定的，依靠人们的内心信念、社会舆论和传统习俗维系的原则、规范、心理意识和行为活动的总和，我们可以从以下几个方面更好地理解此定义。

1.道德的本质

道德属于上层建筑，是由经济基础决定的。在阶级社会里，道德是阶级的道德，这是道德的一般本质；道德是用来调整利益关系的，这是道德的特殊本质。

2.道德的评价标准

善与恶。道德评价是以善与恶为界限的。善行，即利于他人、社会的行为，是道德的行为，是高尚的；恶行，即危害他人与社会的行为，是不道德的行为，是卑劣的。

3.道德的评价方式

道德依靠内心信念、社会舆论和传统习俗的非强制性力量维系，这体现了道德的自律性特征。

4.道德的功能

道德不仅调整个人与个人、个人与社会的关系，使之协调一致、共同有序地和谐相处，而且平衡人与自然的关系，使人类与生存环境处于动态平衡且和谐的状态。

5.道德的内部结构

道德是道德意识现象、道德规范现象和道德行为现象三个方面所构成的有机整体。

(二)伦理的含义

在中国历史上，"伦"和"理"是分别使用的两个概念。在古汉语中，"伦"与"辈"同义，"伦，犹类也"，以"人伦""伦常""天伦"等概念出现，表现人的等级关系和处理这些关系的具体行为规范。将"伦"和"理"合为一个概念使用，最早见于秦汉之际成书的《礼记·乐记篇》，"乐者，通伦理者也"，把安排部署有秩序称为伦理。引申到人类，"伦"是指人与人的关系，"理"是道德规律和原则。因此，"伦理"，是指处理人与人关系的道德理论与原则。在西方文化史上，伦理(ethics)一词源于古希腊文 ethos，其义为习俗、风尚、性格、思想方式。

伦理和道德两个概念在中国现代汉语中的词义基本相同。在西方文化史上，伦理和道德在原义上也相近，故人们常把它们作同义词使用，但在严格的科学论述中，两者应有所区别。"道德"是指道德现象，"伦理"是道德现象的理论概括。因此，人们把研究道德的哲学称为伦理学。英文的"伦理"和"伦理学"都是同一词，即 ethics。

(三)道德与伦理的关系

人们常常将伦理与道德相提并论。实际上伦理和道德是两个既有区别又有联系的概念。在汉语中，"伦理"和"道德"在一定的词源意义上是相通的，而且与英语中的 ethics 和 moral 的词源意义相似，都指的是人们在社会活动中应遵循的行为规范和准则。然而"伦理"和"道德"又有所不同，黑格尔将"伦理"和"道德"进行了明确的区别，前者指社会道德，后者指个人道德。道德主要与"应当"相联系，并展开于良心、人品、修养等形式中；伦理则反映人伦关系以及维持人伦关系所必须遵循的规则。涉及家庭、市民社会、国家等社会结构，含有理性、科学、公共意志等属性。如一个人在公共场所吐痰，我们可以说他没有公德，但并不说他没有伦理；保守患者的秘密，对所有的患者一视同仁是护理伦理在护理工作中的具体体现。

二、伦理学概述

(一)伦理学的概念

伦理学(ethic)亦称道德哲学，是以道德现象作为研究对象的科学。伦理学是研究人们相互关系的道理和规则的科学，也是研究道德形成、道德本质及其发展规律的科学。伦理学的基本问题是道德和利益的关系问题。它以道德作为研究对象，系统化、理论化地阐述道德的起源、本质及其社会作用；阐述一定社会的道德核心、道德原则、规范和范畴，并提出相应的道德要求，即达到一定道德水平所要开展的道德实践活动。其目的在于规范人们的社会行为，形成适应一定社会、阶级、阶层所需要的道德风尚和精神文明，稳定一定的社会秩序，巩固一定的经济关系。

伦理学是一门古老的道德哲学。自古以来，中外历代思想家均从各自的时代要求和阶级利益出发，围绕着各种社会道德现象进行研究。

在西方，大约在公元前4世纪，古希腊的著名哲学家亚里士多德(Aristotle，公元前384—公元前322年)创造了一个新名词——"ethika"，即伦理学，来表示这门科学。后来，他的学生根据他的讲述整理成《尼可马克伦理学》等专著，亚里士多德对西方伦理学的发展有着极其重要的影响。自亚里士多德以后，伦理学便作为一门独立学科在西方各国逐渐发展起来。

在我国，"伦理学"这一名称虽然是从国外引进翻译来的，但是在公元前5世纪—公元前2世纪，就已经有了"人伦""道德"等概念和"伦类以为理"的说法，并先后出现了具有丰富伦理学思想的《论语》《墨子》《孟子》《荀子》等著作。秦汉之际又形成了"伦理"这一概念，产生了包含系统的道德理论、行为规范和德育方法的《孝经》《礼记》等著作。不过由于中国文化发展和科学分类的特点，伦理学的内容长期同哲学、政治、礼仪和修身教育结合在一起，直至近代才逐渐分化成为独立的学科。

伦理学是对人类道德生活进行系统思考和研究的学科。在这里，道德被定义为一群人或一种文化所认可的所有行为准则。伦理学试图从理论层面构建一种指导行为的法则体系，并且对其进行严格的评判。伦理学以道德现象为研究对象，是研究道德的产生、发展、本质、评价、作用以及道德教育、道德修养规律的学说。而道德则是社会与自然一切生存与发展的利益关系中，善与恶的行为规范，及其相应的心理意识与行为活动的总和。伦理学所研究的道德，作为社会意识形态之一，它是通过以一定经济关系为基础的社会物质生活条件来反映的。而伦理学则是通过善与恶、权利与义务、理想与使命，以及人们的行为准则等范畴和体系来反映的。

(二)伦理学的研究领域

伦理学主要有以下几个研究领域：

1. 规范伦理学(normative ethics)

规范伦理学用以评判各种不同的道德观，对于正确或错误行为给出道德准则建议，并且研究人们应该遵守什么样的道德行为准则。类似于交通法规对人们在街道和马路上行走或行驶的交通行为的规范作用。

2. 元伦理学(metaethics)

元伦理学探讨人们怎样知道、了解什么是对与错，以及当他们提到对与错时，到底这些文字的含意是什么。元伦理学探讨的不是某种特定的实际问题或日常生活中遇到的问题，而是抽象地涉及到伦理理论或批判的本质，例如，道德与不道德的含义是什么？怎样区分道德与不道德?

3. 描述伦理学(descriptive ethics)

描述伦理学是一种对于个体或团体伦理观的经验研究。从事描述伦理学的学者试图揭露人们的想法，包括价值观、对与错的行为、道德主体的哪种特征是良好的等。描述伦理学只注重于表述出人们的价值观，即人们对于某种行为在伦理方面对与错的看法，但不会对于人们的行为或想法给出任何评判。例如，关于安乐死问题的讨论分析，我们只是发表看法，不作价值评判。

4. 应用伦理学(applied ethics)

应用伦理学是将伦理理论应用于实际生活情况中,应用伦理学有很多专门领域,如工程伦理学、生物伦理学、企业伦理学、政治伦理学等。在制定公共政策、解决个人困难时常会使用到应用伦理学的理论。应用伦理学专注于解答的问题包括"堕胎是否不道德?""安乐死是否不道德?""什么是人权?""我们怎样肯定人权?""动物是否也享有权利?""个人是否有自我决定的权力?"等。

5. 生命伦理学(bioethics)

生命伦理学属于应用伦理学的范畴,生命伦理学研究由于生物学与医学的进展而产生的很多具争议性的伦理性论题。这些论题涉及到生命科学、生物技术医学、政治学、法律学、哲学等。生命伦理学常要针对所有影响基础生物与未来人类的新兴生物技术进行论述。这些科技发展包括克隆、基因治疗、基因工程学、天文伦理学、太空生活,以及通过改变 DNA、RNA 与蛋白质来操控基础生物。

三、护理伦理学概述

(一)护理伦理学概念

护理伦理学(nursing ethics)是研究护理道德意识、规范和行为的科学,是运用一般伦理学原理去解决护理科学发展中,特别是护理实践中护理人员与他人、护理人员之间、护理人员与社会之间关系的护理道德的科学。它是伦理学的一个分支,是护理学和伦理学相交叉的边缘学科。

护理伦理学与护理实践关系紧密。护理伦理学的原理、概念等来源于护理实践,并在护理实践中得以发展,受到检验。护理伦理学也必须应用到护理实践中去才能获得生机和活力,达到目的,具有意义。同时,护理伦理学对护理实践具有巨大的指导作用。护理伦理学的研究包含护理道德现象、护理道德关系及其发展规律。

1. 护理道德现象

护理道德现象是指护理领域中普遍存在的各种道德关系的具体体现。它主要包括护理道德的意识现象、规范现象和活动现象三个组成部分。

(1)护理道德的意识现象:护理道德的意识现象是指护理人员在处理护理道德关系实践中形成的心理以及护理道德思想、观念和理论的总和。

(2)护理道德的规范现象:护理道德的规范现象是评价护理人员行为的道德标准,是判断护理道德活动善恶、荣辱、正义与非正义的行为准则。

(3)护理道德的活动现象:护理道德的活动现象是指在护理领域中,人们按照一定伦理理论和善恶观念而采取伦理行为,开展伦理活动的总和。

2. 护理道德关系

护理道德关系是指在护理领域中由经济关系决定的,并按照一定的道德观念形成的人与人、人与社会的护理关系。它主要包括:护理人员与患者之间的关系、护理人员与其他医护人员之间的关系、护理人员与社会的关系以及护理人员与护理科学发展之间的关系。

(二)护理伦理学的特点

尽管护理伦理学在很多方面与医学伦理学相似,但也有其独有的特点。早期的护理伦理学同医学伦理学一样强调和研究医生和护士在医疗活动中的道德,而现代护理伦理学更集中于讨论护士对患者权利的尊重,这一点已经共同反映在了不同国家和地区的护士守则中。布里尔·麦基(Brier-Mackie)指出护理的重点是照顾和促进,而不是疾病治疗,应当树立具有护理特色的道德准则。相比较道德困境和伦理冲突,护理伦理更强调实践中道德规范;相比较仁慈、公正、正义等广泛的伦理原则,护理伦理更关心的是照护关系。例如,在传统的医学伦理中,由医疗人员在考虑患者最大利益的基础上决定为患者实施的治疗被认为是良好的行为,但这一观点与护理伦理中的以人为本的价值观产生冲突。可以说,提倡尊重和关爱的护理态度,强调患者的尊严和权利是护理伦理学的主要特点。

(三)护理道德

1.职业道德

职业道德(professional ethics)是一般道德在职业行为中的反映,是社会分工的产物。所谓职业道德,就是人们在进行职业活动过程中,一切符合职业要求的心理意识、行为准则和行为规范的总和。它是一种内在的、非强制性的约束机制,是用来调整职业个人、职业主体和社会成员之间关系的行为准则和行为规范。

从古至今,人类正是在各种各样的职业活动实践中逐渐认识了人与人之间、个人与社会之间的道德关系,形成了与职业实践活动相联系的特殊的道德心理、道德观念、道德标准,并受到社会普遍认可。

在阶级社会中,它是各个阶级的道德在职业生活中的特殊表现,反映着行为道德调解的特殊方向,又带有具体职业或行业活动的特征。各种不同的职业,表现各种不同的社会行为。道德的复杂性和具体性不仅表现在不同阶级道德的类型上,而且也表现在各种职业道德或行业道德中。各种职业活动不但反映社会道德状况,而且影响个人道德行为发展的趋势。由于职业道德在范围、内容、形式上的特点,因而它能够使一般道德原则和规范在实际职业活动中充分发挥作用,对个人的思想和行为发生经常的、深刻的影响,成为一般道德原则和规范的重要补充。

职业道德的内容主要包括职业道德规范和从业人员的职业道德理念、情感和品质。职业道德规范集中体现了社会和职业集团的利益,是职业道德的核心。

职业道德随着社会的不断向前发展而发展,它在整个社会道德体系中占有越来越重要的地位,作用显得尤为突出。社会主义社会为职业道德的全面发展创造了十分有利的条件。社会主义的职业道德有着鲜明的共性,即能够用共产主义道德原则和规范统一起来,并能够得到国家的提倡和法律的保护。同时,社会主义制度的建立,为新型职业道德的形成和发挥作用开拓了广阔的道路。社会主义职业道德有别于它以前的任何职业道德,它是社会主义道德规范体系的重要组成部分,总是和广大劳动者的社会主义劳动态度密切联系的,是社会主义道德原则和规范的具体化和补充。

2.护理道德

(1)护理道德的本质。

1)护理道德是一种特殊的职业道德:是护理人员的职业道德,是护理人员在护理实践中形成的，根据护理工作的特殊性，以善恶为标准调整护理工作中各种道德关系的行为规范和道德意识的总和，属于医学道德的范畴。

护理道德调节护理领域中人与人的关系，涉及人的生命、疾病和健康等问题，相比其他职业道德，更为人们所关注；护理职业道德伴随着护理职业而产生，随着护理职业的发展而发展，相比其他职业道德，其产生较早，稳定性更强；护理职业道德就其内容而言，对护理人员的行为进行了许多特殊规范，有别于其他职业道德。

2）护理道德是一种特殊的社会意识形态：是护理领域中各种道德关系的反映；是为了促进护士更好地为人类的健康服务；是依靠社会舆论、内心信念和传统习俗来维持，通过自觉遵守而发挥作用的。

（2）护理道德的特点。

1）人类性与人道性：1973年国际护理学会批准的护士守则规定："护理的需要是全人类性的。护理从本质上说就是尊重人的生命，尊重人的尊严和尊重人的权利。"全人类均需要护理，护理工作应该面向全人类，其本身无国界、无阶级性。因此，护理人员应该具备为全人类服务的道德观念。但在阶级社会里，护理道德也被打上了阶级的烙印，护理人员的良好道德愿望难以实现。只有消灭阶级和压迫，护理道德的全人类性才能真正体现。尊重人的生命、尊重人的尊严和权利的护理本质体现着护理的人道主义。人道主义是护理道德原则的重要内容，始终贯穿于护理道德之中。护理人员应对人的生命、人的尊严和人的权利给予尊重，不论国籍、种族、主义、肤色、年龄、政治立场或社会地位，一律不受限制。

2）继承性与时代性：护理职业及其服务对象的相对稳定性决定着护理道德的相对稳定性，这使得护理道德的许多内容可以超越时代得以继承。但护理道德并非一成不变，其内容将随着社会进步和护理学发展进行不断修正、丰富和完善，以适应时代，满足社会对护理的需求，推动护理学发展。

3）规范性与可控性：护理伦理学为应用伦理学，护理道德规范是其重要内容。护理人员在处理与服务对象、与同行、与社会的关系时都要遵循具体的行为规范。护理人员也需要这种规范来指导并控制自己的行为。同时，护理道德的各种规范都十分明确和具体，护理的各个具体领域都有相应明确的道德要求，这种要求甚至渗透到了护理规章制度和操作规程之中，具有较强的可控性和可操作性。

第二节　护理伦理学的历史发展

护理伦理学的发展是在19世纪中后期护理学科诞生之后逐渐发展并走向专业化之路的，在20世纪20年代形成了较为系统的护理伦理学学科体系。因此，了解护理伦理学的发展需要先寻找人类医护伦理道德发展的轨迹。

一、古代医护伦理道德的发展

（一）中国医护伦理道德的发展

中国是医药文化发祥最早的国家之一，自商周以来，不仅创造了享誉世界的中医药理论和技术，也建立和发展了以儒学的仁爱思想为核心价值的、相对完整和丰富的传统医德体系。

早在春秋战国时期，以孔子和孟子为代表的儒家思想家就建立了以"仁"和"礼"为核心的伦理道德体系。"仁"是处理人与人之间关系和做人的根本原则，"礼"是人行为的根本原则，"仁"是内心的性，"礼"是外在的规范。此后，在长期的历史发展过程中，儒家思想对中国社会人文伦理的影响深远。论语中记载，孔子曰："天地之性，人为贵"，意为天地之间的万物生灵中，只有人最为尊贵。中国第一部医学经典理论著作《黄帝内经》中有多处记载医德方面的论述。如，在《灵松传》篇中论述了医生的责任和良心；在《素问·五过论》和《征四过论》中将行医的过失列举了出来，指出医疗事故和差错的产生除了与医者的技术水平有关之外，还决定于"精神不专，志意不理"的思想作风和工作态度。东汉名医张仲景在其著作《伤寒杂病论》的序言中就对医学的发展、宗旨和医者的道德作了精辟的论述，要求医护人员要"勤求古训，博采众芳""精研方术""爱人知人"，以救人活命为已任，仁爱救人为准则，指导自己的医疗实践活动。隋唐时期的名医孙思邈，其《大医精诚》和《大医习业》是我国医学史上最早、最全面、系统论述医德思想的著作，主张医者必须具备"精"和"诚"的精神，即精湛的医术和高尚的医德，提出作为医者要思想纯正、知我内省、慎于言辞、耻于炫耀，对待患者要一视同仁、体察痛楚、一心赴救、认真负责。明代名医陈实功在《外科正宗》中提出医德守则"五戒十要"，被列为1978年出版的《生命伦理学百科全书》世界古典文献之一，与《希波克拉底哲言》并列。清代喻昌在所著的《医门法律》中详细论述了行医者在具体医疗实践中应遵守的道德原则和规范。

中国传统医学的"医护一体化"这一特点，使得中国传统护理伦理思想大多整合于传统医德思想之中。在中国的医德传统中，"医乃仁术"始终是对医护性质的根本界定，处处展示出以仁爱精神为核心的人道主义思想。中国的传统医学伦理思想主要包括：尊重生命，高度重视人的生命价值；关爱患者，一视同仁；行医动机端正，清廉正直，不图钱财；精研医术，严谨负责。中国医德传统中贯穿着对人的生命、人的价值、人的人格尊严的高度尊重和对患者强烈的责任感，这种深刻的人道主义思想贯穿于我国护理学发展的全过程。

（二）国外医护伦理道德的发展

在人类文明发展史上，医学伦理学思想伴随着全体人类的医疗实践活动而产生，并随着人类医疗实践活动的发展而不断地进步和完善。在中国以外，人类其他文明的古代医德思想同样十分丰富，具有代表性的有以古希腊、罗马为发源地的西方医学伦理道德和以古埃及、古巴比伦和古印度为代表的东方医学伦理道德体系。

古希腊是西方医学的发源地，"西方医学之父"希波克拉底（Hippocrates），其代表作《希波克拉底全集》中包含了《言》《原则》《操行论》等经典的医学伦理著作。在著名的《希波克拉底誓言》中提出将"为病家谋利益"作为医学道德活动的最高标准，在此基础上提出了一整套医德行为规范。1948年，世界医学会以《希波克拉底誓言》为蓝本，颁布了《医学伦理学日内瓦协议法》，作为全世界医务人员共同遵守的行为准则。早在公元前450年古罗马颁布的《十二铜表法》中记载，"禁止将死者埋葬于市之外壁之内"和"孕妇死时应取出腹中之活婴"等内容。公元前1世纪古印度名医"印度内科鼻祖"阇罗迦（Caraka）在《妙间集》中提出："正确的知识、广博的经验、聪明的知觉及对患者的同情，是为医者的四德。"并进一步指出，医生治病，既不为己，亦不为任何利欲，纯为人类谋福利，故医业高于一切。这些论述充分体现了医学中的人道主义。

二、近、现代医学伦理学的发展

(一)近代医学伦理概况

伴随近代医学的成长，西方医学伦理学也有了迅速的发展，17 世纪，英国医生哈维（Harvey）发现了血液循环，于 1628 年发表了《心血运动论》，使古代经验医学发展到近代实验医学。医学作为一门应用科学，得到了飞速的发展和长足的进步。医学道德由古代医家的个人修养，发展到医疗组织集体遵循的道德原则和行为准则。人道主义，也被正式引入医学，作为医学伦理原则渗入到医疗活动的各个领域，成为更为广阔范围内的医业行为活动的规范。1791 年，英国医学伦理学家帕茨瓦尔（Percival）起草了《医院及医务人员行动守则》，其所著的《医学伦理学》于 1803 年出版。1847 年，美国医学会成立，以帕茨瓦尔的《医院及医务人员行动守则》为基础，制订了医学道德教育标准和医学道德守则。

(二)现代医学伦理概况

20 世纪以来，人类社会生活发生了前所未有的变化，医学的社会化、国际化加强，新的生物—心理—社会医学模式提出，新的医学伦理得以确立。自然科学和社会科学的发展突飞猛进，极大地推动了现代医学的发展。医疗过程也由医生与患者的关系，日益发展为医疗事业与整个社会的关系。1946 年制订的著名的《纽伦堡法典》，确立了关于人体实验的基本原则。1948 年世界医学会采纳《医学伦理学日内瓦协议法》，标志着现代医学伦理学的诞生。随后，世界医学会、国际护士会等世界医学组织制订了一系列国际性医学道德规范，如人口道德与环境道德的伦理学问题等。于是，现代生命伦理学也诞生了。20 世纪 70 年代以后，欧美部分医学院校逐渐开设医学伦理学课程，世界各国民间和政府也纷纷成立医学伦理研究机构和医学伦理组织，自此医学伦理学得到了蓬勃发展。

三、护理伦理学的发展

护理事业的创始人和现代护理教育的奠基人南丁格尔为现代护理伦理奠定了基础。

护理伦理学的诞生和发展是随着 19 世纪中后期护理学科的诞生和发展而进行的。1860 年，弗罗伦斯·南丁格尔（Florence Nightingale，1820—1910）在英国的圣·托马斯医院创立了世界上第一所护士学校——南丁格尔护士培训学校（Nightingale Training School），标志着护理专业教育的开端。在她著名的《护理札记》中，南丁格尔对护理职业道德进行了明确的阐述，"一个护士必须十分清醒，绝对忠诚，有信仰和奉献精神，有敏锐的观察力和充分的同情心""护士的工作对象不是冰冷的石块、木头和纸片，而是有热血有生命的人类""护士要从人道主义出发，着眼于患者，既要重视患者的生理因素，又要对患者的心理因素给予充分的注意""护士必须尊重自己的职业而且作风正派"。并指出，"护理是一种伦理，该职业需要高度冷静的心态与责任感"著名的美国护理教育家和管理家格瑞特（Lystra E. Gretter）根据南丁格尔的护理道德思想，于 1893 年编写了《南丁格尔誓言》："余谨以至诚，于上帝和众人面前宣誓：终身纯洁，忠贞职守。我将不做有害之事，不用任何有毒药品。我将尽力提高业务水平，保守治疗中的患者和家属的秘密。我将忠诚地协助医师的工作，献身于患者的福利事业。"在《护理札记》和《南丁格尔誓言》的基础上，护理学界的专家和学者开始不断深入研究护理伦理理论，逐渐形成了一系列护理伦理原则和规范。

1919 年英国颁布了《护理法》，1923 年，国际护士会在加拿大蒙特利尔召开，为全球的护士制订伦理守则，后因第二次世界大战而停止。1953 年，国际护士协会制定了第一个正规的护士伦理规范，即《护士伦理学国际法》，并于 1965 年和 1973 年进行了重新修订，其中规定：护士的基本任务是增进健康、预防疾病、恢复健康、减轻痛苦；护理的本质是尊重人的生命、尊重人的尊严和尊重人的权利。并从护士与他人、护士与社会、护士与同道、护士与职业这几个方面对护士进行了规定。1968 年，国际护士委员会制定了《系统制定护理法规的参考指导大纲》，为各国护士立法提供了权威性的指导。1976 年，美国护士协会制定了《护士章程》，并于 1985 年进行了补充，其主要特点是规定护士应该尊重患者的自我决定权，维护患者的权益，并在此前提下为患者护理。1977 年，英国皇家护理学会发表了《护理研究之人权伦理指引》。1983 年加拿大护士学会发表了《护理研究运用于人类的伦理指引》。1988 年，中国卫生部制定了包括护理伦理规范在内的《医务人员道德规范及其实施办法》，1994 年又颁布了《中华人民共和国护士管理办法》，2008 年中华护理学会编制出版《护士守则》，2009 年 2 月，成立全国性护理伦理学学术机构——中华医学会医学伦理学分会护理伦理学专业委员会。这标志着我国的护理伦理学专业队伍初步形成，学科体系建设取得了规范化、系统化的成果。

20 世纪 80 年代以来，我国各级护理专业学校相继开设了护理伦理学课程，出版了多部《护理伦理学》教材，护理伦理的理念正逐步成为广大护理人员践行人道主义的自觉行为。我国医务人员在 2003 年抗击"非典"和 2008 年抗震救灾中体现出的献身精神就是对护理伦理最好的诠释。

四、护理伦理学发展中面临的挑战

新时期护理伦理面临的挑战来自新的医学和护理模式、新的护理职责、新的护理技术、新的医疗人际关系以及新的价值观念、新的社会环境等。

新的"生物—心理—社会医学模式"着眼于人的整体健康，追求身体的、精神的、社会的良好状态。为适应新的医学模式的要求，护理模式也从以疾病为中心的功能护理，转向"以患者为中心"的责任护理，进而发展为以人的健康为中心的整体护理模式。护理理念从功能护理到责任护理，再到整体护理的发展，着眼于人的需要和感受，赋予了护理专业更深刻的人文内涵，彰显了护理的伦理性质。

新时期护理职责发生了深刻变化：从对患者负责扩展到了对人类的健康负责，服务范围从个人扩展到了群体；工作内容从对疾病的护理扩展到对人的健康全面负责，预防疾病，开展健康教育等。这些变化对护理人员自身的素质提出了更高更全面的要求。护理人员必须应对新时期护理职责变化提出的新的要求，提高自己的业务能力，扩展知识视野，转变观念，加强学习，不断提高自身素质以适应新时期的要求。

护理的高新技术应用在提高护理水平的同时，也强化了单纯技术主义的意识和思维方式，弱化了为患者服务的宗旨，追求技术的成功而忽略对人的关爱，忽视患者的情感和众多的社会需求，甚至使护理人员陷入对技术的崇拜而失去对生命自身的尊重。随着护理科学的迅速发展及医学高新技术在临床上的应用，势必会带来许多道德问题，如生与死的控制、生命质量与人的潜力控制，人类行为与生态平衡等问题，都涉及护理行为道德与否的争论。

另外，在现代医疗过程中，护士经常面临告知病情真相以及行业用药过程中的伦理问题；专业发展和个人权利的冲突问题；现代医疗实践中的敏感问题，如对特殊患者的治疗和护理、科研和实验疗法中的各种伦理问题等；在日常护理实践中产生的伦理问题，如：护士如何应对利益冲突或义务冲突，造成医患关系和护患关系紧张的诱因是什么等。以上这些问题均是护理伦理的具体内容。

新时期的护理伦理必须站在时代的高度，体现现代的生命观、价值观、效益观，将人道主义和功利主义结合起来，坚持救死扶伤人道主义原则，珍重生命，积极进取，全面维护人的尊严、人的权利，尊重人的生命和价值，全心全意为人类的生命健康服务。

知识链接

医学伦理学会(hospital ethics committee)是由多学科人员组成，为发生在医疗实践和医学科研中的医德问题和伦理难题提供教育、咨询、决策的医院伦理专业组织。我国自20世纪80年代后期开始，越来越多的大医院效仿发达国家做法，设立了医学伦理委员会，主要功能包括：①开展有关科研项目的伦理审查；②监督检查评估，对医院伦理道德规范的制定和实施、医德建设计划的执行情况和医德医风的状况进行监督检查，并对医务人员的伦理道德作出评估；③咨询协调，为患者、家属和临床医务人提供伦理咨询服务，分析协调临床实践中出现的各类伦理冲突、医疗纠纷以及形形色色的医德难题，帮助咨询对象凭借对伦理原则的正确理解，妥善处理医疗过程中遇到的伦理问题；④宣传教育培训，一方面对本医疗机构的医务人员进行必要的医德医风教育和医学伦理知识的培训，强化医务人员的道德观念，提高医务人员的伦理水平和医德素养，更好地服务于患者；另一方面对患者、家属和人民群众宣传普及医学伦理学知识，唤起人们对伦理问题的关注，增强患者的维权意识，增强对医学临床研究的理解，减少护患冲突。

第三节 护理伦理学的研究对象和内容

一、护理伦理学的研究对象

护理伦理学把医德现象作为研究对象。所谓医德现象，是指人们在医务工作中医者与患者所建立的特殊道德关系即医患和护患关系的具体体现。具体地说，护理伦理学的研究对象主要包括以下几个方面。

(一)护理人员与患者之间的关系(护—患关系)

在护理工作中，护士与患者之间的关系是最基本、最首要的关系。只要存在护理活动，就必然发生护患关系。护患关系是一种相互促进、相互制约的人际关系，协调维持正常的护患关系是双方的责任。因此，要正确处理护患关系，首先要求护理人员把患者的利益摆在第一位，使自己的全部工作最大限度地满足患者心身健康的需要。但护患关系是双向的，因此，处理好护患关系，还需要患者及其亲属对护理人员的人格及其劳动给予尊重。护患关系的良好处理能够直接影响护理质量，影响医院或社区的护理秩序、医疗质量和社会的精神文明建设。护理人员与患者的关系是护理伦理学的核心问题和主要研究对象。

(二)医务人员之间的关系(医—医关系)

医—医关系包括医生与护士、医生与医生、护士与护士、医务人员与医技人员及后勤或医政管理人员之间的关系。在护理活动中,护士与上述人员之间有着广泛的联系,构成医院人群的有机群体,彼此之间应相互尊重、支持与密切协作,如何处理、协调医务人员之间的关系,是医学伦理学和护理伦理学研究的重要方面。如:如何协调医护之间的分工与协作,如何界定医疗差错中的医、护、技的责任,护理人员如何尊重医技人员、行政后勤人员等问题。因此,医护关系直接影响着医生、护士、患者三者之间正常关系的确立。

(三)医务人员(包括医疗卫生部门)与社会之间的关系(医—社关系)

医务工作,其活动总是在一定的社会关系中进行的。因此,对许多问题的处理,不仅要考虑到某一个具体患者的利益,而且还必须顾及社会利益的得失。如灾难和特殊情况下卫生资源的分配、重大疫情发生时的可疑致病菌携带者的隔离等问题,如果不从整个社会利益着眼,就很难确定医务人员的道德原则,也很难对医务人员的有关行为作出正确的道德评价。同时由于护理领域的拓宽,护理工作已走出医院,走向社会,进入社区,护理人员所要履行的社会义务也将越来越多。

(四)医务人员与护理科学发展之间的关系

医务工作者不仅要利用已有的医学和护理学知识为人类防病治病、提供护理服务,而且要不断地进行科学研究,探索人体奥秘,探寻新的防病治病途径及护理的理论、护理技术。因此,医务人员必须要有高尚的科研道德修养,才能为医学和护理科学的发展不断作出新贡献。另外,随着护理科学的发展和许多护理新技术不断应用于临床,在护理临床实践和护理科研实践中,又出现了许多伦理难题,如人体试验、人类辅助生殖工程技术的研究和应用、基因的诊断与治疗、生与死的控制、生命质量与人的潜力控制、人类行为与生态平衡等问题,都涉及护理行为道德与否的争论。对于护理科学发展提出的相关道德问题,护理伦理学都应该加以认真研究并给予解答。

二、护理伦理学研究的内容

护理伦理学研究的内容十分丰富,概括起来主要有以下几部分。

(一)护理伦理学的基本理论

护理伦理学研究护理人道主义理论、生命价值论、生命质量论、社会公益论和公正论等基本理论。护理伦理学的理论体系、护理道德和护理伦理的含义等都是护理伦理学有待深入研究的内容。

(二)护理职业道德规范

护理伦理学研究和规范护理职业道德,护理职业道德的基本原则包括:尊重原则、不伤害原则、有利原则与公正原则;护理职业活动中的权利与义务、情感与理智、良心与功利、保密和审慎以及护理工作的特殊道德要求等内容。

(三) 护理道德教育与评价

包括护理道德教育的原则和方法，护理道德教育的评价标准、依据、方式和方法。通过护理道德评价不仅使护理工作者从价值判断的角度认识到什么是善，什么是恶，而且引导他们在护理实践中能作出正确的行为选择。从护理伦理学的研究对象和内容可以看出，它既是一般伦理学原理在护理学领域里的具体运用，因而也是伦理学的一个分支；同时，它又是护理学与伦理学相结合的一门边缘学科，它涉及的内容大大超过了护理人员的一般道德标准和道德要求。

第四节　学习和研究护理伦理学的意义和方法

一、学习和研究护理伦理学的意义

随着医学模式的转变，整体护理模式要求护士给予患者全身心护理、尊重患者并与之建立平等的合作关系。因此护士成为患者治疗过程中最重要、最活跃的因素，其能力和责任心直接关系患者的安危，因而要求护士能够自觉提高自己的道德素质，按照道德原则开展工作。世界卫生组织提出的"2000年人人享有卫生保健"的战略目标，将护理的范围、对象、内容扩展为社会人群的健康保健。护理工作的责任和义务也从为患者服务扩展为对全社会服务。人口老龄化以及疾病谱变化导致的带病生存人口的增加以及社区医疗的出现，使护理人员与服务对象之间的合作关系进一步扩展。新时期护理职责的变化对护理人员提出了新的更高的要求：提高自己的业务能力，扩展知识视野，转变观念，加强学习，不断提高自身素质以适应新时期的要求。同时新型人际关系要求护理人员具有较高的伦理意识，自觉践行护理伦理原则，努力建立和谐的医护、护患关系。

(一) 建设社会主义精神文明和构建社会主义和谐社会的需要

社会主义精神文明建设为物质文明建设提供强大的精神动力和智力支持，它关系到社会主义现代化建设事业的成败。社会主义医德医风建设，是社会主义精神文明建设的重要组成部分。医疗卫生战线职业道德建设的好坏，对整个社会道德风尚有着重要影响。学习和研究护理伦理学，有助于医疗卫生单位的职业道德建设，而加强护理职业道德建设，改善医德医风，是医疗卫生单位精神文明建设的主要内容。学习和研究护理伦理学，提高护理人员的医德认识，增强医德观念，不断提高医德水准，既有利于医疗卫生单位的精神文明建设，又有利于促进整个社会的精神文明建设。

构建社会主义和谐社会关系到全面建设小康社会的全局，关系到国家的兴旺发达和长治久安。社会主义和谐社会应该是民主法治、公平正义、诚信友善、充满活力、安定有序、人与自然和谐相处的社会。这些都要求人们增强道德观念和法制观念。作为医务人员，则应从加强医德修养做起，身体力行，为构建社会主义和谐社会添砖加瓦。

(二) 提高医疗护理质量的需要

通过学习和研究护理伦理学，可以使广大医务人员明确医德在医疗护理职业活动中的机制，从而加强医德修养，以救死扶伤、爱岗敬业、精益求精、忠于职守的良好医疗作风为患者服务，是防止医疗护理差错事故、提高医疗护理质量的重要保证。医务人员高尚的医德行为、美好的医德语言，是医治患者心灵创伤的"良药"，是心理治疗和心理护理的必备条件。

（三）医学科学和护理科学发展的需要

医学科学和护理科学发展到今天的水平，同社会的道德面貌有着密切的联系，尤其是同医德的发展有着不可分割的联系。高尚的医学道德，能够促使医务人员树立全心全意为患者谋健康幸福的思想，促使医务人员忘我地献身于医疗卫生事业，献身于医学科学，从而推动医学和护理学的发展。高尚的医德是医务人员勇攀医学科学高峰，忠实履行社会义务的内在动力。

当今，随着医学模式的转变，高新技术在医疗卫生部门的广泛应用，医院的改革、医保制度的改革和社会主义市场经济的发展，又向医务人员提出了许多道德方面的新课题。医学道德理论对这类问题的研究解决，无疑将会促进医学科学和护理科学的发展。

（四）培养德才兼备的医学人才的需要

社会主义医学教育的目的在于培养和造就社会主义新型医学人才。在医学院校开设《医学伦理学》和《护理伦理学》，进行职业道德教育，是实现医学教育目标的重要环节。医学生在校期间，学习医学伦理学和护理伦理学，懂得有关的医德规范和理论，从思想上重视医德修养，这对于以后走上工作岗位，更好地为患者服务，是一种必要的准备。这也是对医学生进行"德"的培养的一个重要方面。

二、学习护理伦理学的方法

（一）唯物辩证法的方法

运用唯物辩证法的方法去研究医德的时候，必须把医德同一定社会的经济关系、政治和法律制度及其他社会意识形态联系起来，深入研究医德赖以产生和发展的社会基础，探求医德发生、发展的根源和条件，只有这样，才能科学地说明医德的本质、作用和发展的规律性。必须避免历史唯心主义和形而上学地对待医德研究。只有对医德进行历史的、辩证的考察，才能批判地继承中外历代的传统医德，为建设社会主义医德服务。

（二）理论联系实际的方法

理论联系实际的方法，是马克思主义认识世界的科学方法，也是我们学习和研究护理伦理学的根本方法。

首先，必须努力学习马克思主义、毛泽东思想、中国特色社会主义理论和马克思主义伦理学的基本原理和基本观点。正确而全面地掌握马克思主义的基本理论，是正确地把握护理伦理学这门科学的前提；深刻领会马克思主义的基本理论，是理论联系实际的前提。

其次，要理论联系实际。要在正确的医德理论指导下进行医德实践，在医德实践中理解和掌握正确的医德理论，使理论和职业实践紧密结合起来。医德和护理伦理学既不能脱离职业实践而存在，也不能脱离职业实践而发展。医务人员的医德境界，只能在医德实践中得到修养和升华，医德的社会价值只有通过医务人员的职业实践才能实现。为此，我们既要努力学习和掌握医德的有关理论，又要以社会主义医德的基本原则和规范来指导自己的行动，把医德认识转化为医德行为，做到知与行的统一。

贯彻理论联系实际的原则，必须反对教条主义和经验主义。教条主义脱离实际，脱离现实生活，脱离护理科学及其实践的发展，把理论变成僵死的教条。经验主义轻视理论，拒绝学习理论，不愿接受理论的指导。这两者都是错误的。

(三)历史分析的方法

护理道德是一定历史时期、一定社会条件的产物，是由一定社会经济关系决定的，并受当时社会政治、法律、宗教、文化的制约和影响。因此，学习和研究护理伦理学要坚持历史分析的方法，联系一定社会的经济关系、意识形态、政治和法律制度，深入研究护理道德的产生、发展和变化规律及其社会地位和作用，从而为我们现今加强护理道德建设提供科学依据。

(四)医德案例分析的方法

医德案例分析要把握以下几点：一是要把握案例的事实情况，即何时，何地，何人，何事，何因；二是要把握涉及案例的关系人，即关系人的知识技能水平，情感倾向和价值取向，行为目的、动机和效果；三是要把握医德评价，即当事人行为和思想符合或违背哪些医德原则和规范，应从中学习什么或从中吸取什么教训。通过具体的医德案例分析，有利于我们提高对护理职业道德的认识，增强遵循护理道德规范的自觉性。

(卢咏梅)

思考题

1. 护理道德的本质及特点是什么？
2. 阐述南丁格尔对现代护理伦理学的主要贡献。
3. 护理伦理学在发展中所面临的挑战有哪些？

第二章　护理职业道德和精神要求

学习目标

识记:

1. 能正确复述权利、义务、情感、良心、审慎、保密、荣誉、价值的定义。
2. 能概述护理职业精神、护理道德素养的含义。
3. 能简述护理职业精神的内容、护理道德素养的产生与发展。
4. 能正确概括南丁格尔对护理专业的主要贡献。

理解:

1. 能正确区分护理伦理学基本范畴的各个内容及要求。
2. 能用实例说明护理道德素养的特点。

运用:

能在护理实践中正确应用护理伦理学基本范畴,进行自我伦理教育、职业精神和道德素养评价。

第一节　护理伦理学的基本范畴

一、护理伦理学基本范畴的含义

范畴是反映事物本质属性和普遍联系的基本概念,是人们在实践基础上对客观事物本质联系的普遍反映和概括。护理伦理学基本范畴,是护理实践中对道德关系和现象的总结和概括,是反映护理活动中最基本、最普遍的道德现象的基本概念。护理伦理学基本范畴受护理伦理基本原则、规范的制约和影响,同时也是基本原则、规范的补充。护理伦理学基本范畴,有如护理伦理规范体系之网的网上纽结,有如护理道德实践的路标,是指导护理人员践行医德规范的最基本医德观念。护理伦理学的基本范畴主要有权利、义务、情感、良心、审慎、保密、荣誉、价值等。

二、护理伦理学基本范畴的内容

(一)权利

权利是法学和伦理学的重要范畴,通常有两方面的含义。一是指法律上的权利,即公民或法人依法行使和享受的权利;二是伦理学讲的权利。从护理伦理学的角度讲,权利的问题主要包括两个方面：一方面是指患者对医疗卫生事业享受的权利，医务人员应该如何看待这种权利；另一方面是指在医疗服务过程中医务人员所享有的权利。

1.患者的权利

(1)人人享有基本的平等的医疗权：患者的权利是指作为一个患者"角色"应该得以行使和享受的权利。我国宪法明确规定："中华人民共和国公民在年老、疾病或丧失劳动能力的情况下，有从国家和社会获得物质帮助的权利。国家发展为公民享受这些权利所需要的社会保险、社会救济和医疗卫生事业。"医务人员应尊重患者基本的平等的医疗权利。当一个人的生命因疾病的侵害而受到威胁时，所有患者，不论性别、民族、年龄、财产状况、社会地位等都一律平等地享有获得医疗卫生服务的权利，任何人，特别是医务人员不能拒绝患者的医疗要求。我们应通过多种形式的办医渠道和医疗卫生体制改革，为广大人民群众提供就医的机会和条件，使"人人享有医疗保健"的目标逐步得以实现。

(2)享有自主权或自我决定权：患者的自主权是指患者根据自己的病情和实际情况，有独立地、不受他人干涉地作出是否同意医务人员各种诊疗方案的实施并决定行动的权利，并有自主选择医院和医生的权利。在医疗实践中，尊重患者的自主权或自我决定权，有利于诊治工作的开展，有利于建立指导合作型和共同参与型的医患关系。随着民主与法制的不断发展完善，人们的权利意识必然会逐步加强，患者在诊治过程中，越来越认识到自身应有的权利。医务人员应尊重患者的这种权利。在通常情况下，不管诊治护理手段给患者带来多大益处，是否采用，应由患者自我决定，医务人员不能强制患者接受诊治手段，只能给以解释和说明。当然，在特殊情况下(如为了及时抢救患者生命)，医生可行使干涉权，采取患者暂时不理解的抢救措施。但事后应及时向患者及其亲属作出说明和解释，以获得他们的理解和配合。

(3)享有知情同意权：通常情况下，患者有权了解自己病情的严重程度、治疗措施和疾病预后的情况，这是患者的权利。作为医务人员在不影响治疗效果和不引起患者心理刺激的前提下，应以患者能听懂的语言告知患者实情，以利患者配合医务人员的治疗。使患者获得实情是尊重患者自主权利的一个方面。所谓知情同意的权利是指因病情需要实施复杂、危险的医疗处理时，做试验性治疗时，以及将患者作为人体试验的受试对象时，不管是否为了患者的利益，医务人员都必须在先详细说明的情况下，鼓励患者及其亲属提出他们所想问的任何问题，并清楚地、诚实地回答他们。待患者或其亲属签署书面同意书后方能实行这种医疗处理或试验。这种权利，称为知情同意权。如未取得患者知情同意即实行复杂、危险的医疗处理或人体试验，尽管医务人员的动机是好的，但仍要负道德和法律责任。

(4)享有保密和隐私权：患者对自己生理的、心理的及其他与疾病相关的个人秘密和隐私有要求保密的权利。他们在诊治过程中，有权要求医务人员为之保密。《中华人民共和国护理管理办法》规定："护士在执业中得悉就医者的隐私，不得泄露。"医务人员在诊疗护理过程中，为了工作的需要知晓患者的有关秘密和隐私，绝不能向他人泄露和张扬，也不能把有关的医疗文书(病历等)随意转给与诊治患者疾病无直接关系的其他医务人员。否则，不仅要受到道德的谴责，情节恶劣者，还要负法律责任。《中华人民共和国执业医师法》明文规定，泄露患者隐私，轻者给予警告，情节严重者，要依法追究责任。

(5)享有监督权：患者在求医过程中，由健康主体变为医疗客体，医务人员成为掌握患者生死命运的医疗主体。为了防止医务人员滥用权力，患者具有监督权。凡医务人员拒绝抢救患者的生命或有妨碍患者医疗权利实现的错误做法时，患者有权向上级有关部门反映情况，并通过社会舆论提出批评或谴责，要求医疗单位或医务人员改正自己的错误，解决有关问题。医务人员和医疗卫生单位，不可将患者这种监督和要求不加分析地一概加以否定；不能在出现医疗差错事故之后，推卸责任、掩盖问题，蒙骗患者及其亲属；更不能因患者行使监督权利，对医务人员的不道德行为提出批评意见时，利用医疗权利打击报复。如果这样，那是社会主义医德所不允许的。

（6）享有病历查阅权和复制权：患者有权凭本人身份证件办理查阅或复印病历手续，若患者行动不便时，可依照相关手续由其代理人代办。根据《医疗事故处理条例》《医疗机构病历管理规定》等有关规定，现可查阅和复印的病历资料有住院病历的住院志、体温单、医嘱单、化验单（检验报告）、医学影像检查资料、特殊检查（治疗）同意书、手术同意书、手术及麻醉记录单、病理报告、护理记录、出院记录。

（7）享有因病获得休息和免除相应社会责任权：患者因患有某些疾病无法正常工作、不能履行其相应的社会义务、无法承担其相应的社会责任、需要照顾和休养时，享有因病获得休息和免除一定社会责任的权利。当然，患者享有这种权利是有评判条件和限度的。

（8）享有医疗诉讼和索偿权：因医务人员过失行为导致的医疗差错、事故，患者及其家属有权提出经济补偿要求或进行医疗诉讼。

2. 护理人员的权利

护理人员负责提供专业的护理服务，其工作的范围并不局限于医院，还包括家庭、社区、学校等。在其进行护理工作过程中享有的权利主要包括以下方面：

（1）享有被尊重的权利：即在合乎伦理的范围内，护理人员的专业和人格应该受到尊重。

（2）享有在医疗护理工作中的自主权：在医疗护理过程中，在保证患者的痛苦被减轻的前提下，属于护理人员职权范围内的事情，应由护理人员决定。当然，如前所述，护理人员对患者实施护理措施前，应详细向患者及其亲属解释说明，使之理解、支持，在征得患者或亲属同意后方可实施。如果由于患者缺乏医学知识或其他原因拒绝正确而又必需的救治手段时，医务人员一方面要耐心做说服解释工作，另一方面为了患者的利益，应行使自主权，及时果断地实施救治方案。自主权，还包括拒绝权，医务人员有权拒绝违背医学科学的意见和不合理的要求，坚持实事求是，按医学的科学规律办事。

（3）享有被保护安全执行业务的权利：护理人员在执业过程中，享有人格尊严、人身安全不受侵犯的权利，应该确保其工作环境的安全和环境设备的功能性，有要求其自身和其他医务人员的安全得到保障的权利。在医疗护理工作中，医务人员无故受到辱骂甚至殴打的事件时有发生，这是法律所不容的。我国护士管理办法规定，护士依法履行职责的权利受法律保护，任何单位和个人不得侵犯。医务人员应拿起法律的武器，保护自身的人身安全。政府有关部门应加强执法力度，维护医务人员的人身安全，确保医疗卫生工作正常进行。当然，医务人员要正确行使自己的权利，遵纪守法。

（4）享有要求合理待遇的权利：护理人员不应被差别对待，有权利获得合理待遇。

（5）享有特殊干涉权：在某些特殊情况下，倘若患者拒绝治疗会给患者带来显而易见的严重后果或不可挽回的损失，护理人员可动用特殊干涉权来对抗患者拒绝权，干涉和限制患者的自主决定，其目的是更好地为患者的生命健康负责。比如，有些自杀未遂的患者，他们会拒绝一切抢救措施，护士及其他医务人员可依据有关法律规定及公益原则，运用其特殊干涉权，对患者采取强制治疗措施。

（6）享有与履行护理职责相关的权利：包括有获得疾病诊疗护理相关信息的权利、参与护理学习交流和接受继续教育的权利等。

（二）义务

在伦理学中，义务同职责、责任、使命有同等的意义。一般说来，义务是指个人对他人、对社会应尽的责任。作为一个社会中的人，在一定的社会关系中生活，为了维护生存条件，社会就向人们提出客观要求，并规定为社会尽义务。所谓道德义务，是指人们在一定的内心信念和道德责任感的支配下，自觉履行对社会对他人应尽的责任。医德义务则是社会道德义务在医学实践中的具体体现，是从医务人员与服务对象的关系中，从医学与社会的关系中产生出来的，包括护理人员在内的医务人员对服务对象、对社会应尽的责任。

1. 护理人员的义务

我国护士条例规定，执业护士是履行保护生命、减轻痛苦、增进健康职责的卫生技术人员护士有义务参与公共卫生和疾病预防控制工作。

从护理伦理学的角度看，护理人员的道德义务主要有：

（1）救死扶伤、防病治病是包括护理人员在内的医务人员最基本的医德义务。国际护士守则规定，护士的基本任务包括增进健康，预防疾病，恢复健康和减轻痛苦。这就是说，一个人一旦选择了医护职业，就在事实上和道德上承担了为患者解除疾病痛苦、防病治病、为患者健康服务的义务。这也是最起码、最基本的道德要求。任何政治的、社会的等非医疗的理由都不能限制和中断医务人员为患者治疗服务。见死不救、置生命于不顾的行为都是有悖于医德义务的。

（2）全心全意为患者服务是包括护理人员在内的医务人员基本的医德义务。我们国家是社会主义国家，社会主义的性质决定了医务人员必须全心全意为患者的心身健康服务，必须满腔热情、竭尽全力解除患者的心身痛苦，把患者的健康需要摆在首位。这种服务是无条件的，是全心全意的。能否做到这一点，是衡量医务人员医德义务的一个重要标准。

（3）护理人员在其执业过程中的义务。

1）在患者病情危急或有生命危险时作出及时、正确、有效的反应和措施的义务。

2）尊重患者的人格和权利，帮助患者保守其医疗秘密。

3）认真履行告知义务，对护理工作中可能发生的风险、意外及不良后果应提前告知。

4）积极主动并高度负责地执行医嘱的义务。

5）不断提升自己的专业知识储备、技术能力和推进学科发展的义务。在医疗卫生工作中，医务人员不能把医疗技术当成筹码，把患者及其亲属是否送礼作为服务条件。那种见利忘义的思想，使医务人员丧失了应有的品德，是医德所不容的。

2. 患者的义务

（1）如实提供病情和有关信息：一个意识清醒和具有理智的患者，应如实提供真实病情和有关信息，包括与疾病相关的个人隐私及治疗后的真实体验和感知（同时可提出保密要求），以利医务人员作出正确诊断和给予有效治疗护理。如果患者有意对医务人员隐瞒真实病情，不如实反映治疗后的感知，甚至编造病情，拒绝提供与疾病有关的信息和隐私，不仅会直接妨碍诊疗护理工作的正常进行，而且也是一种不道德行为。

（2）积极配合治疗：患者有知情同意的权利，同时也有在医生指导下对治疗作出决定并与医生配合认真执行诊治决定的义务。患者应自觉遵守医嘱，主动接受各种必要的治疗，积极配合医务人员进行科学的处理。如果患者在治疗过程中，未经医务人员允许擅自中止治疗，不按医嘱规定服药或浪费药品等行为，均是对其自己、对社会不负责任的不道德之举。

（3）避免将疾病传播他人：一个人患病不单纯是个人的事，它往往与社会其他成员的健康有着密切的关联。如通过水平传播的传染病和通过垂直传播的遗传病等。对此，患者应认识到，主动接受治疗，防止疾病的传播和蔓延，是自己应尽的义务。对隔离治疗措施要能理解，并积极配合进行。

（4）尊重医务人员和他们的劳动：医务人员担负着救死扶伤的重任，为患者的治疗和康复付出了辛勤的劳动，理应受到患者和社会的尊重。对医务人员人格和劳动的尊重是患者的义务。然而，在临床医疗活动中，有的患者为谋求某种私利或利益，提出不合理的要求，当遭到医务人员拒绝时，就对医务人员提出种种非难，甚至谩骂、诽谤、殴打，这是道德和法律所不容的。

（5）支持医学科学的发展：医务人员对疾病的预防、治疗及疾病的发生、发展进行科学研究，需要患者的密切配合，如新医药技术、设备的临床人体试验，需要患者作为受试对象；对未能明确诊断而死亡的患者进行病理解剖，需要亲属的支持；医学教育中医学生的教学见习和临床实习，需要患者的信任、理解和支持。这些工作都是发展医学科学的需要，是造福人类的事业，患者有义务支持配合。

（6）遵守医院规章制度：患者自觉遵守医院的各项规章制度，有利于维护医疗秩序，帮助各项医疗工作的有序进行。

（三）情感

情感是指人们对客观事物是否符合自己的需要而产生的某种态度和内心体验，是内心世界的自然流露和对外在事物所持态度的反映。道德情感是根据道德行为准则和规范评价别人或自己言行所产生的心理反映。

护理伦理情感则是根据护理伦理行为准则和规范评价护理人员或自己言行所产生的心理反映。护理伦理情感是和护理伦理义务紧密联系在一起的；护理伦理情感是只有建立在对患者生命和健康高度负责的基础上，才能产生的一种崇高的、典型的道德情感。

在医疗工作中，护理人员对患者的情感起着不可忽视的作用。如果护理人员关心体贴患者，使之在精神上得到一种安慰，能增强他战胜疾病的信心，这对促进病体康复有着良好的作用。反之，如果护理人员对患者毫无感情，冷漠、厌烦患者，使之得不到安慰和温暖，造成患者思想苦闷，对治疗疾病缺乏信心，就会影响病体的康复，甚至会出现意想不到的后果。所以，护理人员的情感应建立在患者健康需要的基础上。

1. 护理伦理情感具有以下几个特点

（1）具有医学职业的特殊性：通常当某种物质或某件事物能够满足人们的物质和精神需要时，就能唤起人们的某种情感。然而，护理人员面对的患者，有的在流血，有的在呻吟，有的生命垂危，患者痛苦的表情既不能使人产生美的感受，也不能为护理人员带来什么利益，甚至对一般的人来说可能会产生恐惧、厌恶感。所以，护理伦理情感的这种特殊性，要求护理人员一见到患者，一听到患者的呼唤，扶难济危、救死扶伤的情感便油然而生，能急患者之所急，痛患者之所痛，帮患者之所需。这种热爱患者、热爱生命的特殊的职业情感，正是护理伦理道德高尚的具体体现。

（2）体现了医疗卫生工作的纯洁性：医疗卫生工作是神圣的职业，它直接关系到人的生命安危。护理人员所接触的患者当中，有的昏迷不醒，有的精神异常，而且大部分患者是处于一种依赖、被动的地位。护理人员则是由于工作性质的原因，决定了他们处于主动地位。护理人员与患者接触的形式多种多样，如果缺乏高度的自觉性和纯洁性，就会发生一些道德问题。例如，对患者的打击报复、某些不正常的人际关系或政治因素的渗透、男女之间非道德范围内情感的产生等，都是有可能的。这就对护理人员道德情感的纯洁性提出了更高的要求。

（3）具有医学科学的理智性：护理伦理情感是建立在医学科学和护理科学基础上的具有理智性的情感。理智性的情感要求医务人员不分国籍、宗教、种族、政党等因素，只要是患者，一律实行人道主义的救治。护理伦理情感的理智性还体现在护理人员必须有冷静的头脑，当某种治疗确实需要但又可能会给患者带来暂时性痛苦、遭到患者拒绝时，护理人员必须按科学治疗原则，理智性地坚持治疗，而不能迁就患者的要求，更不能让患者或其亲属的情感左右自己的行动。此外，对那些无理取闹，超出医疗卫生政策，有悖医德医风的不正当的医疗护理要求，护理人员不能以感情代替政策，而要有清醒的头脑和正确判断道德是非的能力。

2. 护理伦理情感的内容

护理伦理情感的内容，首先应有热爱祖国、热爱人民、热爱医学和科学的情感。其次，应有同情感、责任感、事业感和同志亲人感。

（1）同情感：也称同情心，是护理人员对患者的不幸遭遇和痛苦产生共鸣及对其表示行动上的关心、赞成支持的情感。作为一名护理人员，同情感是最基本、最起码的情感。

（2）责任感：是比同情感高一层次的情感。护理人员意识到自己对患者的行为和态度影响着患者的生命安全和康复预后，从而产生高度的责任感。他们不断学习和完善自己的专业知识、技能，工作中不会有丝毫懈怠，严谨仔细，努力成为一名可信赖的护理人员。

（3）事业感：它是责任感进一步的升华。事业感强烈的护理人员，会将推动护理事业的发展、为护理事业作出自己的贡献当作自我价值的实现或一生追求的目标，从而产生强烈的荣誉感和自豪感。他们兢兢业业、不断进取、充满激情和活力，会在建设护理事业的道路上不断创造出佳绩。

（4）同志亲人感：这是护理人员与他的服务对象之间的一种特殊的情感。它代表着护患之间有共同信仰和目标的同志关系，也代表着护理人员对患者无微不至的照顾和在护理科学的基础上视患者为亲人的情感。

（四）良心

良心是指人们在对他人、对社会履行义务的过程中形成的道德责任感和自我评价能力。护理人员的良心是指护理人员在对患者和对社会的关系上，对自己职业行为负有道德责任感和自我评价能力，是一定的护理伦理观念、情感、意志和信念在个人意识中的统一。

马克思主义伦理学认为，良心作为一种道德范畴，是个人对他人和社会义务感的强烈表现。作为一种自我评价能力，它是一定社会和阶级的道德原则、规范在个人意识中形成的稳定的信念和意识。因此，良心与义务、情感是密切联系的。如果说义务是一种客观的、外在的使命、职责和责任，那么良心就是一种内在的、自觉意识到并隐藏在内心深处的使命、职责和责任。因此，良心的特点就在于它的自觉性，是内心的道德活动，不是外部强加的。

良心是护理人员必须具备的道德品质。护理人员在医疗护理活动中的行为既受社会条件、环境的制约，又受个人良心的支配。所以，护理人员的良心在医疗护理活动中起着以下几方面的作用。

1. 医疗护理行为前的选择作用

护理人员在其行为决策前，良心会促使其根据自己的道德义务，对不符合护理伦理道德原则的行为动机进行抑制或否定，从而避免医疗失误和防止医疗差错事故的发生。一个具有高尚护理伦理道德良心的护理人员，总是能使自己在履行道德义务时，产生一种强烈的责任感，即使在没有任何监督、谁也无法了解其医疗护理行为的情况下，也能自觉地承担对患者、对社会应尽的义务和应负的责任。

2. 医疗护理行为过程中的监督作用

护理人员在医疗护理过程中以"良心发现"的形式，对符合护理伦理道德要求的思想、欲念、情感能给予肯定和鼓励，而对那些不符合护理伦理道德要求的思想、欲念、情感则给予抑制和克服，从而主动调节自己的行为方向，自觉地保持高尚的品格和良好的道德修养。

3. 医疗护理行为后的评价作用

这种自我评价的结果，是以个人的道德满足或不满足的感受形式表现出来的。良心上的满足，能给人带来安宁和欣慰，良心上的谴责则给人带来不安和痛苦，以至于通过"凭良心"等形式自觉地纠正自己不符合护理伦理道德的行为，主动地反省自己在道德上的缺陷和不足，达到自觉执行护理伦理道德责任的境界。

（五）审慎

所谓审慎，就是周密谨慎的意思。护理伦理的审慎就是指护理人员在医疗行为前的周密思考，正确评估疾病；在医疗护理行为过程中详尽周密地、谨慎地去护理患者。审慎的医疗护理作风是历代医家在职业传统中形成的较为稳定的职业心理和习惯。李时珍在《本草纲目》中，把"用药"比喻成"用刑"。可见审慎在医疗护理活动中的意义是不言而喻的，它不仅关系着人的健康，而且涉及到人的生命。护理人员必须充分认识到医疗护理工作的重要性和遵守审慎道德要求的必要性。

审慎的护理作风，表现在护理人员的"言"和"行"两个方面。护理人员的语言及其动作表情是其德才学识的外在表现。

1. "言"的审慎

"言"的审慎在医疗护理中起着重要的作用。正如希波克拉底说的"医生有两样东西能治病，一是药物，二是语言"。中肯的语气、和蔼的语调、温暖的语言，能使患者对护理人员产生一种信任感，并增强治病的信心。所以"言"的审慎要求护理人员在与患者交谈时应选用礼貌性语言、安慰性语言和鼓励性语言，切忌用恶语刺激患者心理，影响患者情绪。否则语言运用不当，则可严重伤害患者的心身健康。

2. "行"的审慎

"行"的审慎是指护理人员在为患者进行护理评估、诊断、计划、实施和评价的过程中，必须将患者的某些复杂因素和各种变化情况进行全面的、综合性的分析，选择最优的护理方案，实施周密细致的操作，争取最好的治疗和护理效果。临床工作中有时很小的失误或差错，都可能带来严重后果，如投错药、打错针、输错血等都可导致病情突变，危及生命。可以说，一切医疗差错事故的发生都可能与护理人员的严谨细致不够有直接关系。

所以，审慎作为医疗护理工作中的道德要求和护理人员的一种美德，必须在实践中不断培养、巩固和提高。

（六）保密

医疗保密是指医务人员在防病治病中应当保守医疗秘密，不得对外泄露患者的隐私及疾病情况。保密是医学伦理学的特有范畴之一，是医学道德的历来要求。早在2000多年前，古希腊《希波克拉底誓言》就提出了保密要求：凡我所见所闻，无论有无业务关系，我认为应守秘密者，我愿保守秘密。1948年，世界医学会曾将此誓言现代化。《日内瓦宣言》提出："患者吐露的一切秘密，我一定严加信守，决不泄漏。"目前，世界上大多数国家的医学院校的校训或医学生毕业誓词中，仍将保守医疗秘密作为医务人员必须具备的道德观念。保密也是保护性医疗的一种措施，其目的是不给患者以任何精神刺激，使患者在接受治疗的过程中保持良好的精神状态。

1. 医疗保密的基本内容

保守患者的秘密包括三个方面：一是为患者保守个人的秘密，包括个人隐私、生理缺陷和不名誉疾病等。如果医务人员随意泄露患者的这些秘密或当作笑料进行张扬，不仅违背医德，而且是一种侵权行为，为法律所不容。二是对患者保守危重病情和预后（如恶性肿瘤等）的秘密。有的重症患者，在求医前，对自己所患危重疾病毫无感知，更无任何心理准备。如果医务人员在患者毫无思想、心理准备的情况下，将不良诊断告知，势必会给患者造成严重的心理创伤，使患者承受心身伤害的双重折磨和痛苦，这是违背医德原则的。必须指出，这种保密为的是使患者不致遭受突如其来的心理伤害。如果患者对危重病情早有猜疑，有一定的思想准备，并有较强的心理承受能力，则应适时地采用恰当的方式告知患者。这也是对患者知情权的尊重。三是保守与国家利益密切相关的医疗工作秘密和医学科研工作秘密。

2. 保密原则在应用中的具体冲突

在为某些患者保守医疗秘密的应用中，也出现了不同情况的伦理问题。

（1）当医务人员为患者保密可能使无辜的第三者受伤害时，不应再遵守医疗保密原则。如夫妻两人到医院体检，结果发现一方患有艾滋病，此种情况下医务人员应将检查结果如实告知第三者，避免第三者的健康受损。

（2）当患者的个人权利与社会利益发生冲突时，医务人员应以社会利益为重。如一位患有非典型性肺炎的患者拒绝公开自己的病情及接受隔离治疗时，医务人员应拒绝患者的要求，向患者说明原因，劝说患者接受相应的治疗并依照相关程序及时向上级汇报。

（3）当保密原则与患者自身拥有的权利发生冲突时产生的矛盾。如无任何心理准备的患者被查出患有恶性肿瘤时日不多，患者家属请求医务人员对患者保密时，与患者自身拥有的知情权发生冲突。为避免患者不致遭受突如其来的心理伤害，加重其痛苦和打击，医务人员常选择尊重患者家属的请求帮其保密。

（七）荣誉

荣誉是指人们履行了社会义务之后，所得到的社会褒奖与肯定。护理伦理荣誉是指护理人员在履行对社会、对患者的义务之后，得到社会和患者的褒奖。

荣誉包括两方面涵义：一是指客观评价，即医务人员在履行义务后，其结果对社会创造了较大价值而得到社会的承认。二是指主观意向，即个人对自己行为所产生社会价值的自我意识，也就是良心中所包含的知耻和自尊的意向。两方面是相互联系、相互影响的，且社会公认的荣誉才是荣誉的客观基础，没有得到社会承认的荣誉不可能是真正的荣誉。

荣誉范畴是历史的、具体的。不同的时代，不同的社会、阶级，甚至不同的行业都有不同的荣辱观。封建地主阶级把高贵的门第、显赫的权势看成是他们的荣誉和尊严。无产阶级和广大劳动群众则把出色的劳动，忠心履行对国家、集体、他人的义务看成是最大的荣誉。社会主义医德荣誉观则是把全心全意为人民心身健康服务、为发展社会主义医学科学事业看成是医务人员的最大荣誉。

荣誉作为护理伦理范畴的内容有着重要的作用。首先，荣誉对护理人员的道德行为起着社会评价作用。这种作用通过社会舆论的力量，促进护理人员对自己的行为后果与影响加以重视，并希望得到社会的褒奖。同时，荣誉对调动护理人员的积极性起着激励作用。争取荣誉是人们的共同愿望，是一个人崇上、积极进取的表现，也是追求道德理想的一个方面。正是这种积极进取的精神，激励着护理人员为医疗卫生事业作出更大贡献。

明确了荣誉的意义和作用，还必须正确处理有关荣誉的关系。

1. 个人荣誉和集体荣誉的关系

个人荣誉同集体荣誉休戚相关。一方面，集体荣誉是个人荣誉的基础和保证。任何个人的成就都离不开集体，离开了集体的荣誉，就不可能有个人的荣誉。雷锋同志曾说过"荣誉从集体中来"，这话有相当深刻的哲理。每一个有道德觉悟的人，都应当把个人荣誉归于人民和集体，并把个人的荣誉看成是人民和集体对自己的鼓励和更高的要求。另一方面，个人荣誉是集体荣誉的组成部分。医疗卫生事业离不开个人的贡献，离不开个人积极性和创造性的发挥，关心个人荣誉也就是关心社会对自己医疗护理成果的评价。如果不关心社会评价，往往就会对自己的工作不关心，这样势必会影响整个医疗护理工作，损坏集体荣誉。所以，护理人员要正确处理个人荣誉与集体荣誉的关系，不能把荣誉当作达到获取某种物质、权利等的手段。只有正确理解了荣誉的真正涵义，才能把工作干得更好。

2. 荣誉与个人主义虚荣心的区别

个人主义虚荣心往往表现为虚伪、浮夸和高傲自大。荣誉感，首先体现在集体荣誉感上，把个人荣誉融入集体、国家的荣誉之中。有了这种荣誉观的人，只要为集体、国家争得了荣誉，即使自己在工作中做出的成绩和贡献未能获得应有的奖赏和荣誉，甚至被别人误解，也毫无怨言，甘当无名英雄。这种人，一旦得到荣誉，他首先把功劳归于集体、国家，把荣誉当作前进的动力，绝不居功自傲，停滞不前。荣誉感是广大医务人员的精神动力。

（八）价值

价值属于关系范畴，从认识论角度来说，是指客体能够满足主体需要的效益关系，是表示客体的属性和功能与主体需要之间的一种效用、效益或效应关系的哲学范畴。价值作为哲学范畴具有最高的普遍性和概括性。当价值客体因具有某种属性被价值主体需要时，我们可以说价值客体是具有价值的。

现代护理伦理学是研究如何诊断和处理人类对存在的或潜在的健康问题反应的一门科学。护理人员和护理活动能够帮助患者、满足患者身心健康的需要，因此护理人员及其护理活动都有其特定的价值。

价值观是指人们在长期社会实践中基于人一定的思维感官之上而作出的认知、理解、判断或抉择，是人内化的思维。它具有稳定性和持久性、历史性、选择性、主观性的特点。在护理人员从事护理职业的过程中，便形成了护理职业价值观。护理职业价值观是护理人员对待职业的一种信念和态度，也是通过长期训练学习的积淀而内化形成的被护理人员公认的行为准则。

1. 护理职业价值观的具体体现形式

（1）护理人员职业心理素质：护理人员职业心理素质可体现护理人员在工作学习中形成的职业态度或职业价值观。

（2）护理文化：护理文化以护理价值观为核心，护理价值观是护理工作的灵魂并渗透在其中。护理文化是在一定的社会文化基础上形成的具有护理专业自身特征的一种群体文化。它是被全体护理人员接受的价值观念和行为准则，也是全体护理人员在实践中创造出来的物质成果和精神成果的集中表现。

（3）护理理念：理念是人类用自己的语言形式来诠释现象时所归纳或总结的思想、观念、概念与法则。它反映了一个集体中全体人员的共同信念和价值观。护理理念体现护理工作的价值观和专业信仰，在护理管理的过程中，只有首先确立了护理理念，才能制订相应的工作目标与标准。以护理理念和价值观为导向，制订管理制度，通过制度的强制性使护理人员产生符合护理理念与价值的行为，在执行制度的过程中，护理理念和价值观就会不断得到内化，最终变成护理人员的专业信念和价值观。

2. 护理职业价值观的内容

（1）以人为中心，全心全意为自己的护理对象服务：真正做到"增进健康，预防疾病，恢复健康和减轻痛苦"，尽全力满足患者的合理需求。

（2）遵守伦理原则和规范：以遵守护理伦理原则和规范作为护理活动的基础和内在道德要求。

（3）重视护理活动的社会影响：正确处理患者利益与社会利益的关系。

第二节　护理职业精神和道德素养

随着现代护理科学的发展、医学模式的转变、高科技在护理学中的应用以及社会主义市场经济的建立，使得护理伦理学面临一系列新的伦理问题，需要作出科学的回答。科技的进步、社会的发展，对护理人员的职业精神和道德素养提出了更高的要求。护理职业精神和道德素养，是一种特殊的社会意识，因此，我们在任何时期、环境下都应努力学习护理伦理学，加强自身职业修养，培养高尚的道德情操，不断提高护理质量，从而更好地服务于患者。

一、护理职业精神概述

(一)护理职业精神的概念

职业精神(professionalism)指在长期的职业活动中人们所表现出来的特有的精神动力,是人们在职业生活中的行为表现,是对职业道德内涵的升华。它不仅反映社会精神和职业要求,而且反映特定职业的具体特征和具体要求,即它不是在普遍的社会实践中产生的,而是在特定的职业实践基础上形成的。职业精神是职业人对其职业所表现出来的态度和行为,包括使命感、工作的自主性以及对职业或专业组织的承诺。它既是一种价值系统,也是一种意识形态。

美国《韦氏大学英语词典》将护理职业精神定义为护士从业过程中所表现出的善良正直、尽职尽责的行为、熟练的技能和高水准的伦理道德素质。国内学者认为,护士职业精神是护士在与患者的交往实践中所表现出的基本从业理念、价值取向、职业人格、职业准则及职业风尚的总和。护理职业精神指的是护士在工作中所持有的护理理念和专业态度,高水准的职业精神是提供优质护理服务最好的调节器,在确保患者安全和护理质量中有着重要作用。

(二)护理职业精神的历史发展

我国古代中医药的行医模式是医者个体行医。由于古代医药技术落后和社会分工不明显,在医学领域,医、护、药三者是合而为一的,因而没有独立的护理学科。我国的护理事业起步较晚,发展缓慢和滞后。20世纪以前,由于封建礼教与陈规陋习的影响和束缚,我国从事护理工作的人很少,尤其是女性更为稀少。1907年,美国护士辛普森女士(Cora E Simpson)来到中国,提出组织中华护士会的设想,她在一封公开信中写道:"在中国,护理工作是一项新的工作,不少中国人还不理解这是一项怎样的工作,时常把它认为是仆役的工作……这种认识必须改变,要采用新的方法来培养他们,使他们能解除人类的痛苦。"这封公开信使中国护士界受到很大的鼓舞,促进了中国护理事业的发展。1921年,协和医学院与燕京大学、齐鲁大学、金陵大学、东吴大学、岭南大学五所大学合办高等护士教育,此外,还开办了各种形式的护士教育、进修及师资培训班。1932年在福建汀州由傅连暲医生主持开办了第一所红军自己的看护学校,不久又成立了中央医务学校,培养的医务人员成为红军、八路军、新四军的医护骨干。1939年,毛泽东在《纪念白求恩》一文中,号召广大医务人员学习"白求恩同志毫不利己专门利人的精神"和"对工作的极端的负责任,对同志对人民的极端的热忱"的精神。中华人民共和国成立后,国家逐渐将护理专业纳入职业化状态,护理教育也由中专教育向专科、本科教育转变。护理理论、护理技能得到极大地完善和提高,但并没有强化护士的职业精神教育,完全凭护士的一腔热情服务社会,伴随着经济大潮来临的改革开放才真正开始提倡护士的职业精神。

西方医学与宗教有着密切的联系。护理形成雏形大约在17世纪,由没有受过专门训练的修女担任简易护理工作;十字军东征中,男子们担任了战地救护工作;南丁格尔时期,只有高尚的敬业精神,而没有鲜明的职业特性。

护理专业作为医学的重要组成部分,护士的职业精神起源与医学的职业精神起源同步,同样也可分为以下几个阶段:第一阶段为20世纪80—90年代初,是职业精神和商业精神的争论占主导的阶段；第二阶段为 20 世纪 90 年代，倡导职业精神作为一个概念和能力；第三阶段为 20 世纪 90 年代后期至现在，职业精神已经迅速被定义为最重要的急需发展的任务，它包括了社会学层面、医学层面和教育学层面三个层面的内容。因此，护理专业也成为强调职业精神的主要学科。

（三）护理职业精神的内容

1. 勇于承担责任

国际护士协会护士职业道德准则规定了护士的四项基本职责：促进健康、预防疾病、恢复健康和减轻痛苦。明确指出护士应尽的责任，同样也赋予护士承担责任的义务。我们一旦选择了护理职业，就必须要承担为患者解除疾病痛苦、防病治病、为患者健康服务的义务。一个有责任心的护士才是值得患者信赖的，工作也容易得到患者和同行的肯定。

2. 尊重和同情患者

护士要想获得患者的尊重，就必须先尊重患者，包括：对患者的人格尊严予以尊重；要尊重和维护患者平等的医疗照护权；要以同样认真负责的医疗作风平等地对待每一位患者等。护士的职业精神要求把患者利益和需求放在第一位，做到这一点就必须同情患者的疾苦，想患者之所想，急患者之所急，就必须具有一颗同情心、一颗诚实心，设身处地地为患者着想，全心全意地为他们提供护理。护士的职业精神实际上是对护士价值观、荣辱观最直接的检验。

3. 维护患者权益

医务人员在医疗实践中，一切诊疗措施必须以医学科学为依据，根据疾病的性质、病程变化状况，恰如其分地选择治疗手段，既不大病小治、有病不治，也不小病大治、无病乱治，以免造成对机体的无谓伤害，浪费医药经费和医药资源。对于各种诊疗方案的选择和实施，必须全面考虑给患者带来的利益和损害，对利害得失作全面权衡，选择对患者受益最大、损伤最小、效果最佳的方案。尊重患者应有的权利，努力使患者多受益，有利于创造和谐的护患关系，避免医患纠纷。在同患者交流中和护理活动中，这种维护患者权益的职业精神就能充分体现出来。

4. 诚恳的沟通态度

护士在多元化场合中，往往充当着不同角色。不论是在医院还是在社区，不同文化背景、不同地域、不同年龄的患者对待疾病的理解和认识存在很大差异。作为一名优秀的护士，要懂得利用自身的沟通能力根据患者及其亲属的年龄、文化素养、性别、家庭、工作环境以及疾病的不同，采用适当的语言和不同的表达方式进行交流，争取获得理解。诚恳的沟通态度和得体的行为不仅仅是护理人员良好职业精神的体现，也是建立良好护患关系的基础。

5. 团结协作精神

护士的职业精神还包括团队协作的能力，包括与医疗、护理活动有关的所有内容。团结协作是中华民族的传统美德，是顺利完成各项护理工作的保障。随着医疗事业的不断发展壮大，临床护理工作量的不断增加，以及优质护理服务理念的推广和实施，仅靠一个护士或几个护士的努力工作是远远达不到护理要求的，而且护理工作还要跟其他部门的工作配合。如护士之间团结协作顺利完成各种治疗、护理；与医生合作使患者得到及时、有效的救治；与医技合作快速而安全地完成患者检查等。诸如此类的工作任务要求护士树立整体观念，一切以患者的利益为首，精诚团结，不计较得失，彼此配合和谦让，这是护士专业技能、耐心、责任心的具体体现，也是护士职业精神的重要方面。

二、护理道德素养概述

（一）护理道德素养的含义

护理道德素养是护理人员的职业道德，所谓职业道德，是指从业人员在职业生活中应遵循的道德规范和行为准则。护理道德素养是护理人员在护理实践中形成的，根据护理工作的特殊性，以善恶为标准，是调整护理工作中各种道德关系的行为规范和道德意识的总和，是医学道德的一种。

（二）护理道德素养的特点

1. 协调性

护理工作具有内容广泛、具体多样的特点，表现在：护理对象是各式各样的患者和各种不同的疾病、病情。护理工作的这些特点，不仅要求护士因人、因病采取不同的护理方式和内容，而且要求护士与患者、患者亲属以及其他医务人员密切配合，以便更好地为患者服务。在协调以上各种关系中，护士的道德水平起着极其重要的作用。因此，护理工作的广泛性特点也就决定了护理道德素养具有协调性。

2. 主动性

医学的研究表明，生物、心理、社会等诸多因素对人的健康和疾病的发生、发展和转归都有直接或间接的作用。所以，现代护理已向整体化发展，即心理护理与躯体护理相互配合、临床护理向社会保健护理扩大，体现了以患者为中心和护理的社会化。要实现上述整体化护理的要求，护士必须发挥自己的主动性，具有高度的责任感和事业心。因此，道德的主动性也是护理道德素养的特点。

3. 规范性

护理是一门实用性很强的科学，要求以医学理论为基础，各种制度为准绳，这预示了护理工作的严格性。为此，护士必须严格遵守各项规章制度和操作规程，并且在观察病情、查对和执行医嘱、进行各种技术操作、预防各种并发症等护理工作时，要做到及时、准确、安全和有效。护理工作的这种严格性，加之医学技术的发展，知识的不断更新以及医学模式的转变决定了道德的规范性是护理道德的重要特点。

4. 求美性

南丁格尔指出："护理工作是精细艺术中之最精细者，其中一个原因就是护士必须具有一颗同情的心和一双勤劳的手。"因此，护理工作不单是一门技术，而且蕴含着丰富的道德内容，是技术与道德的统一。这是一种求美的道德境界。所以，在护理工作中，不但要求护士像艺术家对艺术的精工细雕那样去做好护理工作，而且还要以深厚的感情和美好的言行对待患者，即以护理的艺术性和道德的求美性使患者处于一个接受治疗所需要的最佳生理和心理状态，努力促进其尽早康复。因此，道德的求美性也是护理道德的特点。

（三）我国近、现代护理道德素养的形成与发展

19 世纪下半叶以后，护理工作成为专门的社会职业后，护理道德才逐渐形成和发展起来。1834 年，美国传教士兼医生帕克（Park. P）在广州设立眼科医院，并以短训班的方式在医院里培训中国男护理助理人员；1887 年，美国护士麦克奇尼（Elizbeth Mckechnie）在上海开办护士训练班；1888 年，美国人约翰逊（Johnson）在福州一所医院开办护士学校；1909 年，中国最早的护士学会组织——中国看护组织联合会正式成立。1914 年，第一届全国护士会议正式召开，会上将英文"nurse"译为"护士"。1922 年，国际护士大会在日内瓦召开，中华护士会派代表参加，中国成为第 11 个会员国。1926 年，中华医学会制定了《医学伦理法典》，其中涉及中国医生和外国护士之间的关系。在中西方文化的交融过程中，中国近代护理体系形成了，同时带有西方人道主义色彩和我国传统"仁爱"精神的近代护理伦理思想也逐步形成。1906 年，杰出的民主主义革命家秋瑾女士在上海创办《中国女报》，她对护士的业务技术素质和伦理道德提出了十分严格的要求，深刻阐述了护理这一职业于国、于民、于己的作用和意义，让许多人认识到了护理职业的纯洁与高尚。

在抗日战争时期，救死扶伤、出生入死的英勇事迹层出不穷，出现了丁惠清、李兰丁等把个人安危置之度外的南丁格尔式的护士。在解放战争中，解放军中的广大医务人员，冒着枪林弹雨，出生入死，救死扶伤，涌现了大批英雄模范人物，护理道德的发展达到了新的更高的水准，为中华人民共和国成立后建设和发展护理道德奠定了良好的基础。

（四）国外护理道德的发展与完善

古代东、西方医家在医护实践中形成的传统医德同样包含着护理道德。不过，护理道德作为护理人员的职业道德，是在 1860 年南丁格尔创办护士学校，在护理队伍不断发展壮大中，逐渐形成和发展起来的。近代护理学的创始人南丁格尔出生于英国的一个贵族家庭，从小就具有爱心和同情心，她的见识、她的爱心为她日后从事护理工作打下了基础。在当时的英国，从事护理工作的是教士、修女及社会最底层的人员，南丁格尔却冲破了世俗的偏见、冲破了家庭的阻力，献身护理事业。

南丁格尔为护理事业作出了历史性的贡献，最主要的有以下两方面：

1. 创建现代护理科学与护理教育

1860 年，在伦敦圣·托马斯医院，南丁格尔创办了世界上第一所护士学校——南丁格尔护士培训学校，这所学校不受宗教思想的束缚，以传授科学的专业知识和培养高尚的道德品质为主，对学生有严格的要求，让学生在良好的环境、条件下进行系统的护理教育。1862 年，在她的协助下，创建了利物浦第一所乡村护士学校；1881 年又创建了军队护士学校。这些学校的毕业生把南丁格尔的护理理念传播到了世界各地，她们积极推行护理工作的改革，提高护理人员的专业素质和道德素质，使护理工作有了崭新的面貌。

2. 提出护理道德的高要求

南丁格尔非常重视护理道德，她从护理的对象、护士的地位和作用方面强调护理道德的重要性，指出："护士的工作对象不是冰冷的石块、木头和纸片，而是有热血和生命的人类。护理工作是精细艺术中之最精细者。其中一个原因就是护士必须有一颗同情的心和一双勤劳的手。""护士要从人道主义出发，着眼于患者，既要重视患者的生理因素，又要重视患者的

心理因素。"在《护理札记》中她对护士提出了如下要求："一个护士必须不说别人闲话,不与患者争吵。除非在特定的情况下或有医生的允许,不与患者谈论患者的病情。不容置疑,一个护士必须十分清醒,绝对忠诚,有适当信仰,有奉献自己的心愿,有敏锐的观察力和充分的同情心。"南丁格尔要求护士应当忠于职守,不做损害患者的事,尊重患者的隐私,慎言、守秘、遵医嘱行事,以患者的利益为至高。美国护理界人士将这些训言编写成"南丁格尔誓词",这是护理史上第一个国际性的护士伦理准则。

20世纪,人类正式迈入了现代社会,医学的发展促使了护理学及护理道德的发展。20世纪40年代之后,国际护理伦理学的发展较快,许多国家通过守则、法规的形式把护理道德加以肯定。随着国际交流的日益频繁,制订全世界护理人员共同遵守的护理道德规范成为必然的趋势和人们共同的愿望。1953年,国际护士会议上拟订了《护士伦理学国际法》,1965年,在德国法兰克福国际护士大会上作了修订和完善。1973年,国际护理学会公布了新的《国际护理学会护士守则》。这些世界性的医护伦理规范的相继出台,标志着护理伦理进入了一个全新的时期——护理伦理国际化、规范化、法律化。护理伦理规范从一种道德规范发展成为一种法规性规范,这样对护理人员的职业行为就更具约束力和强制力,对加强道德监督、协调医务人员的医学行为起着重要作用。

（刘星）

思考题

1. 某医院内科病房,治疗护士误将甲床患者的青霉素注射给乙床患者,而将乙床患者的庆大霉素注射给甲床患者。当她发现后,心里十分矛盾和紧张,她对乙床患者进行了严密观察,乙床患者并没有出现青霉素过敏症状。该护士原想把此事隐瞒下去,但反复思虑后还是报告给护士长,同时作了自我检查。但不知道是否应该告诉患者。

请问该护士该怎么做?如果该护士选择不告诉患者,他会违背护理伦理学范畴中的哪些内容?

2. 一名麻痹性肠梗阻患儿,因不能进食而插了鼻饲管并行静脉输液支持治疗。医生查房后口头医嘱:"有尿后给氯化钾10 mL推入管内。"待患儿有尿后,护士执行医嘱时未再追问,即将10%氯化钾10 mL直接推入静脉输液壶内,致使患儿心脏骤停,抢救无效死亡。

请问此医疗事故中护士的行为是否符合护理伦理道德?其处理有无不妥之处?

第三章 护理伦理学的基础理论和基本原则

第一节 护理伦理学的基础理论

一、医学伦理学与护理伦理学

在最为普遍意义上，道德是指关于人的行为正当与否的规范，因这些规范被广泛认同而成为稳定的社会共识。道德由许多行为标准组成，包括道德原则、规则、权利和德性等。在我们的成长过程中，我们通过教育和社会经历习得了基本的道德标准和道德责任，这些道德标准和责任先于我们存在，并代代相传。我们也学会了区分约束所有人的一般道德和仅约束特定群体成员的道德规范，如医生、护士或公共健康官员的道德规范。

道德不只是由公共道德组成，道德包括个体和群体自愿接受的道德理想、仅约束特定道德社群成员的社会规范、超常美德，等等。公共道德的普遍规范由一组实际的和可能的道德规范组成。普遍意义上的道德仅指公共道德的规范，特定社群意义上的道德包括产生于特定文化、宗教和制度渊源的道德规范。因此，正如所有在乎道德的人都接受公共道德一样，大多数职业都接受或至少隐含地接受职业道德和在乎道德责任的业内人士所普遍认同的行为标准。

所谓职业道德，就是从事一定职业的人在其特定的职业活动中所应遵守的职业规范和道德原则。例如，医学道德是指包括医生、护士和医技人员等在内的医务人员的职业道德，简称为医德。作为一门特殊职业，护理学是一门自然科学和社会科学相互渗透融合的综合性应用型学科，它以临床医学、基础医学、康复医学、预防医学和人文社会学科理论为基础，应用护理专业知识和技术，为人的生老病死全过程提供系统性服务。护理道德是指护理人员之间在履行职业过程中所应遵守的行为准则和规范的总和，包括预防疾病、减轻痛苦和恢复健康等方面。护理道德的实质在于尊重人的生命价值和尊严，践行人是最终目的的最高要求。

理解、考察和反思道德生活的各种方法的学科被称为伦理学，在此意义上可认为，道德先于伦理学而存在，严格意义上两者应差别对待。

护理伦理学是指运用一般伦理学原理理解、考察和研究护理道德的学科，研究领域包括护理实践中的医护关系、护患关系，以及护理人员与社会间的伦理关系等。而我们今天所说的医学伦理学则是生命伦理学的扩展。生命伦理学产生于 20 世纪 70 年代，最初是由波特（Van Pansselar Potter）在他的《生命伦理学——通向未来的桥梁》一书中使用的。生命伦理学可被定义为根据道德价值和原则对生命科学和卫生保健领域内的人类行为进行系统性地研究。生命科学包括医学、生物学和人类学等。卫生保健是指人类对疾病的治疗和预防以及对健康的维护等。生命伦理学是一门涉及多个学科相互融合的交叉学科。

因此，从学科性质上看，护理伦理学和医学伦理学应同属生命伦理学，属于规范伦理学范畴；从研究领域内容上看，护理伦理学应涵盖于医学伦理学内，护理伦理学所独具的精神要求，丰富并发展了医学伦理学基本体系。但因特定职业道德的特殊性，护理伦理学与医学伦理学之间的道德规范差异性客观存在。

二、护理伦理学的理论基础

1. 生命论

生命论包括生命神圣论、生命质量论和生命价值论三种。

生命神圣论强调人的生命具有至高无上和神圣不可侵犯的本质属性。持这种观点的人认为，医学是致力于救人生命的专业，即"医者，生人之术也"，而人的生命存在于自然界中具有至高无上的地位。生命神圣论与医学的专业本性相伴而生，一定程度上强化了医学的宗旨，推动了医学的进步，为医学伦理思想和理论的形成奠定了前期思想基础。但这种理论过于抽象，具有模糊性和片面性，它奠基于人们对神圣的朴素情感基础之上，缺乏科学的理性基础。

生命质量论主张以人在体能和智能等方面的自然素质之高低、优劣为标准，衡量并判断生命存在对个体自我、他人以及社会的意义，强调人的生命存在质量差异，从而依次制定相应的生命理论对策。从医学角度看，生命质量可从体能和智能两个角度进行衡量。据此人的生命质量可划分为：主要质量，即个体智力发育或者身体状况；根本质量，即人类个体的生命意义和目的；以及操作质量，即以量化方法测定的人类个体的生命质量，例如智力水平、意识状态等。生命质量与人的本质紧密相关，意识状态的高度以及实践能力的强弱，是衡量评估人类生命质量的内在标准；而人的社会交往能力或社会化能力，则是发挥生命作用，彰显生命质量的外在标准。

生命价值论主张以个体对他人和社会的意义大小为标准，从而确认其生命质量和神圣性，做出相应选择的理论。生命价值包括人的生物价值，即以自然界存在物形态存在的一种生存、生育繁衍的物质形态，也包括人的社会价值，即个体在社会生活中与他人和社会发生相互联系和相互作用的过程中所发挥的影响和作用。生命价值论相对于生命神圣论而言，具有更加科学和完善的理论基础，将人的生命质量和生命价值联系在一起，在一定程度上推动了医学价值观的不断深化和完善。

2. 义务论

义务论是现代道义论的一种表现形式，作为一种典型的规范伦理学理论，它强调理性对于感性欲望的自我约束和压制，是关于个体责任、行为应当与否的规范性论证理论，主张行为对错的判断标准依据于行为本身的义务本性，假如行为本身依据的原则具有正当性，或者行为者行为的动机是合乎道德的，那么无论行为结果如何，都是正确的行为。

义务论的典型代表是 18 世纪德国哲学家康德。他从"善良意志"出发提出人本身就是目的的绝对命令主张。康德认为，人的道德义务来源于善良意志，所谓善良意志是指意志本身的善，是先验的、不附带任何附加条件的一切善的根源。义务是善良意志的指令，因此，出于义务而做出的行为是善的行为，而除去其他偏好或目的，行为并没有体现善良意志的根源出处，所以不可能是善的。

这个观点是康德在《道德形而上学原理》中创立的理论。对康德来说，一个行为的结果在道德上并无意义；相反，当一个行为与符合他称之为"绝对命令"的一个原理的规则相一致时，这个行为就是正确的。例如，如果你决定流产，并且也做了，那么你的行为就可能牵涉到一个规则，即"无论何时当我处于类似情况时，我都会流产"。康德称之为行为的准则，他认为所有理由充分的并经过深思熟虑的行为都被认为是涉及准则。那么，在此情况下的准则是个人或主观的，但可以认为它们有可能成为道德规则。如果它们通过了绝对命令的测试时，这些准则就赢得了道德客观规则的地位。

根据康德的观点，每一个理性生物都有它自己的价值，这种价值既不是某种政治结构的社会价值，也不是由其所属的生物物种所赋予的，这种价值是纯粹理性领域所固有的，理性赋予每一个人一种内在的价值和尊严，所以绝对命令总是要求这样行事，即总是把人看做行为的目的而绝不仅仅是一种手段。康德的道德命令包含这样的思想，首先是可普遍性，也就是说，指导人行为的道德命令对所有人来说都具有普遍适用性。如果指导某一行为的准则不具有普遍性，不能被普遍化，那么这个准则就不能被所有人奉行，在此准则指导下的行为就是不道德的。其次，人本身就是目的。康德认为人是理性的主体，理性自身颁布订立了道德命令，因此任何人都是行为的目的而非目的实现所依据的手段。最后是意志自由。人作为理性主体，其内在尊严是由先验的善良意志所彰显的，而善良意志可以为自己立法，出于这种自律的行为是道德的。

3. 功利论

功利论，即所谓的功利主义伦理理论，早在 19 世纪英国哲学家杰里米·边沁(Jeremy Bentham)和约翰·斯图亚特·穆勒(John Stuart Mill)就给出了最著名的陈述。功利论作为一种道德理论，主张把功利或效用作为行为的原则和行为评价的标准，人的行为道德与否的关键是行为的结果。一个行为的结果能够给行为者本人及其相关人员带来的好处大于其弊端，这样的行为就是道德的行为，无论这种行为的动机或出发点如何。功利论的核心主张是把与行为相关的感性快乐与痛苦作为伦理评判的出发点，主张"行为的正确性是与它们给人们带来的幸福成正比的，而其错误性是与减少人们的幸福成正比的"。

该原理重视行为的结果，而不是行为本身的某些特点。一个行为的"功利性"或"有用性"是由它所产生的幸福程度所决定的。行为本身没有对错之分，也不是由行为者的希望、意愿或过去的行为来决定的，唯有行为的结果是最重要的。因此，在功利主义看来，在某些情况下，撒谎甚至伤害都可以是正确的行为。正因如此，功利主义也称之为"最大幸福原理"，即那些为最多数的人们带来最大幸福的行为就是正确的。依照此种理论，每个人都和其他人一样重要，当我们考虑如何行动时，必须考虑到每个人的利益，那么正确的行为就是能为最多数的人带来最大幸福的行为。由此可知，功利主义有以下主要特征：

首先，单纯强调行为的结果，忽视行为的出发点或动机。一个行为无论出于什么动机，只要能带来最大的幸福和快乐，就是善的行为，就是道德的行为。

其次，以个体经验和体验为标准。功利主义在进行利益权衡时，通过计算利弊得失决定是否采取行为，这里的功利是指快乐和幸福，或者是指利益，包括物质利益和精神利益等。

最后，立足个人以推及到他人与社会。功利主义以个人感受为基点，进而推己及人，强调社会大众的利益。这里的利益既可以是自己的，也可以是他人的或社会的。

4. 美德论

美德论又被称为德行论，是指以人的美德或品德为中心，研究和探讨人应该具有什么样的可以被称为行为美德所依据的品格，一个道德高尚的人，其道德素养应该如何等。美德论在我国集中体现于儒家伦理学，而在西方，美德论的典型代表是亚里士多德。当然，中西方的美德理论存在异同，两者都强调个人美德和修养，规定了很多的内容，包括仁爱、勇敢和节制等。两者的显著差别在于，西方美德论更强调社会公共生活中的美德，例如公正，特别关注美德得以实现的社会机制方面；而中国儒家美德理论更加注重个体美德的养成，例如儒家提出孝、悌、忠、信四种美德，孟子提出"恻隐之心"为"仁之端"，即同情之心就是美好道德情操的源头思想。

美德论主要阐述了如何成为一个道德高尚的人，以及做人应该具备怎样的品格和修养等。对于美德论来说，正确的行为当然应该倡导，但更重要的是要成为一个好人，能够具有正确的行为动机和道德品性。我国传统医学伦理就是典型的美德论思想的彰显。"不为良相，便为良医"的职业定位，就是对美德论的鲜明阐释。医者美德主要包括仁慈、忠诚、严谨和正直等。在医学实践中，对医者的美德论定位，为其医学伦理素质的养成和人格的培育提供了理性指导，有利于促进医务人员塑造完美的职业操守和人格魅力，但美德论要求太过宏观和整体，具有明显的个体性和经验性，单纯要求在个人自律基础上的品德修养，无法在具体实践中有效指导医疗行为，也无法为具体的医疗决策提供道德辩护。

5. 人道论

人道主义历史悠久，一般意义上是指一种以人为中心和准则的哲学或伦理思想，就是一切以患者为中心，把患者和患者的健康价值放在首位的思想和观点，包括患者的权利、尊严、自主性及其利益等方面。人道主义起源于医疗实践，是医学道德的核心内容，医学本质上就是一种人道主义事业，古今中外的医德思想和理念也都渗透着人道主义的精神要求和道德意识。

医学人道主义的主要内容包括同情、关心和爱护患者，以及平等负责对待患者等方面。具体体现如下：第一，尊重患者的生命和价值。这是医学人道主义的根本思想，它之于医者的要求就是视生命为神圣的、治病救人是天性的职责。第二，尊重患者人格。每个人都具有先验的内在价值和生命尊严，患者当然也不能例外，无论是精神病患者、艾滋病患者还是残疾患者，都理所当然地拥有这种价值和尊严，因此，医务人员要履行并倡导这种人道主义要求，尊重其人格。第三，尊重患者平等的健康权利。人人平等的理念是医学人道主义追求的理想和目标，任何患者都具有平等的医疗权利，因此医者要尊重其对健康权利的诉求，应一视同仁，提供平等的医疗服务。

医学人道主义的基本纲领集中并显著地体现在儒家人道主义学说之中，具体可概括如下：①仁者爱人。"仁者爱人"是儒家人道主义的基本出发点和归宿。②道德面前人人平等。孔子主张"己欲立而立人，己欲达而达人；己所不欲，勿施于人"，这条道德要求对所有人同等适用，实际上是否定了道德原则面前的任何特权要求。③相约文明。这是儒家人道主义的深刻主题，儒家提倡人们心灵深处的文明生存方式。儒家认为，善良的天性是人宝贵的珍惜资源，人们相对于动物来说，主要区别就在于人有善良的本性和文明的生存方式，有文明德性和仪表并具有文明和高贵的文化素养，这正是人生的价值和真正魅力。

第二节　护理伦理学的基本原则和规范

一、护理伦理学的基本原则及其内涵

1.尊重原则

尊重原则包括尊重人的自主性、知情同意权以及尊重个体隐私权和为他人保密的义务。在康德看来，人是理性的存在物，理性是人之所以为人的根本特征，是人的道德价值之所在。康德认为，人是目的，而不是供这个或那个意志任意利用的工具；人的行为，无论是对着自己还是对着别人，总要把人当作目的，人就其本性来说，是一个理性存在，是具有绝对目的意义的存在。因此，一切道德法则和义务要求，不是基于其他任何目的，只是为了人本身，即以人为"最高绝对目的"。

（1）知情同意。随着个体自我意识的增强和维权意识的提高，知情同意已经成为医疗实践中受试者保护的强而有力的工具。知情同意是指受试者在对医学研究信息充分的理解的基础上做出的自我自主决定的权利。知情同意有两层基本含义：第一，知情同意是个人对医疗干预或参加医学研究的自主许可。当且仅当患者或受试者对病情或研究方案有实质性的理解，没有受到他人的实质性控制，有意授权某专业人员做某事时，这层含义的知情同意才会出现。第二，知情同意可以根据有关制度中关于同意的社会规则来分析，即必须在进行诊断、治疗或研究之前获得患者或受试者在法律或制度上有效的同意。根据这些规则，知情同意不一定是自主的行为，有时甚至都不是有意义的授权。这里的知情同意仅指在制度上或法律上有效的授权，其有效性由通行的规则来决定。知情同意包含两部分基本内容：知情和同意。四个基本要素：信息的告知和理解，以及同意的能力和自动表示的同意。知情是受试者作出自主决定的基础；而同意则是受试者自主决定权利的体现。知情同意作为个体的一项基本权利，目前在医学界基本已经达成共识。自主性和尊重人格等原则是知情同意的道德根据，知情同意能够体现对患者生命健康权利的尊重和维护。

（2）隐私保护。隐私具有不同的涵义：心理学领域中它指一种被羞耻感驱使的，意在保护个人尊严、人格独立以及控制他人对自己的看法，从而树立良好的社会形象的意图或心态；社会学领域指界定个人信息范围、维护人格尊严，从而实现融洽的社会关系的工具；经济学领域指一种能够给个体实现经济利益的商品。我们所探讨的隐私主要是指，个人不愿意公开的与他人利益基本无关的个人信息，即与个体疾病或行为的诊断和预测等方面相关的信息。例如，敏感试验中涉及的患者的基本信息，包括姓名、家庭地址、单位等。

隐私作为人类的一项基本权利，指个体不愿意被他人窥视或知悉的与公共利益没有关系的私人信息，包括与公共利益无关的个人信息、个人秘密、个人的生存与活动空间、个人行为、私人活动及领域等。隐私与个人"羞耻心"有关，是个体自我意识觉醒的重要体现。从古人对自己"隐私"之羞到现代人高扬"隐私"不容侵犯，从肉体"隐私"到思想自由、精神独立的私人空间，其实质就是个体追求人性解放的过程，而人性解放则是隐私存在的必要基础。因此，隐私是个人自由与尊严、个人人格、个人价值和自我实现的基础。

（3）自主性。自主最初是指独立城邦的自治或自我支配。后来，自主一词的用法扩展到个人，并由此获得多种含义，如自我支配、自由权、隐私、个人选择、意志自由、自主行为和自主者等。而个人自主在最低限度上是指自治，即个人既不受他人控制性的干预也不受妨碍个人作出有意义的选择的限制。自主的个体可以根据自我选择的计划自由地行动，就像一个独立的政府管辖自己的领土、制定自己的政策一样。相反，一个缺乏自主的个体则在某些方面受制于人，或不能根据自己的意愿和计划思考问题或行动。康德认为，人是有理性的存在者，能够超越欲望等感性的牵制，能够为自己立法，因而我们应该按"以人为目的"的绝对命令来行使对他人自主性的尊重。因此，从根本上说，尊重自主原则是对人性、人格尊严原则的具体化。

实际上，自主有两个必要的条件：自由（不受控制性的影响）以及行为能力（故意行为的能力）。自由是每个具有行为能力的个体都希望追求的自身行为和心理状态，他们期望自己的思想和行为不受外在力量和压力的约束，能够按照自己心里所思所想，自由自在地决定自己的将来或行动的目的和目标；而行为能力是对个体自身生理状态的一种基本界定，具有行为能力的个体，能够按照自己的意愿制定计划并自由自主地完成，不受自身生理缺陷的影响。例如，认知和行为障碍的残疾人就不具有自由自在的行为能力，上述被欺骗的孕妇参与试验的决定同样不是自由的选择。

2. 公正原则

公正有公平（fairness）、正义（justice）、应得（desert）和权利（entitlement）等含义，它指社会资源、风险、权利和责任等应该公正地分配。由于社会中个体本身能力和生理局限，在社会资源分配时就应该按照公正性原则进行综合分配。在生命伦理学研究中，公正原则分为：分配公正、回报公正和程序公正。分配公正是指根据规定社会合作条件的合理规范，而达到的公平、平等和合适的分配，包括分配各种福利和负担的政策，如财产、资源、赋税、特权和机会等。分配公正理论试图将个人的特性与道德合理性的利益负担分配结合起来。例如，功利主义伦理强调综合性的判断标准，已达到最大化的公共效用的目的；自由主义理论强调社会自由和经济自由的权利，诉求的是公平的程序而非实质性的结果；社群主义理论强调从社群的传统和实践发展而来的公正原则和实践；平均主义理论强调平等获得每个理性人都珍视的生活物质，诉求的是需要原则和平等原则。公正原则与利益、权利和责任等的分配密切相关，而绝对的公正只是一种理想状态，不论是程序公正、分配公正还是回报公正，都不可能完全实现。人体医学研究中涉及的公正问题主要指资源分配的公正性，以及受试者参加试验的程序和利益回报的公正性等。例如，同样是参与放射性药物试验，被分配到安慰剂对照组的受试者与服用放射性药物的受试者之间，公正性是没有得到合理分配的，也就是说他们之间存在分配不公正的问题；同样，由于两组受试者都是被欺骗参与试验的，程序公正和回报公正也是无法实现的。

3. 安全性原则

安全性原则是不伤害原则的另外一种表述。它指在科学研究和医学实践中，研究人员或医生对受试者所实施的研究或治疗不能对其生命健康安全造成危害。当这种危害不可避免的情况下，研究人员或医生应该自动向受试者说明具体事情，由其自主选择并做出进一步行动的决定，而研究人员和医生有义务把这种危害降低到最低水平甚至消除这种危害。有利原则是安全性原则的更高要求，它要求我们的行动不但不能伤害他人，而且更应该为他人带来福利，即避害、去恶、行善或增利；而不伤害原则仅仅要求有意避免会导致伤害的行为。也就是说，不伤害原则比有利原则更严格；在某些情况下，不伤害原则优先于有利原则，即使有利行为会带来最大的效用后果。例如，如果杀死一个死囚犯能够救活四个无罪的生命，虽然按照效用主义来说，其结果拥有最大的效用，但是这种情况在道德上却是不正当的。即使我们没有造福他人的义务，但却必然有不伤害他人的责任。

伤害又可以分为有意的伤害、无意的伤害和伤害的风险。不伤害不但是指不实施伤害的义务，也包括不实施伤害风险的义务。有时我们可能在没有恶意或伤害他人意图的情况下，伤害了他人或置其于伤害的风险之中。但是，上述放射性试验却肯定不属于不伤害的范围，研究者为了检验医学假设或获取医学知识，故意置受试者及其胎儿生命健康于不顾，这是有违安全性原则的。

不伤害原则并不是绝对的，在实际情况下，无意的伤害或风险常常伴随善意的行为。当伤害不可避免而又能够预知的情况下，出于不伤害原则，我们应该将伤害程度降低到最低水平。然而，这种对预期风险的分析和评估只是一个概率性事件，即使把风险降低到了预期最小水平，这种最低伤害不可预见的附带性后果或其与其他组织相互作用的生理机制的不确定性，仍然会存在无法判明的伤害或风险。

我们认为，在具体医疗行为中，最重要的是怎样在医疗行为过程中保持一颗仁爱之心，把受试者作为具有同等尊严和人格价值的平等个体，即要充分尊重人性，尊重人类的尊严，"己所不欲、勿施于人"。

二、护理伦理学原则中的困境和解读

护理的概念和内涵，是随着其理论研究和临床实践发展的历史演变而逐渐被深化和拓展的。护理的内涵主要经历了以下三个阶段的变化：第一，以疾病为中心的阶段，即19世纪60年代至20世纪40年代，人们认为健康就是没有疾病，一切医疗活动都是围绕疾病治疗为目的的，护理的工作主要是协助医生治疗并护理住院患者。例如南丁格尔在1859年提出："护理是让患者处于接受自然作用的最佳环境。"第二，以患者为中心的阶段，即20世纪40年代至20世纪70年代，护理工作的重心是照顾患者的一切日常，帮助患者进行恢复健康的活动，直至患者能够独立照顾自己。修女欧丽维娅认为，护理是一种艺术与科学的有效结合，护理工作包括照顾患者的一切，增进其精神和身体的健康；道诺思·约翰逊认为，护士给予那些不能满足其正常生活需求的人技术帮助，助其实现原有的内在健康平衡。第三，以健康为中心的阶段，即20世纪70年代至今。玛莎·罗格认为，"护理是协助人们达到其最佳的健康潜能状态。护理的服务对象是所有的人，只要是有人的场所，就有护理服务。"1973 年国际护士会对护理的定义是："护理是帮助健康的人或患病的人保持或恢复健康，或者平静地死去。""护理实践是直接服务并适应个人、家庭、社会在健康或疾病时的需要。"1993 年，我国卫生部颁布的《护士管理办法》中规定，护士在执业中应当正确执行医嘱，观察患者的身心状况，对患者进行科学地护理，同时，护士有承担预防保健工作、宣传防病治病知识、进行康复指导、开展健康教育、提供卫生咨询的义务。

护理的概念和内涵的历史演变，反映了护理工作重点和护士角色定位的转移，可能导致护理人员对护理伦理学基本原则的理解和把握的困难，甚至导致其面临伦理困境或道德矛盾，因为对不同的伦理理论的理解可能得出不同的道德选择，而从理论和原则之中是无法直接得出指导正当行为的一般原则和规范的。因此，在当前时代背景下，理解和把握护理伦理学的基本原则，应在把握其基本内涵的基础上，理解不同原则要求之间的可能冲突。这是遵循护理伦理学基本原则、履行护理职业本质角色的现实需要。

1. 原则与规则的交叉冲突

通常情况下，人们作出一定的选择，执行一定的决策，肯定或放弃某种想法，其背后都有着重要的道德理论及其伦理原则的支持。在现实的道德生活中，不同的道德原则确实可能发生冲突，例如医务人员可能在保密规则和不伤害原则之间进退两难。

多年前，加利福尼亚最高法院的法官不得不就可能违反医疗保密原则作出判决。一名男性患者在向医疗师吐露了自己想杀害一名妇女之后，杀害了这名妇女。医疗师曾经试图把这名患者监禁起来，但是没有成功。考虑到对患者医疗保密的义务，医疗师在监禁这名患者的尝试失败之后，没有把危险告知这名妇女。

法院的多数意见认为，"当医疗师判断出或按照职业标准应当判断出他的患者对他人构成严重暴力危险时，他有义务采取合理的措施保护预定的受害者避免这种危险"。这种义务包括报警和直接通知预定受害者。持多数意见的法官认为，医疗师一般应当遵守医疗保密原则，但是在本案中，保密原则必须让位于"使公共安全利益免遭暴力袭击"。尽管他们承认职业伦理的规则具有重要的公共价值，但是他们认为，更加重要的事情，如保护他人免遭暴力袭击，可以压倒这些规则。

一位持少数意见的法官不同意这种看法，他认为，如果医生未能遵守常规的医疗保密规则，那么医生就侵犯了患者的隐私。如果违反这些规则成为常规，那么医患关系的信托特性就会消失殆尽。精神病患者将不再求医，或者不再透露重要信息，因为有效的治疗所必需的信任不复存在了。

这里的矛盾是，如果履行保密的义务，那么在可能导致一位无辜人士生命安全受到严重威胁的情况下，履行一个义务的唯一出路就是违背另一个义务。无论选择哪种行为，都必须放弃或推卸某些义务。在某些情况下，道德两难是如何艰难，以致原则的细化和权衡都无法判断出一个压倒性的"应当"。尽管我们一般有论证应当做什么的推理方法，但是在许多情况下，我们可能无法得出清晰的结论。另外，知情同意原则和不伤害原则之间，自主性和有利原则之间也都可能在某些情况下发生严重冲突。

2. 原则主次秩序的权衡

护理伦理学中的基本原则，例如尊重、不伤害、有利和公正原则，都是通过深思熟虑的判断和道德信仰自洽的方式而得出的结论。四个原则之间原本没有主次之分和前后秩序，是平等的。但在一些具体情况下，原则、规则和权利也不是不容妥协的铁律，我们必须根据不同情况对原则进行合理权衡，依次得出具体行为或选择的最佳结果。

罗斯关于初始义务和实际义务的区分是我们分析的基础。初始义务是必须履行的，除非在特定情况下它与一个同等重要或更重要的义务发生冲突。初始义务常常是必须遵守的，除非在某个特定情况下，一个与之竞争的道德义务压倒了它或者比它更重要。有些行为既是初始错误的，又是初始正确的，在此情况下两个或多个道德规范相互冲突。因此，行为主体必须通过找出实际义务或压倒性义务，确定自己应该做什么，也就是说，他们必须确定什么是罗斯称之为正确大于错误的"最大平衡"。通过考察相互竞争的各个初始义务的权重，行为主体可以确定他们在这种情况下的实际义务是什么，这是解决这些义务冲突时所必需的。

原则的权衡就是讨论权重或强度，合理的权衡行为需要有充分的理由，而不只是行为主体在直觉上感到满意就可以了。同时，权衡不能太过随意和直观，要论证遵守一个初始规范而违背另一个初始规范是合理的，必须满足下列条件。

(1)根据压倒性的规范而不是根据被违反的规范行事，必须提供更好的理由。如某些人拥有某个权利，那么，当权衡他们的利益与没有同等权利的人的利益时，他们的利益一般应获得更大的权重。

(2)用于论证违反规范是合理的道德目标必须有现实的获得成功的希望。

(3)违反规范是必不可少的，因为没有道德上更好的其他行为可以取而代之。

(4)违反规范的行为必须是最小可能的违反，必须与实现该行为的主要目标相称。

(5)行为主体必须设法使违反规范的负面影响最小化。

(6)行为主体的行为对所有受影响的各方而言必须是不偏不倚的，即行为主体的决定必须不受与道德不相干的关于任何一方的信息的影响。

例如艾滋病流行时，尊重自主原则和有利原则有时是相互冲突的。尊重自主原则为强制检测存在感染艾滋病毒风险的人群设置了一个初始障碍，这些人的行为可能置他人于危险之中，而社会有防止伤害处于危险中的人的初始义务。这两个初始原则相互冲突，但是，要论证压倒尊重自主原则是合理的，就必须标明，强制检测特定人群对预防伤害是必不可少的，且相当有希望预防伤害。如果符合这些条件，强制检测仍需要符合最小违反标准（标准4），而且，行为主体必须设法减少负面影响（条件5），如个人害怕检测的后果等。

因此，在最普通的情况下，这些伦理学原则仍然可以通过合理的权衡获得一定的秩序排列，例如行善原则、生命价值原则应在尊重自主原则、公平公正原则、有利原则、不伤害原则之前。同时，一个不可忽视的问题是，无论是道德还是伦理学理论都不能为每一个道德难题提供单一的、令所有人都满意的完美方案。但是道德分歧的存在仍然可以通过公共道德和道德传统的伦理诉求提供借鉴问题的充足内容和依据，从而达成一致意见，或至少达成可接受的相对妥协。

3. 双重效应

双重效应是指一行为的目的是好的，而且明显地可以带来好的结果，这是该行为的直接效应；同时该行为的执行也会伴随一些不可避免的伤害和负面效应，这是行为间接的效应，但不是该行为执行的原本目的。

双重效应的医疗行为一般可借助风险受益评估进行利弊或善恶评估。这里必须注意三个条件：第一，行为的动机是善的，不是为了某种其他的非法的目的；第二，该行为的结果带来的正面效应是该条件或环境下的最好结果；第三，必须论证遵守一个初始规范而违背另一个初始规范是合理的。

三、护理伦理学的基本规范

护理伦理学的原则仅为识别和思考道德问题提供了一个分析框架，然而这个框架是空泛的，因为初始原则并不包含分析诸多不同道德情况细微差别的充足内容。因此，指导护理伦理学的原则仍然需要根据护理实践进行审慎的合理权衡并细化，成为指导实践的具体行为规范。作为一种职业道德，除应具有医学伦理学一般原则之外，护理伦理学还应享有自身的特殊道德规范。

1. 热爱专业、恪守职责

热爱专业、恪守职责这是护理工作人员和人们健康事业的核心要求，是护理人员应具有的最重要的品德品格和职业精神，是做好本职工作的行动内驱力和行为信念。只有真正出于对本职工作的强烈热爱，才能从思想信念和行为理念中爱护并尊重患者，树立高尚的职业理想，激发雄厚的行为动力，也才能在护理行为中自觉遵守职业道德并履行好工作职责。

2. 尊重患者、一视同仁

无论是否身患疾病，源于个体生命价值的先验性和无条件性，每个人都应被尊重，也都想得到他人的尊重。在护理工作中应充分体现患者平等的权利。不能对处于不同社会地位、拥有不同经济实力和社会权力的患者区别对待，厚此薄彼，也不应根据自己的现有观念形成固有的美丑、尊卑和老少之分，要充分尊重患者的生命价值和尊严，平等对待每一个人。

3. 举止端庄、文明礼貌

举止端庄、文明礼貌是护理工作所应遵守的伦理道德底线。这不仅是护理工作人员自身良好素质和修养的体现，也是赢得患者信任与合作，促进疾病康复的必然需要。仪表端庄、自然大方、行为得体、态度和蔼、语言文明亲切，这是护理人员稳定患者情绪，改善患者心境并提高护理质量的重要因素。

4. 刻苦专研、精益求精

刻苦专研、精益求精是医护人员在学风方面所应遵守的伦理准则。它要求医护人员充分发扬求真务实、创新好学的精神。这一方面与当前医学迅猛发展、护理技术层出不穷紧密相关；另一方面，护理模式的改变导致的护理观念变化，又要求医护人员不断地更新和学习知识，只有保持与时俱进，和始终坚持科学引领的理念，才能在护理与健康之间实现合理平衡。

5. 团结协作、互尊互学

团结协作、互尊互学是正确处理护理人际关系的基本准则，它要求护理人员以患者利益为中心，彼此相互尊重、相互支持、相互信任并相互协作，在互相学习中进步，在互帮互助中增进友谊，共同维护患者身心健康，赢得患者信任和爱护并共同促进护理工作的顺利开展。

6. 诚实守信、保守秘密

诚实守信是护理人员对待患者的一条重要准则，是护理工作的重要要求。只有诚心对待疾病，忠诚于患者和事业，才能成为一名真正合格的护理人员。而保守医疗秘密要求除非特殊情况下，不得泄露患者透漏给你的任何秘密。这也是赢得患者信任、增加与患者交流成效并促进护理工作顺利开展，保证患者身心健康的重要准则。

7. 廉洁行医、遵纪守法

廉洁行医、遵纪守法要求护理人员在工作中必须清正廉洁、奉公守法，不谋私利，不徇私情，以患者利益为重，在护理工作中遵守法纪法规，不参与任何违法活动。具体表现为不向患者索要钱财，不接受患者及其家属馈赠的钱物，不得以自身所拥有资源涉足违法活动等。

第三节　护理伦理的基本范畴和作用

一、护理伦理的基本范畴及其内涵

医疗专业人员角色模式的不同意味着其基本美德的不同。例如，如果根据家长主义的观念理解医疗，那么医生美德不同于把医疗视为契约观念的医生美德。在家长主义模式下，行善、关爱和同情等美德占据主导地位。在其他模式尤其是自主模式下，尊重的美德更占主导地位。同样，护士美德也反映了关于护理职业及其角色责任的不同观念。在传统模式下，护士处于医生的从属地位，被教育要养成服从和顺从的被动美德。在当代模式下，主动的美德越来越占主导地位。例如，如果认为护士的角色是患者利益的维护者，那么，其主要美德是尊重、体贴、公正，坚韧和勇敢。关注患者权利和维护护士的诚实在当代模式中占主导地位。同时，对于一门实践伦理学来说，不同情境中，从理论或原则到具体判断的直接应用通常是不存在的。理论和原则仅仅是制定正当行为规范的起点和一般指导原则，需要正当行为的范例、经验数据和机构经验等的补充。因此，护理伦理学也理应有一些具体的范畴给予基本原则必要的补充。

1. 权利与义务

（1）权利：是指公民依法享有的权力和利益，包括患者和护理人员的权力。

1）患者权力：是指患者在患病期间所拥有和应该享有的权益，包括法律权利和道德权利两个方面。我国民法规定，公民享有生命健康权、名誉权、平等医疗权、知情同意、隐私保护、损害索赔、医疗监督、身体所有权、疾病认知权、选择医生和因病免除相应社会责任权等方面。当然，护理期间，患者权利的实现或落实，有赖于护理人员对患者权利的认知和护理人员义务的落实，有赖于患者自身的维权意识和义务的实现等方面。在现当代社会环境中，随着人们主权和自我意识维护的增强，患者对自身疾病的认知和主权意识的增加，患者权利得到了明显的加强，同时护理人员在自我权利和患者权利之间的均衡的认识也得到了提升。

2）护理人员的权利：是指在其职业过程中享有的被尊重的权利、安全执业的权利、得到合理待遇的权利、获得疾病诊疗和护理相关信息的权利、获得继续教育的权利、科学研究的权利、医疗护理自主权以及特殊情况中对疾病的特殊干涉权等。护理人员这些正当权利的获得和维护，有利于提高服务的质量和动力，维护其职业声誉和社会地位，同时也有利于调动其履行义务的积极性和主动性，有利于更好地为患者提供护理服务、维护其身心健康。

（2）义务：是指人们意识到的、自愿承担的对社会、集体和他人的责任，医学领域中的道德义务可简称为医德义务，是指在护理过程中行为主体所应履行的道德责任，包括护理人员义务和患者的义务两个方面。

1）护理人员义务：护理人员义务是其基本的行为要求，是其对患者、所在集体和社会所应承担的道德责任。具体包括及时发现患者病情并联系医师，紧急情况下的必要紧急救护，尊重患者隐私，关心、爱护患者，执行医嘱并为患者提供最佳护理服务，更新护理知识并提高专业技术水平，以及为患者做健康知识的普及宣传等。

2）患者的义务：患者义务的履行同样有利于医患关系的和谐稳定，有利于健康护理的顺利开展。患者就医时应履行的义务包括配合医方诊疗义务，如实告知病情和相关疾病信息，接受医护人员治疗并积极配合，遵守医院相关制度规定、尊重医护人员及其劳动，加强自我防范、避免疾病交叉传染，支持临床实习和医学发展，支付医疗费用，以及保持和恢复自身健康的义务等。

2. 情感与理智

情感是指人对客观事物的态度、对他人行为的内心体验以及在评价个体时的主观态度等，情感的外在表现是人们内心世界的自然表露。

医德情感包括同情感、责任感和事业感等。

同情感是最基本的医德情感，是一切善良美德和善良行为的基础和原动力，表现为对患者的遭遇、痛苦和不幸的理解并在感情上产生共鸣，在行动上给予支持和协助，这种内在的情感素养是护理人员外在语言和行为的内在根据，直接决定了其语言是否可亲、态度是否和蔼，能否竭尽全力为患者解除疾苦，其正面表现为医护人员的满腔热忱和体贴入微，以及护理人员与患者之间的融洽和谐关系。情感的负面表现为厌恶、恐惧、痛苦、鄙视和仇恨等。

良好的心态和情感反应是提高护理质量的保证，是护理道德的具体表现。护理人员的情绪变化直接影响患者治疗和接受护理的心境，而饱满热情的护理态度能够改变患者的负面情绪，可能达到较好的意外结果。因此，在日常的护理工作中，一般要求护士不带情绪工作，排除负面心理，理智、冷静和严谨地对待工作，最好能够对患者动之以情、感化其心灵，使其身体康复。

责任感是同情感的升华，它把挽救患者生命、促进其健康作为自己的使命和责任，这是一种自我塑造并修养成的稳定的高尚的道德意识。

而事业感又是责任感的升华和提升，指在进行本职工作时，把追求医学事业的发展和患者的健康作为自我事业的终身追求目标，把这种高层次的情感融入到自我行动理念之中。

理智是指人们在社会活动或社会实践中根据一定的道德观念和准则，去辨别、思考和分析是非对错、利害关系，从而进行合理地自我行为控制的能力和素质。护理人员的理智是指以基本的伦理原则和准则为基础，根据护理专业知识去实施护理服务的伦理选择的能力。理智的作用在于其能把握、驾驭和优化情感，使主体行为不至于陷入情感驱使从而成为盲目行为的情感奴隶，防止情感的不良应答和过度诉求，而把自身行为限定在理性的合理范围之内，使自我行为道德化和合理化。具体表现为，在患者痛苦不堪和情绪化的情况下，不被这种恶性情感或情境所干扰，不应无理智地迁就讨好患者，而是要坚持基本的护理准则和科学精神，保持理性、认真负责的态度，客观实际地对待患者。

情感与理智两者是辩证统一的关系，个体行为的驱动力一般来源于情感，但这种情感驱动需要理智的规范和支持。对于护理工作来说，情感与理智都是不可或缺的，一个合格的护理人员应该把两者合理地统一起来，不被情感所奴役、也不会变成冷冰冰的理智的奴隶。

3. 良心与荣誉

良心是指人们在社会实践活动中，基于一定的道德责任感和道德准则逐渐形成的一种自我道德意识，这种道德意识是个体在道德责任感和自我评价能力基础上，个体使命、道德观念、情感意志和信念的意识内化，它具有相对稳定性和自觉性。护理人员的良心是指其在护理活动中所形成的，对自身使命、工作职责和道德规范的自觉意识，是一种基于使命的情感呼唤，一种基于道德律令的自律机制。良心对护理人员的道德行为选择、道德品质的形成和完善具有重要的维护和塑造作用。护理人员在行为选择时，总是伴随着不同的动机，而其良心则是其行为选择符合道德律令的过滤器，是其行为自我评价的有力工具。同时，良心对护理人员的行为方式和手段也起着监督和指导作用，是站在情感监控和自我评价高度上的理性督导。最后，良心还会在个体行为之后进行自我评价，从而产生自我激励或自我谴责的作用。

荣誉是指人们在履行了社会义务后所得到的道德上的褒奖和赞扬，是个体行为得到他人或社会肯定后的道德认同。个人对这种道德褒奖的道德情感，激发出的是自我道德荣誉感。当然，义务与荣誉是密切相关的，一般情况下，履行义务是获得荣誉的前提和基础，而荣誉的获得又可反过来激励个体对义务的履行。通常情况下，护理人员的荣誉包括两个方面，一是人们和社会对其护理行为的肯定和认可；二是护理人员对自己的肯定性积极评价以及对社会肯定性评价的自我认同和自我赞赏。

护理人员的荣誉是以其全心全意为患者身心健康服务的职责为基础的。正确的荣誉观对护理人员的自我激励、自我监督和自我评价具有重要的促进作用。因而，正确荣誉观的树立是十分必要的。首先，重视荣誉。对荣誉的重视，是护理人员积极进取和乐观向上的一种外在表现，体现出了其职业荣誉感和个人自尊心。其次，不惟荣誉。个人荣誉的获得永远与其职责的履行和道德义务的遵守紧密联系，不能否认这一点，要真正重视这个焦点。不能把荣誉的获得作为护理行为的初衷和动力，而是应该把荣誉作为护理职责和道德义务履行后，一种自然而然的自发结果。荣誉只是自我行为和价值的体现，不能作为行为的目的。最后，求名有道。君子爱财取之有道，荣誉的获得同样需要合理的目的和手段。医护人员必须树立正确的荣誉观，不能为了追求荣誉而破坏道德义务和患者生命尊严，因此，荣誉的追求应该把握一个合理的限度，在道德义务、正当目的和手段，以及荣誉的获取之间把握必要的张力，实现合理的平衡。

4. 审慎与胆识

审慎即为周密和谨慎，是指人们行为前的周密思考与行为过程中的理性分析和审慎考量。护理人员的审慎是指其在为患者提供护理服务过程中，判断准确无误、言语认真严谨、行为落落大方等职业精神和严谨作风。具体内容包括鼓励性语言、积极的姿态，谨慎认真的行为，以及和蔼可亲的表情等。谨慎可防止护理人员盲目操作，提高护理质量，保证患者安全。谨慎可促进护理人员专业业务知识和护理技术，提高其服务水平。谨慎有利于提高护理人员道德境界和道德修养。谨慎有利于促进护患有效的交流与沟通，建立良好的信任关系，从而建立和谐的护患人际关系。

胆识即胆量和见识，指护理人员在患者面临风险和难题时，能够科学合理并有预见性地有所作为，敢于承担风险并有效化解风险。胆识在临床护理中具有重要的作用和价值：可帮助护理人员把握重要的抢救急危患者的时机，及时作出正确的诊断和处理，提高就治效率，从而作出最大的具有善的结果的行为选择；可帮助护理人员尽快对疑难杂症做出正确的判断和及时的处理。

审慎与胆识是相辅相成的辩证统一关系，正所谓"胆欲大而心欲小"，强调审慎并不否认胆识，恰恰相反，心细仍需胆大，尤其是对危重患者的抢救，必须临危不惧，当机立断并科学救治。

二、护理伦理的特殊情感要求

通常，道德生活中最重要的不是原则和规则的遵守，而是可靠的品格、良好的道德感和情感反应。当父母充满爱意地与孩子们一起嬉戏、养育他们时，或者当医生护士对患者及其家人流露出同情，耐心和共鸣时，即使是具体的原则和规则也无法传达其中所发生的一切。我们对他人的感觉和关心驱使我们行动，这些行动不能单纯归结为遵守规则的结果。我们都承认，没有各种情感反应，道德不过是冰冷的麻木的东西而已。

在现代护理模式中，护理质量取决于护理人员的技术水平，更取决于护理人员的服务态度和情感表露。首先，只有高尚的情感情操，才能做到对每一位患者一视同仁，既减少交流沟通的障碍，又可平复患者的焦虑，高质量地全心全意服务患者，提高其战胜疾病的信心、减少其对未知的恐惧及随之而来的痛苦。如果护理工作中缺少这样的情感，仅仅把工作作为自己谋生的手段，势必造成工作中的敷衍了事和不负责任，这样何谈高质量的护理呢？其次，高尚的情感也需要体现在具体工作中的细节之处，例如对患者的称呼时的语言、语气和表情，与患者交流时的耐心讲解和细心聆听，这样不但会获取患者的信任和好感，更加可以鼓舞其生活的勇气和战胜疾病的信心。所以说，情感的交融可以弥补医药和技术物质层面的匮乏和不足，达到意想不到的效果和康复目的。最后，高尚的情感可以责任心的高度进行评判。责任心是良好护理道德的基本要求，是护理工作的重要组成，也是高质量护理工作的必要保障。责任心主要体现在对患者生命健康的负责态度上。具有高度责任心的护理人员，其不仅能以严谨的工作态度高质量地完成日常护理工作，更能够以强烈的对患者负责的情感，更加严格地要求自己，例如全面掌握患者病理状态、心理变化，并及时反馈患者病情动态，及时联系医生和提前处置等。总之，护理人员的责任心体现在日复一日的平凡琐碎的工作中，培养高度的责任心是提高其高尚道德情感的直接要求。

同情是一种重要的情感组成，它是一种把主动关心他人福利的态度与对他人不幸或痛苦的深深怜悯、体谅和不安的联想感知和情感反应联系在一起的品质。以怜悯为前提的同情与仁慈类似，体现在试图减轻他人不幸或痛苦的善行之中。与诚实不同，同情指向的是他人，而诚实指向的是自己。同情不一定只针对他人的疼痛、痛苦、残疾和不幸，不过，在护理工作中，这些情况是引起同情反应的典型根源。18世纪的哲学家大卫·休谟运用同情概念，提到了一种典型的医疗同情的氛围，并对同情是如何产生的提供了心理学解释："假如我亲自做比较恐怖的外科手术，那么可以肯定的是，甚至在手术开始之前，手术器械的准备、绷带的排列、刀剪的加热消毒，加上患者和助手焦虑担心的表情，都将对我的心灵产生巨大的影响，激起我最强烈的同情和恐怖的情感。"他人的同情不可能直接呈现在心灵之中。我们只能感受到产生这种同情的原因或结果。从这些原因或结果我们可以推断出同情，因此，这些原因或结果激起了我们的同情。

行为中没有任何情感反应的护士，常常不可能为患者提供最需要的东西。完全缺乏适当的同情反应的护士有道德缺陷，尽管她或他可能表现出了其他重要的道德品质，例如诚实、可信和洞察力。然而，同情也可能蒙蔽判断，妨碍理性有效的反应。在一个已报道的案例中，一个与父亲长期疏远的儿子，为了争取时间与父亲"和睦相处"，希望无限期地让几近昏迷状态的父亲在 ICU 病房接受毫无用处的和痛苦的治疗。尽管儿子心里很清楚父亲已丧失认知能力，儿子仍希望化解自己的悔恨之情。有些医院工作人员认为，患者可怕的预后和疼痛，加上其他人等待接受 ICU 治疗的需求，可以论证停止治疗是正当的（正如患者的非正式监护人、嫡亲堂兄所要求的那样）。但是，病房的另一些工作人员认为这是对这位儿子表示同情的适当行为，他们认为这位儿子应当有时间向父亲告别和忏悔，使自己对父亲的逝世感到释怀一点。相反，第一部分人认为同情放错了地方，因为它延长了患者的痛苦。其实，可以确信的是第二部分人的同情妨碍了冷静思考医生对这位患者以及其他患者的主要责任。

护理教育既要教导疏离又要教导同情。然而，错位的同情或过度的情感反应只能作为一种警示，不能成为剔除情感反应的理由。情感反应不一定是非理性的或冲动的。它们常常是可以控制的和自发的。如果同情能够被适当激发，能够表达好的品格，那么，它和不偏不倚的理性以及冷静的判断一样，应在护理伦理中占有特殊的道德地位。

三、护理伦理学基本范畴的地位和作用

1. 主体作用

道德原则和道德范畴是护理伦理准则体系的组成部分，两者分工明确并功能互补，医德原则对医德范畴具有统摄和指导作用，居于规范体系的核心地位，而道德范畴是人们在社会生活中经常面临的善恶和公正等问题的评价标准。道德范畴存在于道德原则之前，道德原则可认为是道德范畴在内容和性质等方面的规定。护理人员在实际的医疗实践中，行为和选择是否应当，由道德范畴给予指导、说明和辩护。因此，道德原则存在是以道德范畴为基础的，没有对具体的善恶、良心和义务等道德规范的探讨，没有基本的道德范畴，道德原则甚至道德体系的建立就难以实现，道德范畴是护理伦理学准则体系的组成主体。

2. 尺度作用

护理活动是一个复杂的过程，护理人员的医技水平、道德修养都离不开道德范畴的评价和衡量，道德范畴成为了护理人员道德行为和道德生活的基本准则。医德行为的内在反省、外在褒贬，都以医德范畴作为直接尺度，即医德范畴成为了护理人员医疗活动中道德行为功过、是非和善恶的衡量标准和判断尺度。

3. 规范作用

医德范畴是护理人员医德观念形成和塑造的重要依据。医德范畴的能动性表现为它能够使客观外在的医德要求向主观、内在的医德要求转化，使之内化为个体稳定的医德品质和素养，实现个体医德行为及品质的塑造。因此，医德范畴不仅是医德原则的补充，是医德原则和准则落实的具体依据，更是护理人员把握医德原则和准则以及规范自身行为的重要标准，是检验医德原则和准则能否落实的关键依据。

4. 内化作用

护理人员道德调节机制的实现，取决于护理人员的道德修养以及医疗管理部门道德准则的切实落实。从不知到知、从一知半解到全面掌握，道德规范的推行及其在个体思想中的内化，需要管理的敦促和时间来消化。而道德范畴就是评判和检验这种成效的具体标准和尺度。护理人员只有严格按照道德范畴的要求进行自我管理，并对自我言行进行谨慎反思，才能实现道德规范的内化，因此道德范畴在道德规范的落实和内化中扮演了催化剂的作用和角色。

5. 标识作用

医德范畴是医德原则和准则的一般概况和具体总结，反映了一定历史时期社会客观的道德现实及人们的道德修养水平。不同社会背景和时代中，道德范畴的表现形式和内容是完全不同的。因此离开了社会现实的道德范畴是不存在的，医德范畴总是特定历史时期人们道德水平和社会道德状况的反映，医德范畴随着社会发展而发生变化。因此，医德范畴在道德抛物线上的不同位置，反映了特定社会特定历史时期的道德水平。

思考题

1. 护理伦理学与医学伦理学之间的关系是什么？
2. 护理伦理学基本原则包含哪些内容？
3. 护理伦理学的基本范畴有哪些，它们的主要作用是什么？
4. 护理人员应该如何对待道德荣誉？
5. 如何在不同伦理原则之间进行权重和平衡？

第四章 护理人际关系的伦理道德

学习目标

识记：

1.患者的权利和义务。

2.护士的权利和义务。

理解：

1.护患关系的道德规范。

2.护际关系的道德规范。

3.护士与其他医务人员关系的道德规范。

运用：

1.能正确运用护患权利和义务于护理临床工作中。

2.能正确处理护理人际关系，将道德规范应用于人际交往中。

第一节 护患关系的伦理道德

护患关系是临床护理工作中最核心、最紧密的关系，是护理实践中的重要内容，护理照顾行为和干预活动通过护患关系得以建立。建立良好的护患关系，既是以患者为中心，提高护理质量的需要，也是护士提高自身修养，发展个人才能的需要。

一、护患关系的概念及发展趋势

（一）护患关系的概念

护患关系（nurse‐patient relationship）是指护士与患者通过特定的护理服务而形成的人际关系，是护理实践活动中最主要的一种专业性人际关系。良好的护患关系是保证护理工作顺利开展的前提与关键，能减少护患纠纷的发生。护患关系也直接影响着护理质量、患者康复以及护士与医疗机构的声誉。

（二）护患关系的发展趋势

近年来，时代变革和医学模式转变使整个护理模式发生了变革，过去只是关注改善护理服务态度，现在很多护理专家提出要实施整体护理和优质护理的新型护理模式。随着社会经济水平的改善、医疗保障体制改革初显成效、医疗卫生类法律条款逐年完善,人民群众对护士的要求也日益提高,护患关系发生了很大的变化,呈现出以下几个方面的发展趋势:

1.护患关系法制化

护理工作中涉及很多法律问题,要解决这些问题,单靠道德自律是不够的,护患双方的权利和义务越来越多地以法律的形式出现。2008年5月12日颁布并实施的《护士条例》,明确规定了护士的权利、义务,有效地规范了护士的行为和保障了护士的权利。如对于扰乱医疗秩序,阻碍护士依法开展执业活动,侮辱、威胁、殴打护士或有其他侵犯护士合法权益的行为,将依照《治安管理处罚条例》的规定由公安机关给予处罚。我国相关法律和职业道德规范的日益健全,有利于维护护患双方的权利不受侵害,有利于避免和较好地处理护患之间的矛盾和纠纷。

2.护患关系平等化

随着患者权利意识、参与意识的不断增强,护患关系逐渐走向平等化,"指导 – 合作型""共同参与型"护患关系模式将成为护患关系的主流。优质护理、整体护理的实施要求护患双方相互尊重,共同参与治疗护理过程,有利于加深护患关系,加快患者的康复。

3.护患关系社会化

护士担负着维护健康、预防疾病、恢复健康、减轻病痛的职责,是全社会保健与护理工作的主要承担者,不仅承担疾病的治疗护理服务,而且还需走出医院、走进家庭社区去承担预防保健、健康促进、康复训练、心理咨询等服务。

4.护患关系长远化

过去的护患关系呈现出一定的短暂性,护理服务是护患关系存在的前提,一旦护理服务结束,护患关系就会随之结束。而现在随着国家对医疗卫生产业投入的增加,社区医疗服务机构层出不穷,护患关系的社会化使患者在离开医院后依然可以与医疗机构保持联系,跟踪护理服务就此产生,并逐渐成为了一种新颖、先进的护理服务模式。

二、护患关系的基本内容

护患双方由于生理、心理、社会、文化、教育、经济等多种因素的影响,在护理活动中会形成不同内容的护患关系,可以概括为技术性关系和非技术性关系两个方面。

(一)技术性关系

技术性关系是指护患双方实施护理职业活动中的互动关系。护患关系中,护士一般是拥有护理专业知识和技能的人,处于主动地位,而患者是缺乏护理专业知识和技能的人,处于被动地位。技术性关系是护患关系的基础,是维系护患关系的纽带。如果护士没有扎实的护理专业知识及良好的护理技能,无法满足患者在疾病的治疗及护理方面的需要,则不可能建立良好的护患关系。即离开了技术性关系,就不可能产生其他内容的护患关系。

(二)非技术性关系

非技术性关系是指护患之间除技术性关系以外,在社会、伦理、经济、文化和心理等方面的关系,包括道德、利益、价值、法律和文化关系等。

1. 道德关系

道德关系是非技术关系中最重要的内容。护患双方由于所处的地位、利益、文化素质、道德修养等方面的不同，在护理活动及行为方式的理解和要求上存在一定差距，双方会产生各种矛盾。为了协调及避免矛盾，护患双方必须按照一定的道德规范及原则来约束自己的行为，并尊重对方的权利、人格及利益，建立一种和谐的道德关系。一般来讲，由于护患关系中护士处于主导地位，而患者相对弱势被动，这就对护士提出了更高的道德修养要求，因此，护患之间的道德关系则强调在双方平等交往、双向互动的基础上，护士应该给予患者更多的人文关怀。

2. 利益关系

利益关系是指在护理过程中为满足护患双方各自需要而产生的物质和精神方面的利益关系。护患双方的利益关系应是一种平等、互助的人际关系。护士付出体力和脑力劳动，为患者提供服务，需要获得正当的劳动报酬；并从中解除了患者的病痛而获得了心理上的满足和愉悦，这是护士的精神利益。而患者的物质利益则表现在支付了医疗费用，而解除了病痛、身心康复和重返工作岗位是患者的精神利益。

3. 价值关系

价值关系是指以护理活动互为中介的护患双方为实现或体现各自的人生追求而形成的社会价值关系。护士与患者的价值互为基础、互相联系。护士运用护理学的知识、技能及爱心为患者提供优质服务，使患者解除病痛、重获健康，得到对方和社会的尊重和认可，实现了护士的社会价值。同样，患者恢复了健康而重返工作岗位又对他人及社会作出贡献，也实现了其个人的社会价值。

4. 法律关系

护患间的关系是一种特殊的法律关系，是护患双方在法律范围内行使各自的权利与履行相应的义务所形成的关系。虽然护患双方并没有签署正规的法律文件，但患者接受护理和护士从事护理活动都将受到法律的保护。如法律规定，护士执业有相应的资格、权利、责任及行为规范等要求；而法律也规定了患者享有获得医疗、护理等权利。医方的正常权益和诊疗秩序同样受到法律的保护，如果患者有辱骂、殴打护士、破坏医院秩序等违法行为，同样要受到法律制裁。任何侵犯患者和护士正当权利的行为都是法律所不容许的。护患间的这种法律关系是国家保护每个公民正当权益的体现，也是社会文明进步的具体表现。

5. 文化关系

护理活动中的护患双方来自不同的文化背景，他们在信仰、宗教、风俗、语言、生活习惯等方面的差异必然导致护患双方在许多问题上产生不同的看法，甚至是误解或矛盾。护士应当注意了解患者的文化差异，提供满足其不同文化需求的护理，以建立良好的护患关系。

三、护患关系的特征和模式

(一)护患关系的特征

护患关系是在特定背景下护士与患者之间双向的，以一定目的为基础而形成的，专业性、帮助性、工作性的人际关系，也是健康服务过程中最重要的人际关系。

1. 专业性及帮助性关系

护理活动都是以专业活动为中心的，护士运用护理程序这一工作方法来帮助患者识别并满足他们自己无法满足的健康需要，运用护理专业知识和专业技能帮助患者解决其健康问题，这是护患关系区别于一般人际关系的重要内容，从而形成了护患之间的专业性及帮助性关系。

2. 短暂性的工作关系

与一般的人际关系不同，建立和发展良好的护患关系是护理工作的需要，护士与患者之间的人际交往是一种职业行为。也就是说，无论面对何种性别、年龄、身份、地位、职业、素质的患者，也无论护士和患者之间有无相互吸引的基础，出于护理工作的需要，护士都必须与患者建立并保持良好的护患关系。护理服务是护患关系存在的前提，一旦护理服务结束，护患关系就会随之结束。

3. 以患者为中心的多向人际关系

患者的健康是护患关系的核心内容，一切护理活动及护患沟通都是以解决患者的护理问题为目的，以患者的健康为宗旨的。护患关系不仅仅局限于护士与患者之间，患者的家属、朋友、同事以及健康保健系统中的其他所有成员，如医生、营养师、理疗师等也是护患关系中的重要组成部分。这些关系会从不同的角度、以不同的方式影响护患关系。

4. 以护士为主要责任承担者的人际关系

与一般人际关系中双方主次对等的关系不同，护患关系以护士为主要责任承担者，护士始终处于主导地位，护士的一言一行对护患关系有直接的影响。因此，在一般情况下，护士是促进护患关系向积极方向发展的推动者，也是护患关系发生障碍的主要责任承担者。

（二）护患关系的模式

1976 年，美国学者萨斯（Szasz）和荷伦德（Hollender）在《内科学成就》上发表的《医患关系的基本模式》一文中提出了医患关系的三种基本模式：主动—被动型、指导—合作型、共同参与型，这三种模式同样适用于护患关系。

1. 主动—被动型模式

这是传统的护患关系模式，在传统的生物医学模式影响下而形成。护士处于专业知识的优势地位和治疗护理的主导地位，完全不用征求患者同意，而患者则处于被动接受的从属地位，绝对服从护士的处置和安排。适用于意识丧失、不能或没有能力表达自己主观意愿的患者，如婴幼儿、昏迷、休克、全身麻醉未清醒者、痴呆以及某些精神病患者等。这种模式的缺陷在于护患之间缺乏沟通，影响护理质量的提高，甚至可能出现差错、事故，并产生护患矛盾。

2. 指导—合作型模式

这是构成现代护患关系的一种基本模式。护患双方都具有主动性，护士常以"指导者"的形象出现，根据患者病情决定护理方案和措施，对患者进行健康教育和指导；患者主动向护士提供疾病方面的信息，提出对治疗和护理的意见，但患者的主动性是以执行护士的意志为基础。适用于大多数具有一定自我表述能力的患者，且患者意识清醒，能够表述自己的主观感受，有参与疾病治疗和护理活动的意愿，护士及时向患者提供疾病信息，维护患者的知情同意权和自主选择权，是当前医护实践中一种主要的模式。

3. 共同参与型

这是现代医患关系的一种理想模式。护患双方具有平等的权利，共同选择护理方案和目标。护士常以"同盟者"的形象出现，护士为患者提供合理的建议和方案，患者主动配合治疗和护理，积极参与护理活动，双方共同承担风险，共享护理成果。适用于具有一定的医学背景知识并有意愿参加医护决策过程的成年患者。如慢性病患者和心理疾病的患者，其本身对相关疾病已有一定的了解，如果有参与的意愿，就可采取该种模式。护士应充分尊重患者，鼓励患者独立完成某些自理活动以恢复患者在长期治疗过程中丧失的信心与自理能力。若患者缺乏疾病专业知识，护士要及时地进行指导，必要时行使特殊干涉权。

在实际工作中，这三种模式是客观存在的，并没有好坏优劣之分，选择哪一种模式需要根据患者的疾病性质、人格特征和医疗技术等因素来决定。此外，随着患者病情的变化，护患关系的模式可以由一种模式向另一种模式转变。

四、护患冲突及其防范措施

（一）护患冲突的概念

护患冲突（nurse－patient conflict）是指护患双方在诊疗护理过程中，为了自身利益，或对某些医疗护理方法、态度、行为及后果等存在理解、认识上的分歧，以致发生争执或对抗。

（二）护患冲突发生的原因

护士在临床工作中与患者接触时间最长，相应引起冲突的机会较多，患者对医院产生的不满情绪也容易发泄到护士身上。护患冲突的发生有护士和患者自身的原因，还有医院管理和社会方面等外在深层次因素。

1. 护士因素

护士在护患关系中扮演着重要的角色，是占有主导地位的因素。护士的个人素质、道德修养、品质信念这些因素直接制约着护士对待患者的基本态度，影响着护士的工作质量和日常个人行为。患者对护士的不信任，和护士自身的技术差、水平低有直接关系，护理差错和事故很多都是因为业务不熟练、操作能力差引起的。部分护士工作态度及主动服务意识较差，常将生活中的情绪带入工作中，在工作时心不在焉，甚至迁怒于患者及患者家属，这些不和谐的因素势必会给护患关系造成影响。在护患沟通方面，部分护士在护理过程中很少主动与患者及其家属进行有效的沟通，对患者的提问缺乏耐心、语气生硬、态度冷漠，缺乏沟通技巧、言语表达不清、理解力有差别、相关知识储备不足，这些因素都会导致护患关系的不和谐，为护患冲突埋下隐患。

2. 患者因素

首先，部分患者及其家属对疗效的期望值过高，不能理解和接受治疗效果的不理想或正常出现的并发症以及不可预料的医疗意外等，对医护人员产生怀疑，发泄怒气，从而引发护患冲突。其次，传统重医轻护的观念伤害了护士的自尊心和积极性。此外，随着社会文明的不断进步，患者健康意识增强，有的患者在维护自己权益时，不能尊重护士的尊严和考虑护士的权利，甚至采取一些极端方式，打骂、羞辱、伤害护士，更有个别患者因不良求医行为导致不良后果时，就将责任推向护士，发生争议后，又无理取闹，等等这些都有可能导致护士不再把治病救人作为基本出发点，而是想方设法自保，避免惹祸，从而影响患者的有效治疗，加剧了护患冲突。

3.医院因素

医院创立的初衷是救人济世，受市场经济和行业竞争的影响，部分医院过分追求经济效益，导致"过度"医疗，极大地增加了患者的经济负担。一旦患者认为医疗费用不合理，护士在执行收费和解释时将可能成为冲突的对象。我们可以在媒体中看到有的医院因患者无力承担药费而对患者采取停药拒疗等措施，患者因交不起住院费而被驱逐出院的新闻。这些也会使患者对医院产生敌视，极易发生严重的护患冲突事件。有些医院管理机制不健全、制度不完善、方法不科学或缺乏有效的监督和处理机制，造成医疗秩序不规范、医疗流程不合理、医疗环境差等状况和有章不循、违章操作等现象的发生。部分医院缺乏有效的护患冲突应对和处理机制，一旦发生护患冲突，可能会因部分护理管理者应对不当导致事态扩大。护理人力资源配置不足或不合理导致患者合理的需求不能及时和有效被满足，从而使得护患关系紧张从而引发护患冲突。

4.社会因素

医疗卫生服务的市场化，医疗器械、药品等在市场的流通，给一部分人带来了商机。医药花费虚高，个别医护人员面对药商的丰厚提成诱惑，给患者开出高价药，加重患者的经济负担。在这样的就医环境下，护患之间的信任便无从谈起，对护士职业道德的怀疑势必导致护患关系的紧张。此外，卫生法律法规有待健全，尤其是有关医疗事故及纠纷处理方面的法律法规更是滞后于医疗和司法实践，导致护患冲突发生后无法有效处理。还有部分新闻媒体对医疗事故、护患纠纷的片面报道加深了护患之间的对立，使患者对医务人员的不信任感增加，导致护患矛盾激化。

（三）护患冲突的防范措施

护患冲突会严重影响到患者的康复和正常的诊疗护理过程，导致护理质量低下。因此，护士、患者、医院管理人员、全社会应携起手来，共同为构建和谐的护患关系而努力。

1.护士方面——完善自我，重铸信任

首先，应加强道德修养，规范护理行为。在工作中护士应尊重患者，对患者一视同仁，同情理解患者的疾苦，时刻把患者的安危放在心上；严格执行护理常规等，使每个患者都能得到安全、及时、有效的优质护理。其次，要转变服务理念，提高沟通技巧。护士不仅要关注疾病的治疗，还要满足患者心理、社会方面的需求，如全面细致做好患者的入院、术前、术后、出院宣教等。由于护患之间沟通缺乏有效性是引起护患纠纷的最基本因素，护士要熟练掌握沟通技巧，以提高沟通效果。如礼貌称呼患者，耐心倾听，用通俗易懂的语言向患者解释疾病的信息，使患者能真正理解，从而达到有效沟通。再次，加强业务学习，提高专业水平。护士技术水平欠佳是护患冲突最直接的导火索，扎实的专业知识、精湛的技术可以增强患者对护士的信任感，是保证护理安全、避免护患冲突的关键措施之一。此外，护理技术设备的改良、护理理念的更新也要求护士加强护理知识和人文科学知识的学习和技能训练，不断提高自身的专业技术水平和综合素质，从而满足患者的各种需求，发展良好的护患关系。

2.患者方面——合理期望，尊重护士

首先，患者应规范就医行为，尽快适应患者角色，充分尊重护士的人格和尊严，积极配合护士的工作，共同提高治疗护理的效果。其次，要客观看待治疗效果，受医学发展水平的限制，部分疾病诊断困难，治疗效果不明显，当病情恶化或出现死亡时，患者或其家属应客

观冷静和理智地看待医疗护理过程，正确理解人的生死观和自然规律，展现出良好的就医道德和个人修养。此外，患者对自身的权利和义务应有所了解，对疾病诊断、治疗方案、预后、诊疗费用等方面的信息应主动与医护人员沟通了解。当发生医疗纠纷时，患者要积极进行心理调节，通过与医护人员交流，克服不良情绪，合理维权，有理、有节地解决医疗纠纷。

3. 医院方面——以人为本，精心管理

首先要修订医院管理工作目标，不能一味提倡经济效益，应减少"过度"医疗，增加医院收费的合理性和透明度。其次，要健全医院管理、监督机制，不断健全完善各类规章制度，并建立护患矛盾缓冲和监督处理机制。此外，合理配置护理人力资源，解决临床护士短缺及护士超负荷工作等问题，从而确保患者能够获得安全、有效、满意的护理服务。同时减少护士承担非护理工作的时间，使护士有充足的时间开展健康教育、心理护理、沟通交流等活动，以满足患者合理的需求，提高患者的满意度。

4. 社会方面——深化改革，健全法律

一方面，政府和卫生行政部门应不断增加医疗卫生经费投入，实现卫生资源合理有效的分配，缓解供需矛盾。同时，加大基层医疗卫生机构全科医生和社区护士的培养，完善分级诊疗制度，从根本上解决人们看病贵、看病难的问题。另一方面，相关立法部门应紧密结合我国国情，完善医疗卫生法规，确保护患双方的利益不受侵害，也为护患冲突的处理提供可靠的法律依据。同时针对目前护患冲突暴力化的倾向，司法机关应明确认识到医疗环境和医疗秩序是公共秩序，也应该受到法律的保障。此外，用媒体力量传播社会正能量，优化外部环境，使人们重新认识到，护理是一个值得全人类尊重和爱戴的工作，护士是白衣天使，是生命健康的守护者，是爱心的化身，使公众理解和支持护理工作。

第二节　护患双方的权利和义务

在护理活动中，护士和患者都享有各自的权利并承担相应的义务。护患双方的权利和义务是对立统一的，患者权利的行使依赖于护士对义务的履行；患者义务的履行则体现了对护士权利的尊重与维护。

一、患者的权利和义务

(一)患者的权利

患者权利是指患者在医疗卫生服务中应该享受的基本权利和应当保障的利益。当今社会，人们对医疗保健服务的要求随着社会发展和生活水平改善而不断提高，医学科学的进步及医药卫生知识的普及，以及权利意识、民主意识的增强等原因使患者权利日益受到关注。根据我国国情，患者应享有如下的权利。

1. 基本医疗权

基本医疗权是指患者享有就医的权利。它是指社会成员要求国家和政府给予基本医疗保障与医疗救济的权利，包括平等医疗权和自主医疗权。平等医疗权是指患者平等享有医疗卫生资源和医疗、护理保健服务，即获得公正、平等的医疗和护理服务的权利；自主医疗权是指患者对医方及其所提供的诊治护理决策所享有的自主选择权和决定权。

2.知情同意权

知情同意权是指患者在医疗卫生服务中,享有知晓病情、诊断、治疗护理方案、预后和诊疗费用等情况,并自主选择诊疗方案的权利。知情同意权包括知情权和同意权。知情权是指医护人员向患者提供疾病诊断、治疗方案、预后、诊疗费用等方面信息的权利;同意权是指在充分知情的基础上,患者对检查、治疗、护理等作出自愿、自主的决定。

3.隐私保密权

隐私保密权是指患者要求医方不得侵犯自身隐私的权利。患者有权利要求护士对其既往史、婚育史、生理缺陷等进行保密。如果护士对患者的隐私进行披露、宣扬、威胁或者将隐私用于治疗、科研范围外的不正当目的,则侵犯了患者的隐私权,对艾滋病、遗传病、肿瘤、妇科疾病、精神病等患者应特别注意保护隐私。

4.医疗护理监督权

患者有权对医院规章制度的执行情况、医护人员的职业道德、收费标准、医疗护理行为、后勤等方面进行监督,对各种妨碍患者权利行使以及给患者带来危害的医疗护理行为有权提出批评与指责,并有权要求医护人员改正。

5.医疗诉讼赔偿权

患者及家属可向卫生行政部门或法院对医护人员因违反部门规章制度、诊疗护理规范、常规等而构成医疗事故,造成患者死亡、组织器官损伤导致功能障碍或使患者病情加重等提出诉讼,追究医疗卫生机构和医护人员的法律责任并获取赔偿。

6.免除社会责任权

患者因疾病使其个体正常的生理、心理和社会功能受到不同程度的影响,使之承担正常社会责任和义务的能力减弱,因此,患者有权根据疾病的性质、严重程度等要求暂时、长期或永久免除部分或全部的社会责任和义务,并享有休息和享受有关社会福利的权利。

7.被照顾和被探视权

由于疾病的影响,患者的生活自理能力下降,需要家属和护士给予不同程度的照顾,以满足其生理、心理和社会方面的需要。患者在治疗护理过程中享有被护士、家属、亲戚朋友等照顾的权利称被照顾权。患者在住院期间,有被家属、亲戚朋友、同事等探视的权利称被探视权。

8.复制个人病历资料权

病历资料包括客观性病历资料和主观性病历资料。发生医疗事故争议时,患方可要求复印客观资料,而对主观病历资料患方虽不能要求复印,但可以要求封存,作为医疗机构需提交的材料之一交医疗事故技术鉴定专家组。

(二)患者的义务

患者义务是指在医疗卫生活动中,患者应履行的责任。权利和义务是相对的,患者在享受上述权利的同时,也应承担其应尽的义务,对他人和社会负责。患者应承担的义务有如下内容。

1.配合医疗护理的义务

患者对患病是没有责任的,但患病后却有责任接受治疗和护理。为了取得理想的治疗效果,患者及其家属应密切配合医护人员的检查、治疗和护理措施,做到:①诚实表达求医的目的，尽可能详细、真实地提供病史，告知医护人员治疗前后的情况；②患者在同意某种治疗方案后，必须严格遵循医嘱；③传染病患者或疑似传染病患者应当遵守有关住院制度和隔离制度，自觉接受隔离，以免造成传染源扩散，危害他人和社会的健康。

2. 尊重医护人员的义务

包括尊重医护人员的人格、劳动以及专业权利。医护人员担负着防病治病、救死扶伤的重大责任，他们为患者疾病的诊治和康复不断地学习、不辞辛劳，长期超负荷地工作，承受着巨大的心理压力，因此，患者应尊重医护人员的人格尊严和劳动。

3. 保持和恢复健康的义务

在医疗活动中，很多个人卫生及保健活动需要患者的积极参与，才能使其维持在最佳的健康状况。患者应当参与医疗护理的互动过程，学习和提高自我照顾的能力。选择合理的生活方式，养成良好的生活习惯，为保持和恢复健康负责。

4. 维护医院秩序和遵守医院规章制度的义务

医院是一个救死扶伤、实行人道主义的公共场所，是因病、因伤而设的，医院的秩序具有特殊的要求。患者有义务保持医院环境的安静、清洁，不干扰医护人员的正常医疗活动，不损坏医院财产。

5. 缴纳医疗费用的义务

医疗护理服务是有偿的，它不以治疗是否有效和成功作为收取费用的依据，只要医护人员没有违反诊疗护理规范、常规，无论效果是否明显，患者都有责任按时按数缴纳医疗费用。但是对于急诊、危重患者，医护人员要本着人道主义的精神，对患者实行先救治、后收费。

6. 支持医学教育和科研的义务

医学教育和研究支撑了医学科学的发展和进步，其中实践教学和临床研究的开展都需要患者的理解、参与和配合。为了维护和促进人类健康，患者有义务在自己不受伤害或收益与伤害（风险）成比例的情况下，经自愿知情同意，配合医护人员开展教学、科研、公益等活动。

二、护士的权利和义务

（一）护士的权利

护士的权利是指护士在护理工作过程中应该享有的权利和应获得的利益，既包括法律所赋予的各种权利，也包括执业范围内的道德权利。2008年5月12日起颁布施行的《护士条例》从立法层面规定了护士的权利和义务，明确了政府及有关部门在促进护理事业发展中的责任，明确了医疗卫生机构在保障护士权利和义务方面的职责。

1. 人身安全权

护士依法执业过程中，人格尊严和人身安全不受侵犯。一切扰乱正常医疗秩序，阻碍护士依法开展执业活动，侮辱、威胁、殴打护士或有其他侵犯护士合法权益的行为，都应当受到社会的谴责和法律的严惩。

2. 护理决策权

护理决策权是指护士在从事执业活动时，有权根据治疗、护理的需要，询问患者的病史、进行体格检查、制定与实施护理措施、报告与隔离传染病患者等。

3. 特殊干涉权

一般情况下，护士权利应该让位于患者权利，但当患者自主原则与生命价值原则、有利原则、不伤害原则、社会公益原则发生冲突时，护士可以限制患者的自主权以维护患者、他人或社会的根本利益，这种权利称为特殊干涉权。

4. 获得表彰和奖励权

《护士条例》第六条规定："国务院有关部门对在护理工作中作出杰出贡献的护士，应当授予全国卫生系统先进工作者荣誉称号或者颁发白求恩奖章，受到表彰、奖励的护士享受省部级劳动模范、先进工作者待遇；对长期从事护理工作的护士应当颁发荣誉证书。具体办法由国务院有关部门制定。"

5. 工资、福利待遇的保障权

《护士条例》第十二条规定："护士执业，有按照国家有关规定获取工资报酬、享受福利待遇、参加社会保险的权利。任何单位或者个人不得克扣护士工资，降低或者取消护士福利等待遇。"

6. 职业安全防护权

《护士条例》第十三条规定："护士执业，有获得与其所从事的护理工作相适应的卫生防护、医疗保健服务的权利。从事直接接触有毒有害物质、有感染传染病危险工作的护士，有依照有关法律、行政法规的规定接受职业健康监护的权利；患职业病的，有依照有关法律、行政法规的规定获得赔偿的权利。"

7. 继续教育权

护士有按照国家有关规定获得与本人业务能力和学术水平相应的专业技术职务、职称的权利；有参加专业培训、从事学术研究和交流、参加行业协会和专业学术团体的权利。

（二）护士的义务

护士的义务是指在护理工作中，护士对患者、社会的责任。护士应把对患者、社会应尽的义务和责任转化为自身的信念和道德观念，在工作中自觉地加以履行。护士应承担的义务有如下内容：

1. 依法执业的义务

护士在执业活动中，不但应当遵守国家的宪法和法律，还应当严格遵守医疗卫生法律、法规、部门规章和诊疗护理规范的规定，这既是护士从事护理工作的根本要求，也是从根本上避免护理不良事件发生，为患者、社会及医疗卫生机构履行的最基本义务之一。

2. 正确执行医嘱的义务

在护理工作中，护士应按规定核对医嘱，当医嘱准确无误时，应及时正确地执行。当护士发现医嘱违反法律、法规、部门规章、诊疗技术规范或与患者病情不符时，护士应及时向开医嘱的医生提出质疑。如果明知医嘱有误不提出或由于疏忽大意未发现而执行酿成严重后果的，护士将与医生共同承担法律责任。

3. 如实记录和妥善保管病历的义务

护士应按卫生行政部门规定的要求及时认真书写并妥善保管病历资料。

4. 及时救治患者的义务

护士在工作中，一旦发现患者病情危急，应立即通知医生进行抢救。在紧急情况下为抢救生命垂危患者时，护士应先行实施必要的紧急救护措施，如止血、给氧、吸痰、建立静脉通道、进行胸外心脏按压和人工呼吸等，待医生到达后，护士应立即汇报抢救情况并积极配合医生进行抢救。

5. 向患者解释和说明的义务

为了很好地维护患者的知情同意权，护士应将患者的病情、诊疗护理措施、医疗费用和预后等情况如实告诉患者，并及时回答患者的疑问和咨询。如因诊断结果不良，如恶性肿瘤、精神性疾病等，需对患者实行保护性医疗时，护士应将有关情况告知患者家属。

6. 尊重和保护患者隐私的义务

在护理活动中，护士有责任对患者隐私加以保密，未经患者同意，护士不得复印或转发患者病历，不得将患者个人信息泄露给与治疗护理无关的其他人员。

7. 参与突发公共卫生事件救护的义务

当发生严重威胁公共生命安全的自然灾害、公共卫生事件时，护士应当服从卫生主管部门或所在医疗卫生机构的安排，立即奔赴现场或临床一线，全力参与伤员的救治，绝不能推诿、逃避或耽误抢救工作。

第三节　护理人际关系的道德规范

护理人际关系是临床护理活动的基础，护士除了需要正确处理与患者的关系外，还需要与其同行及其他医务人员建立良好的人际关系，共同努力帮助患者解决健康问题，使其尽早地、最大程度地恢复健康。

一、护患关系的道德规范

良好的护患关系是保证护理工作顺利开展的前提与关键，能减少护患纠纷的发生，影响着护理质量、患者康复以及护士与医疗机构的声誉。在促进护患关系良性发展的过程中护士处于主导地位，为了更好地指导自身的护理行为和正确处理护患关系，护士需要遵循以下道德规范。

（一）互相尊重，关爱患者

作为医务工作者，护士应当尊重患者的权利，认真学习有关的卫生法律法规，遵纪守法。提供护理服务时，要从法律的角度审视自己的言行，及时告知患者与之有关的诊断、检查、治疗等信息。护士要有良好的职业道德，保护患者的隐私，尊重患者的合法权益。患者入院时耐心做好医院规章制度的解释工作，关爱患者，使患者能积极配合并参与医疗及护理；进行护理操作前要和患者详细地解释，取得患者的理解和支持；操作时注意保护患者的隐私，减少不必要的暴露。同时，患者也应当尊重护士的人格、劳动以及专业权利。

（二）爱岗敬业，认真负责

护士只有端正自己对护理工作的认识，从情感上热爱护理专业，立足岗位，技术上精益求精才能搞好护患关系。同时护士还要坚持患者的健康、生命高于一切，急患者之所急，痛患者之所痛，想患者之所想，忠于职守，对自己的言行负责任。

（三）有效沟通、互相信任

医疗诊治工作大多需要护士配合完成，与患者在治疗过程中的沟通、健康知识宣教等，护士均首当其冲，可以说护士是医患沟通的桥梁。护士应结合患者住院周期，选择不同的侧重点，主动与患者进行沟通。入院时护士要热情接待、主动介绍，把握说话的语调、语气、语速，亲近患者，提高其接受治疗护理的配合度、战胜疾病的信心。多做换位思考，尊重患者，不随意批评，若发生摩擦或争执，要妥善处理，化僵局成冷静的沟通。总之，护士应该注意自己的一言一行，做到有效沟通，增加护患之间的信任与理解，促使各项护理活动顺利开展，提高临床护理质量。

二、护际关系的道德规范

护士与护士之间的关系又称护际关系，包括上下级护际关系、同级护际关系和教学护际关系。建立良好的护际关系有利于满足患者的需要、提高护理工作效率，还有利于维护护士身心健康与体现护士良好的专业形象。

（一）患者至上、荣辱与共

在护理工作中，护士要始终坚持患者利益第一的原则。在处理护际关系时，护士应始终将患者利益放在首位，对患者尽职尽责，尊重患者权利，公平对待患者，切忌因为个人利益而影响患者的治疗与护理。同时护士要有强烈的集体观念，正确对待荣誉，当工作中出现困难时护士要共同担当，做到风雨同舟、荣辱与共。

（二）尊重同行，维护形象

护士职称有高低之分，存在领导与被领导的关系，但是工作性质和人格上却没有高低贵贱之分。尊重他人，不仅体现出护士个人的思想品质修养和素质，也是处理护际关系的一条重要伦理原则。由于护士专业能力和临床经验的不同，每个人的服务质量也存在一定的差异，护士应维护同行在患者及家属心目中的良好形象，以免影响护患关系。

（三）分工负责，团结协作

临床护理工作有明确的分工，各自承担不同的任务与责任，护士不能以自我为中心，不同级别的护士在自己的职责范围应该各司其职、密切配合、互帮互助。如当其他护士任务繁重、执行困难时，虽然不是自己的分内事，也应主动提供帮助，形成一种和谐的护际关系，使整个护理团队更具凝聚力和向心力。

（四）相互学习，取长补短

不同年龄、资历、职称和专长的护士各具优势，资深护士和资浅护士在工作、生活中要互相尊重、互相学习、互相帮助、互相勉励、互相谅解、互相支持，才能形成一个温馨、团结的护理团队。

三、护士与其他医务人员关系的道德规范

由于护理工作的特殊性,在临床护理工作中,护士不仅要建立和谐的护患关系和护际关系,还要与其他医务人员保持良好的合作关系,才能为患者提供更优质的服务。

(一)医护关系的道德规范

护士与医生是医疗卫生保健事业中的两大中流砥柱,也是工作中接触最紧密的伙伴。随着护理工作地位和作用的提高,医护关系已由传统的"主导－从属"型逐渐转变成现在的"并列－互补"型,医护之间只有建立互相协作、相互信任的关系,才能建立积极稳定的医护团队,提高医疗护理服务质量,从而促进患者的康复和医学事业的发展。

1. 相互尊重,平等相待

医护虽然分工不同,但两者的目标是一致的、地位是平等的,无高低贵贱之分,双方应相互尊重。护士要尊重医生,主动协助医生,及时向医生汇报患者病情的变化,维护医生的威信;医生应重视护士提供的患者病情信息,理解护士的辛勤劳动和无私奉献,尊重护士的人格和尊严。

2. 团结协作,密切配合

医生的诊疗过程和护士的护理过程既有区别又有联系,既有分工又有合作。医生主要负责疾病的诊断并制定医嘱,护士主要负责及时准确地执行医嘱,动态观察患者的病情变化、药物的疗效和不良反应等。护士执行医嘱只是医护结合的一种形式,并不说明护士从属于医生。医护双方虽然各自的任务和职责不同,但有着共同的服务对象和目标,因此医护应团结合作、密切配合,最大限度地提高治疗效果。

3. 相互制约,彼此监督

为了维护患者的利益,防止差错、事故的发生,医护双方必须相互制约和监督。医生如果发现护士违反了诊疗护理常规,应及时加以制止;护士如果发现医嘱有误,应主动向医生核实、提出质疑。医护双方在工作中应虚心接受别人的帮助和监督,对彼此出现的差错、事故要及时提醒,不能遮遮掩掩,更不能做出互相责难或推诿等不道德行为。

4. 加强沟通,协调一致

医生和护士都要转变观念,深刻认识到治疗与护理是医疗工作的两个重要组成部分,两者关系密切,相辅相成,缺一不可。在制定诊疗护理方案时,医护之间要互通信息,使诊疗方案与护理措施协调一致。当医疗护理工作出现矛盾和争议时,医护双方应本着对患者负责的态度,与人为善地批评帮助对方。

(二)护士与医技人员关系的道德规范

1. 互相尊重、以诚相待

医技人员是运用诊疗技术或仪器设备,配合参与临床各科诊疗活动的技术性工作人员,包括药剂人员、检验人员、影像检查人员等。由于工作内容、性质和环境不同,护士与医技人员对同一问题的看法和处理方式难免存在分歧。护技之间应相互尊重、通力合作、互相体谅、以诚相待,本着以患者利益为重的原则,不相互指责、少理怨,首先从自己工作中找漏洞,及时通报情况、分析原因,找出协调解决问题的方法。

2. 互相协作、密切配合

医技科室与其他临床科室同等重要，医技工作为疾病的预防和诊断提供了更加可靠的方法，为疾病治疗和康复提供了更加有效的手段，护士与医技人员在工作中接触频繁，关系是十分密切的。如护士统计和领取药品，药剂人员则及时地核对和发放药品；护士采集标本并及时送检，检验人员则对收集到的标本按要求进行检查并及时将检验结果传送到临床科室；护士按照影像学的检查要求对患者进行准备，并提前与影像科室进行预约，影像人员则及时对患者进行检查，并将检查结果及时传送到临床科室，等等。

（三）护士与行政、后勤人员关系的道德规范

医院的行政、后勤部门是医院的重要组成部分，行政部门主要负责医院的日常运行管理，后勤部门主要提供物质性保障，如负责物资、仪器设备、生活设施的提供和维修，环境清洁卫生等。护士要协调好与行政管理人员和后勤人员的关系，共同为患者提供优质的护理。

1. 互相尊重，理解支持

虽然行政、后勤人员不是一线临床工作人员，但护士要充分认识行政、后勤工作的重要地位，尊重行政、后勤人员及其劳动，既要如实反映临床第一线的需要，要求行政、后勤人员解决实际问题，又要树立全局观念，理解他们的艰辛，支持他们的工作。各级行政、后勤人员都要树立为临床医护工作服务的思想，要支持、帮助护士做好工作，要维护护士的正当权利和合法利益，在人力资源配备、专业培训、设备更新等方面为第一线着想。

2. 团结协作，患者至上

在医疗护理过程中，从诊断、治疗到护理、康复等工作都需要医生、护士、医技人员和行政后勤人员之间的通力合作。护士和行政、后勤人员应该团结协作，立足本职工作，从自己做起，在自己的岗位上发挥积极性、创造性、主动性，以严肃认真、热情诚恳的态度完成本职工作，共同为患者的健康服务。

四、护士与社会公共关系的道德规范

护理是一种为社会服务的专业，渗透在疾病预防、治疗、保健、康复等各个方面，既要面向患者，又要面向健康与亚健康人群，因此，作为全社会保健与护理工作的主要承担者，护士应当处理好与社会公共大众的关系，遵守如下道德规范。

（一）敬业奉献，服务社会

在完成"人人享有卫生保健"的战略目标过程中，护士要向个人、家庭及社区提供健康服务，劳动强度大，如果缺乏敬业奉献的精神，就无法将护理工作做到位。同时，当自然灾害、公共卫生事件等严重威胁公众生命健康的突发事件发生时，护士应有高度的社会责任感，发扬救死扶伤的人道主义精神，满腔热情地为社会公益事业贡献自己的力量。

（二）坚持公益，追求公正

护士在面向社会提供健康服务时要坚持公益原则，以维护社会整体利益为出发点，以认真、严谨的科学态度，恪守操作规程、遵守各项规章制度，一切以患者的身心健康和社会利益为重。同时，要兼顾居民、家庭、医疗单位和社会各方利益，使之协调发展，公正解决各种利益问题。

（李贵妃）

思考题

1. 护士如何让患者真正行使自己的权利？

2. 护士应该如何从自身做起，防范护患冲突的发生？

3. 一位老伯因不明原因发热 2 个月，发热原因待查住院。护士在给其进行肌肉注射时发现其臀部有一个 2 cm×3 cm 的焦痂，经过仔细询问以后发现老伯习惯晨练后躺在公园的石凳上休息。护士将这一情况报告主管医生，医生据此确定恙虫病的诊断，对症下药，不久患者康复出院。

(1) 该案例对于临床护理工作有些什么启示？

(2) 涉及哪些护理人际关系？

(3) 如何运用护理伦理规范处理好这些关系？

第五章 临床护理实践中的伦理道德

第一节 基础护理伦理

随着现代护理学的不断丰富和发展，护理伦理学在临床上的作用日益突出。护理人员工作的质量不仅影响患者的舒适度与康复效果，更关系到护理人员对患者病情的观察，体现护理人员对患者生命价值和权利的尊重。因此，基础护理伦理就显得极为重要，它始终把护士对患者应尽的义务作为整个护理伦理学的基础核心，在护理工作中必须时刻注意应用伦理学基本原则来指导护理实践活动。

一、基础护理的基本原则

(一) 不伤害原则

不伤害，就是医务人员在采取诊疗护理措施时，尽可能避免对患者造成生理、心理等方面的伤害，更不能人为地制造伤害。必须指出，"不伤害"不等于"无损伤"。在诊疗护理过程中，要做到完全对患者无损伤是很困难的。有些诊疗护理方法，虽对患者的康复有利，但同时又不可避免地给患者带来一些损伤，如药物的毒性作用、不良反应，手术的创伤等。因此，在这里我们把"伤害"界定为"造成本可以避免的损伤"。一般地说，凡是医疗护理上必需的且属于医疗适应证范围的诊治护理手段，都符合不伤害原则；反之，如果诊治护理手段对患者弊大于利或者禁忌的，却要勉强实施，则违背不伤害原则。

医疗伤害分为道德性伤害和技术性伤害两类。道德性伤害是由于医务人员缺乏医德而造成的。如不负责任，马虎、粗疏，态度冷漠，出言不逊，恶语伤人，行为不端，动作粗野等，都会不同程度地对患者造成心理、精神乃至人格的伤害。技术性伤害是指用药不当或操作不慎，对患者造成身体、心理的伤害，包括一切本可以避免但由于医务人员违反操作规程或诊疗制度所致的责任事故和因技术问题而造成的技术过失事故。

1. 不应发生有意的伤害和造成不必要的经济损失

伤害原则的前提是珍惜人的生命，尊重人的生命价值。医务人员在医疗护理活动中应特别珍惜患者的生命，绝不能因人为的原因而造成患者心身伤害。在医疗护理实践中应针对各种不同的具体情况，作出不同的诊疗决定，尽量以最小的损伤去获得最佳效果。绝不能为达到某种个人目的，随意使用诊疗手段，人为地增加患者的痛苦。例如，在人体试验中，首先要维护受试者的利益，权衡利弊，选择对受试者损伤最小、获利最大的实验方案。其次，要让受试者知情同意，确保其心理不受伤害。在实验中必须要有缜密的安全措施，防止有损受试者心身健康的意外事件发生。有些人体试验，如果对利弊难以预测，不能确保受试者安全，那么这种实验即使对发展医学科学有利，也要暂缓或禁止实施。又如，在现代临床诊疗工作中，辅助检查的高新技术和手段日益增多，使用的诊疗仪器设备日益精良，这无疑大大提高了诊疗水平，但同时也使医疗费更加昂贵。因此，医生应严格按照不伤害原则，根据病情的需要，结合患者的生理、心理、社会（经济）的承受能力，选择最必要、最适宜、最经济的辅助检查方式。新开展的检查手段在没有把握的情况下，要慎重使用，更不可滥用。

2. 尽力使不可避免的损伤和经济负担减少到最低限度

众所周知，临床诊疗工作的某些检查手段、手术治疗和临床用药，往往不可避免地要给患者带来某些损伤或毒性作用、不良反应。医生要尽力使这些损伤和毒性作用、不良反应减少到最低限度，更要防止本可避免的伤害发生。例如，手术治疗必然要对人体造成一定的损伤和痛苦。因此，医生在实施手术治疗手段时，要依照不伤害原则，权衡手术的利弊、近期和远期效果，考虑手术的损伤程度和并发症，对手术方案进行全面分析比较，选择对患者受益最大、痛苦和损伤最小、治疗费用最少的最佳方案。又如，药物治疗可能有一定的毒性作用、不良反应。因此，医生在临床用药时，必须坚持药物的治疗效果远远大于毒性作用、不良反应的原则，最好选用无毒性作用、不良反应的药物。如果不合理用药，非但不能治疗疾病，反而会危害患者的健康，导致药源性疾病，这是医德所不容的。医生在用药时，不可滥用药物，要根据患者的体质和病情，灵活选用药物；要遵循用药的顺位原则（首选、次选、再选），在疗效相当的药物中首选廉价药物，以减轻患者的负担，节约卫生资源。总之，医务人员应尽自己的能力，对待诊疗护理工作应因人、因病、因地、因时而异，根据具体情况对患者可能出现的损伤作出科学的预测，采取防范措施，使损伤减少到最低限度。

（二）有利原则

所谓有利有两层涵义：一是维护患者的利益，努力使患者多受益。这里所说的利益就是患者的身体利益和经济利益，即尽量做到疗效佳、康复快、费用少。二是坚持公益论的原则，即在处理利益关系时，坚持个体利益和群体利益兼顾，以群体利益为重；局部利益与整体利益兼顾，以整体利益为重；当前利益与长远利益兼顾，以长远利益为重。

在医疗护理实践中，治疗护理方法不当，损害患者利益或者公共利益的现象时有所闻，这就违背了有利原则。在临床工作中，有利原则与不伤害原则是密不可分的。医务人员在行使自己的职业自主权和特殊干涉权时，要把有利原则和不伤害原则统一起来。

1.从维护患者利益出发，尽量使患者受益

医务人员在医疗实践中，一切诊疗措施必须以医学科学为依据，根据疾病的性质、病程变化状况，恰如其分地选择治疗手段，既不大病小治、有病不治，也不小病大治、无病乱治，以免造成对机体的无谓伤害，浪费医药经费和医药资源。对于各种诊疗方案的选择和实施，必须全面考虑给患者带来的利益和损害，对利害得失作全面权衡，选择对患者受益最大、损伤最小、效果最佳的方案。凡是得明显小于失的诊疗方案应禁止使用；得失不明的诊疗方案应谨慎使用。

2.正确处理利益关系，把患者利益放在首位，做到个人利益与社会利益的统一

在医疗护理实践中，当医患间的利益发生矛盾冲突时（如医务人员的个人健康利益乃至生命安危与冒险抢救伤病员的矛盾等），救死扶伤的职责要求医务人员必须把患者的健康和生命安危放在首位。患者利益第一，这是医务人员首先要树立的道德观念。另外，在护理实践中，还往往会出现患者利益与社会利益间的矛盾（如救治患者与耗费大量医疗费用和医药资源的矛盾等）。在这种情况下，如果是危重患者，则要把救治患者的生命放在第一位。应坚持生命神圣论与生命质量论、生命价值论的统一。如果为维持不可逆转的"植物人"的"植物性"生命而花费大量医药资源则是不可取的。我们应把有限的医疗经费和医药资源用于众多正常人的防病和其他患者的治病上，这才符合公益论原则。在通常情况下，患者个人利益也要服从集体的、社会的整体利益。医务人员在处理患者个人利益与社会利益的关系时也应坚持这一原则，做到个人利益与社会利益的统一。

（三）尊重原则

相互尊重是人际交往中的一项最基本的道德原则。狭义的尊重原则是指维护人的尊严，礼貌待人，不损害他人人格。广义的尊重原则还包括维护和尊重每个人的权利。尊重患者人格，维护患者的权利，是护理伦理学的重要原则之一。医患之间的相互尊重，是建立融洽、良好医患关系的必要条件。医务人员只有尊重患者的人格和权利，才能赢得他们的信赖和尊重，才能建立真诚的、密切配合的医患关系。医务人员对待患者态度和蔼，语言亲切，热情礼貌，患者就感到自己受到尊重。这种愉悦、满足的心理，对建立和谐医患关系，促进患者早日康复是十分重要的。反之，如果医务人员对患者态度冷漠，语言生硬，甚至恶语伤人，患者必会产生人格被侮辱、被蔑视的感觉。他们的自尊心受到伤害后，就会产生痛苦、气愤和抵触等情绪，就难以建立融洽的医患关系。有些医疗纠纷就是因医务人员无视患者的人格和权利，伤害了患者的自尊心而造成的。

1.尊重患者及其亲属的人格、自主权或决定

卫生部颁布的《医务人员医德规范及实施办法》明确规定，医务人员要尊重患者的人格与权利。这是一个重要原则。人都是有意识、有思想、有目的、有欲望的，每个人都有自身的

价值和人格尊严，都有自尊心。这些都应受到医务人员的尊重。即使是有意识缺陷的人，他们的人格也必须受到尊重。自主权，是指拥有自己决定的权利。每个有健全思维能力的人都有权决定自身的行为。在医疗活动中，患者的自主权是指患者有独立的、不受他人干预的、自愿的决定权。自主原则从根本上反映了患者的选择权利，尊重患者的自主权，是维系医患关系必须遵循的原则。因为患者是各种诊疗护理措施的接受者，最终要承受一切诊疗护理的结果，这直接关系到他们的健康和生命安危，所以他们需要慎重考虑，作出抉择。患者作为一个有自主意识和行为能力的人，他们完全有权了解整个诊疗过程和各种诊疗护理手段、措施，权衡利弊，在认真思考后作出选择。在医疗护理活动中尊重患者的自主权，也是对患者人格尊严的尊重。

2. 治疗要得到患者的知情同意

让患者知情同意，是以尊重患者人格为基点的尊重原则的具体体现。在诊疗过程中，患者有获得关于疾病的病因、病情、病程、危害程度、治疗措施和预后等情况的权利。医务人员要为患者提供作出选择所必要的足够的与疾病有关的信息，让他们在充分知情的前提下，在没有他人的干预或暗示、诱迫下，权衡利弊，对医务人员拟采用的诊疗方案作出同意或拒绝的决定。有些诊疗方案必须在患者或其亲属签字的情况下，才能实施。临床上有的医务人员不是详细地向患者及其亲属说明采取的诊疗措施的必要性和可能产生的不良结果，而只是作一些简单的解释，使他们在不完全知情的情况下表示同意，这是不符合尊重原则的。至于有的医务人员在向患者及其亲属说明情况时，有意缩小可能发生的危险性，扩大治疗的效果性，而诱使患者同意，这更为医德所不容。坚持知情同意原则，有利于体现对患者人格尊严的尊重，有利于建立平等和谐的医患关系，有利于减少乃至避免医疗纠纷。

3. 保守患者的秘密和隐私

这里所说的患者的秘密是指医务人员在采取病史、体格检查和诊疗护理过程中所获得的有关患者家庭生活、个人隐私、生理特征、不名誉疾病（如性病、精神病、艾滋病、生理缺陷）、不良诊断（如恶性肿瘤）和预后等。患者为了治病，不得不将上述个人隐私和医疗秘密让医务人员知道。为患者保密，是护理伦理学的一个基本范畴，也是医学道德的优良传统。《希波克拉底誓言》就特别指出："凡我所见所闻，无论有无业务关系，我认为应守秘密者，我愿保守秘密。"世界医学会1949年采纳的《医学伦理学日内瓦协议法》明确规定："凡是信托于我的秘密我均予以尊重。"医务人员有义务为患者保守秘密，患者也有权要求医务人员为其保密。

（四）公正原则

公正，即公平正直，合情合理，没有偏私。古希腊哲学家亚里士多德把公正划分为狭义与广义两种。广义的公正是依据全体成员的利益，使行为符合社会公认的道德标准。狭义的公正主要是调节个人之间的利益关系。亚里士多德提出公正的形式原则，即相同的人同样对待，不同的人不同对待。在医疗护理实践中，形式上的公正原则是指将有关类似个案以同样的准则加以处理，将不同的个案以不同的准则加以处理。我们应把需要原则和形式的公正原则结合起来，即对同等需要的人，在满足其需要时应同等对待，对不同需要的人则不同对待。在我国，早在春秋战国时期，就已将公正原则写进社会道德法典之中。公正对个人而言，要求他了解每一个与之有利益关系的人的权益，了解集体和社会的利益，并由此体会到自己对他人、对集体、对社会应尽的义务，不能为了满足自己的需求和欲望而侵占他人、集体、社会的利益。公正对社会而言，则要求社会成为个人发展的真正实体，维护个人的正当权益。在这个前提下，社会有权要求每一个社会成员履行其为促进社会发展而应尽的义务；同时，社会也履行保障个人各种合法权益的义务。公正原则，对于医务人员来说，就是在处理患者之间的利益关系时，在处理患者与社会之间的利益关系时，做到公平正直，合情合理。

1. 对待患者一视同仁

《护理伦理学日内瓦协议法》规定："在我的职责和我的患者之间不允许把宗教、国籍、种族、政党和社会党派的考虑掺进去。"我们应继承和发扬这一医学人道主义传统，对待患者，不问贵贱贫富，不分亲疏恩怨，做到一视同仁，平等对待。为此要做到：①对患者的人格尊严要同等地予以尊重，要以同样热忱的服务态度对待他们每一个人，绝不能厚此薄彼；②要以同样认真负责的医疗作风平等地对待每个患者，任何患者的正当愿望和合理要求，包括住院、转诊、会诊等应予以尊重和满足；③要使每个公民享受公正的基本的医疗保健权利，力求做到人人享有基本的医疗保健。

2. 公平合理分配卫生资源

公正原则也是卫生资源分配中调节各种利益关系的准则。卫生资源是指提供医疗卫生保健所需的人力、物力、财力。公正分配卫生资源主要指两个方面。

（1）宏观分配方面的公正：这是指国家在全部资金或资源中按合理比例分配给医疗卫生保健事业，以及在医疗卫生保健事业内部合理地分配到各个地区和各个部门。目前，我国卫生保健费用投资尚未达到发展中国家的要求，离发达国家的水平更远。因此，为了达到卫生资源宏观分配的公正，必须随着现代化建设的发展逐步增加卫生保健费用的投入。对现有的有限的卫生保健费用，必须做到公正的分配，如城乡之间、预防与治疗之间、基础医学与临床医学之间、高精尖技术与普及性技术之间等，都应尽力做到合理分配，既要兼顾各方面的发展，更要考虑社会大众的急需。具体说要做到"四个优先"：即优先解决"老、少、边、穷"地区的卫生保健问题；优先解决农村初级卫生保健问题；优先发展普通适用技术；优先发展预防保健医学。

（2）分配微观方面的公正：这是指医务人员、医院和其他机构决定哪些人可以获得及获得多少卫生资源，尤其涉及稀有资源。卫生资源的微观分配公正，要做到两点：一是在患者个体和社会群体之间，既要考虑患者个体的利益，更要考虑社会群体的利益和子孙后代的利益。二是在患者之间，谁先谁后，谁多谁少，首先要根据医学标准，如患者的年龄、成功的可能性及预期的寿命等；其次要参照社会价值标准，如患者过去对社会的贡献，将来可能对社会的贡献，以及科研价值等。

二、基础护理的特点

（一）时序性

基础护理是指护理人员每天例行的工作，而且在时间上都有具体的规定。例如晨、晚间护理，体温、呼吸、脉搏的测量，发药，注射，输液，进餐，午休，就寝等都是如此。从全病房的工作来看，也有一定的顺序。比如卫生员的清扫要在晨间护理以前，而医生查房与各种无菌操作要安排在晨间护理之后。这样既可使病房的工作有条不紊，又可保证患者的安全，避免发生感染。

(二)信息性

护士在进行基础护理工作时接触患者,可以了解患者的自觉症状,得知他觉症状,并可获取某些体征。这些信息有的是治疗与护理措施的反馈,有的则是病情发生新变化的征兆,对于指导下一步的工作,无疑有重要的意义。

(三)值勤性

由于基础护理工作按时、按日、按周地周而复始运作,决定着基础护理是换人不脱岗,长年昼夜执勤,24小时不离患者。护理人员通过口头交班、床边交班及交班记录,使患者的病情、心理等动态变化时刻为当班护理人员所熟知和掌握,以随时采取富有针对性的护理措施,并及时向医生提供调整治疗计划的依据,使患者尽快康复。

(四)科学性

由于人生命的个体差异,人生命活动的复杂性,人在患病过程中的不同致病因素和疾病本身的特异性,都会使病体的功能活动、生化代谢、形态结构、生活适应能力、心理状态等方面有不同程度的变化。这一系列变化都会导致生理需要的变动,生活上的需求既不同于平常人也不同于别人,而有着特定的要求。这就要求护理人员在基础护理中要随时体察和捕捉患者生理、心理上的不同需要,并满足他们的要求。这说明,基础护理具有很强的科学性。

(五)服务性

护士要使自己的工作有成效,必须首先与患者建立良好的护患关系。通过基础护理工作与患者进行语言性的和非语言性的信息交流和情感交融,就可以使患者对医疗机构和医务人员产生安全感和信赖感。这种精神状态可使患者对于治疗充满信心,并且可使许多疗法奏效。在基础护理工作中,护士还可对患者的遵医行为予以鼓励。例如护士见到胸部手术后的患者主动定时咳嗽排痰,就给予协助和表扬,利用"正强化作用"使这一行为能够坚持下去。又如护士在做基础护理时,见到糖尿病患者正在吃家人送来的不当食物,就应当讲明道理并予以制止,利用"负强化作用"使这一行为不再出现。

有了良好护患关系的感情基础,就能在基础护理工作中得到患者的密切配合。护士无论说些什么或做些什么,患者都感到对方是真挚的、诚恳的,不会产生疑虑和误解。这样,护理工作才能收到最佳效果。

三、基础护理中的伦理要求

(一)树立职业自豪感

热爱护理事业,有为护理事业献身的理想,有强烈的职业自豪感,这是从事基础护理的基本道德要求。护理是一门独立的专业,服务对象不仅是患有各种疾病的人,护理人员参与社区卫生保健工作,还要面对社会的人群。护理是社会进步、民族繁衍、人群健康所需要的崇高职业。每个危重患者痊愈出院时,都包含着基础护理的成果、护理人员的辛劳及其从事的基础护理的价值和意义。只有懂得为谁工作、为什么工作和怎样工作，才能真正爱护并尊重自己的工作对象，想其所想，急其所急，痛其所痛，形成高尚的职业道德感，把工作做得精益求精。

（二）尽量满足患者身心的基本需要

患者因病而行动受限制，基本生活所需都要由护理单元提供保障。重病患者丧失多种功能，卧床不起，活动更为局限。基础护理就是尽量设法满足患者的心身基本需要：正常的呼吸、饮食和排泄，充足的睡眠和休息，保持身体恰当的体温和清洁的皮肤，病室中合理的照明和通风，患者心理情绪的平衡稳定，人际交往和文化娱乐生活。在护理操作过程中，护理人员要像对待自己亲人那样，了解患者的不便和使他们感到最痛苦的症状和体征，了解患者的思想牵挂和各种要求，尽力创造一个宜于治疗的环境和利于康复的和煦气氛。

（三）严密观察、谨慎处置

基础护理的过程也是观察了解患者症状和疗效的极好时机，认真观察一些细微变化十分重要。如患者入院卫生处置时护理人员发现症状、体征并及时告知医生，便于明确诊断，尽早对症处理。即使发现与患者所患疾病无关的症状，例如腓骨骨折患者突然肝区疼痛，也要考虑是否为并发症，提请医生注意。患者神态反常都有症结所在，应以关切态度，解开症结，消除不正常现象。根据观察的各种信号，精心修改治疗护理方案，或采取必要的紧急措施，帮助患者早日康复。

（四）细致周密的服务

基础护理具有科学性特点，它旨在为患者提供高质量的服务，安排舒适的环境，为患者做好安全防护，不使心身受到任何伤害。护理人员在基础护理中切不可因平凡、小事而掉以轻心，草率从事，甚至无视规章，取巧偷懒，走马观"病"、观"事"，置患者利益于不顾，以致酿成差错事故。因此，护理人员要认真负责，做到手勤、眼勤、口勤、脚勤和脑勤；密切注意周围环境和病情变化，时刻惦念患者的安危，不放过任何有意义的发现，杜绝差错事故的发生。

第二节　妇产科护理伦理

女性在家庭生活中担任着非常重要的角色：母亲、妻子、女儿、媳妇，女性的健康直接影响一个家庭的幸福。随着社会的发展，文明的开化，女性在社会上也占着举足轻重的地位，越来越多的女性在社会工作中担任要职，不只实现了个人的价值，也为社会的发展作出重要贡献。妇产科是直接为妇女健康服务的专科，可以细分为妇科、产科、计划生育、辅助生殖技术科、妇女保健科、产后康复科等。妇产科护理的质量不仅关系到女性的健康，母婴的健康，还影响着家庭的幸福，同时影响优生优育、保证社会人口素质等重要目标的实现，妇产科护士肩负着幸福所系、性命相托的社会责任。

一、妇产科护理的特点

妇产科疾病有着明显的特殊性，妇产科疾病的治疗护理往往涉及年龄、心理相差悬殊的两代或三代人，极易产生分歧、矛盾，且疾病的治疗护理有较高的隐私性，因此妇产科护理具有其特殊的伦理要求。

（一）妇科护理的特点

1. 服务对象的复杂性

在妇科可见四五岁的女童因阴道异物前来就诊的，也可见白发苍苍的女性因妇科肿瘤前来就诊；可见育龄期女性因婚后两三年不孕来就诊的，也可见因意外怀孕来终止妊娠的；可见育龄期女性闭经者，也可见绝经后女性又出现阴道流血者。处于不同年龄段的女性有不同的心理特点，而同一年龄段的女性因其情况不同又有不同的特点，这都要求护士根据不同的心理反应及疾病情况给予不同的心理护理及疾病护理措施。

2. 心理护理的难度大

女性往往敏感而脆弱，加之许多妇科疾病是难以启齿的，因此来妇科就诊的患者往往心理压力都很大。许多妇科疾病都不是立即威胁到生命安全的疾病，但对于生活质量和生活幸福的影响却很大，所以来就诊的女性往往都很焦虑。如何与患者进行有效地心理沟通，让她放心地将自己的焦虑、担忧说出来，并且接受护士的安慰，这些都是对妇产科护士的重大考验。

3. 健康宣教的任务重

女性一生中将经历女童期、青春期、生育期、围绝经期和老年期，与生殖有关的各器官的结构与功能也随着年龄的增长而发生变化。妇产科护士要教会女性观察自身的变化，识别正常变化和病理变化，如何在生活中注重科学保健，如何保护自己，正确避孕，避免流产、引产给身体带来的危害，孕期如何保健，等等。健康宣教的覆盖率直接影响到女性的生活和社会发展。

（二）产科护理的特点

1. 要求高护理质量

过去助产婆在家里接生，孩子大人死亡的事常有发生，现如今，随着医疗卫生知识和自我保健意识的提高，孕妇及其家属对孕产期保健的要求越来越高。

2. 要求护理决策全面

产科的护理工作不仅涉及产妇，而且还涉及新生儿的护理，其心理护理及健康教育不仅针对产妇，也要针对其家人，在病情变化，需要作决策时，既要以母婴两代人的安全为重，也需要考虑其家属的意见，以及社会的利益。当产妇及家属的矛盾非常尖锐的时候，产科护士需从中斡旋，促成两方和平谈话，达成共同的意见。

3. 对护士应变能力要求高

妊娠及分娩对于女性的一生来说都是非常重大的变化，分娩对于婴儿来说是一道生门，而对于母亲来说却有可能是一道死门。女性妊娠期间有可能因为妊娠期高血压等疾病而危及生命，分娩时有可能因为羊水栓塞等而突然死亡，分娩后还有发生子宫收缩乏力而大出血的情况而陷入死亡的深渊。这些病情变化都发生得很快而且很突然，一方面要求护士细致地观察病情，另一方面也要求护士有扎实的专业知识基础，沉着冷静地心理素质和快速的应变能力。

4. 要求细致的心理护理，全面的健康教育

对于女性来说，乍然为母，既兴奋也担忧，同时很迷茫，不知道自己能做些什么，不知道自己是否能做好一个母亲，这个时候护士需多与产妇交谈，了解其心中的无助，并针对此给予健康教育，为她加油打气。除了产妇，还需对新生儿的父亲进行健康教育，一方面教会其育儿的知识，另一方面使他了解产妇的心理活动。充分的家庭支持能够避免产后抑郁的发生。产科的健康教育不仅涉及产后的育儿知识、母乳喂养的重要性及方式，还要包含产后保健的相关知识。

二、妇产科护理中的伦理问题

(一)隐私保护问题

妇产科处处是隐私。由于医务人员工作的特殊性，护士常常能了解到患者的隐秘信息，对于某些女性来说现病史是秘密，既往史是秘密，甚至孕产史也是秘密。在公开场合不得谈论患者的情况，不得向陌生人随便透露患者的情况，这些都是医务人员的职业素养，除此之外，妇产科医务人员还经常面对很多两难的问题，如医生在询问病史时得知某女子曾经做过两次人流手术，女子要求此病史不得向其夫家透露。然而在某些时候，又要求对患者本人保密其病情。如一位中年女性，因同房出血来医院检查，最终病理检查结果显示为宫颈癌。医生告知患者的家人，家人害怕患者得知病情后会精神崩溃，强烈要求其对患者本人保密病情。另外妇产科患者的患病部位也是隐私部位，在做治疗和护理操作时要注意清理无关人员，拉屏风遮挡等。

(二)知情同意问题

知情同意并不仅仅只是让患者在知情同意书上签字就可以了，对于没有医学知识的患者来说，要理解医学问题是很困难的。这个时候我们需采用多种健康教育方式，使患者明白疾病变化的复杂过程，比如采用画图、模型、录像的方式使异位妊娠的患者明白异位妊娠发生的过程及可能带来的结局，以便于患者选择适合自己的治疗方案，真正做到使患者知情并且同意。

案例导入：

某患者，孕20周双胎，宫颈漏斗形成，医生与其沟通治疗方案时说："您的情况可以选择宫颈环扎的治疗方案，但是宫颈环扎后保胎失败的发生率也有50%，不环扎也有很大的可能保胎失败，现在暂时没有可靠的数据表明环扎就一定能保胎成功，怎么选择就看你自己了，反正风险我都告诉你了。"患者家属听后表示很不能理解，认为医生只会推卸责任，没有给出任何可靠的选择方案。上级医生得知后，亲自与患者谈话，详细讲述了患者手术实施的过程，保胎的用药方案，得到患者充分的理解，最后患者选择了宫颈环扎手术治疗。

(三)尊重的问题

妇科疾病常常涉及许多难以启齿的隐私，譬如患有妇科传染性疾病(如梅毒、尖锐湿疣等)的女性前来就诊，又如一位因婚外恋情怀孕来终止妊娠的患者，妇产科护士不得因认为患者所受的痛苦是其不当行为的后果而聚众讨论患者的隐私，用带偏向性的眼光看待她，用带有批判色彩的语气去与患者沟通。妇产科护士应尊重患者，同情患者的遭遇，并在适当的时候给予其心理安慰和与疾病相关的健康教育，委婉劝说其改变生活方式和生活态度。

(四)妇产科男性工作人员的伦理问题

受传统封建思想的影响，中国女性在患妇产科疾病时不愿接受男性医护人员的诊治，不仅患者本身抗拒，其家属对此也是很抗拒的。作为妇产科的男性医护人员，因不被理解而被患者家属动粗的尴尬是众多妇产科男性医护人员有过的经历，如何正确处理这方面的问题是很值得我们深思的。

(五)非医学需要性别选择的伦理问题

受传统封建思想的影响，我国少数人群中存在严重的重男轻女的观念，就算之前我国计划生育的国策是：一对夫妇只许生育一个孩子，依然有人违法超生，只为生育男孩。更有人要求非法鉴别胎儿性别，这曾经导致我国男女比例严重失衡，人口比例失衡的直接原因是非医学需要的性别选择(sex selection)。性别选择是选择后代性别的技术手段。出生人口性别比是反映一定时期内出生人口男女比例的人口指标，正常范围是 103～107，即每 100 名出生女婴要对应 103～107 名出生男婴。我国是世界上出生人口性别结构失衡最严重、持续时间最长、波及人口最多的国家。根据国家统计局年度公报，自 20 世纪 80 年代以来，我国出生人口性别比持续攀升，2004 年创历史最高纪录 121.18。如果不加以限制，男性人口将远远多于女性，传统的婚姻、家庭和社会规范可能会受到冲击。《关于禁止非医学需要的胎儿性别鉴定和选择性别的人工终止妊娠的规定》(国家计划划生育委员会中华人民共和国国家计划生育委员会、中华人民共和国卫生部、国家药品监督管理局第 8 号令)于 2003 年 1 月 1 日起实施。经过努力，2008—2014 年我国出生人口性别比呈逐年下降趋势，2014 年为 115.88。

但是性别选择的技术可以用于优生，假如孕妇及其丈夫的家族中可能有伴性和受性别影响的家族遗传基因，利用性别选择来保证优生是被允许和提倡的。

(六)母婴利益冲突的伦理问题

在孕期，孕妇和胎儿连为一体，母体的行为及健康会对胎儿的健康产生直接的影响，需要孕妇改变自身的行为和健康水平来维持和促进胎儿的健康。例如，孕妇有熬夜的习惯，但是日夜颠倒、睡眠不足的生活会影响胎儿的生长发育，这时候就需要孕妇为此改变自己的生活习惯。又如孕妇在怀孕之前在辐射比较大的工厂工作，长期暴露于辐射之中会引起胎儿畸形、流产等问题，这时候也许需要将孕妇调离原先的工作岗位。

在产科工作中，母婴利益还可能呈现更尖锐的矛盾，需要医护人员与产妇及其家属艰难地作出选择。如产程正常的产妇因为不堪忍受分娩的剧烈疼痛，强烈要求中转剖宫产，而其家属的意见又不相同，这个时候产妇的选择与医疗原则相冲突、与家属相冲突，此时就需要医护人员与产妇及其家属共同商量决定。我们不能勉强产妇一定选择阴道分娩，同样也不能因为产妇一时的泄气而轻易实行剖宫产。

三、妇产科护理的伦理要求

(一)忠于职守

妇产科护士要有维护女性及后代身心健康的责任感。妇产科护士所面对的不仅是患有妇科疾病的患者，还有健康的女性，我们要将妇产科保健的知识传播给广大女性，让她们懂得自己爱护自己。产妇的分娩是不分昼夜的，有些医院实行助产士一对一的陪产制度，助产士的工作时间更是日夜颠倒，我们需不怕苦、不怕累，以高度敬业的精神面对每一位患者，将专科护理做到极致。

另外在妇产科有时会遇到危急的病情变化，尤其是产科，病情瞬息万变，妊娠结局不可预见，我们应培养自己有扎实的专业基础，冷静的头脑分析，快速的应变能力，熟练的操作技能。例如一位刚分娩完的产妇，正在享受亲子之乐，还在分娩台上，突然出现大量鲜红色的阴道流血，这个时候我们一面要冷静判断大出血的原因，是因为子宫收缩乏力，还是会阴部创面的流血不止，另一面我们要迅速开放多条静脉通道补液止血，予以吸氧、保暖等护理措施配合医生的抢救。

(二)保护隐私

保护患者隐私是妇产科护士必须遵守的道德规范。

1. 护士有义务为患者保守秘密

在学术报告中不应该泄露患者的真实姓名、职业、照片以及其他敏感的私人信息，避免给患者造成不良影响。在护理查房、询问病史以及床旁交班时也应注意保护患者的隐私信息，以防被同病房的患者获悉。但医务人员在妇产科工作中经常会遇到两难的情况。例如，一对未婚情侣来医院进行婚前检查，发现女方患有严重的性病，患者要求医生不要将真实情况告诉其男友，在这种情况下，医生如果坚持保护患者的隐私就可能威胁到患者男友的健康，此时保密就成为了一种例外，原则上确定对他人有伤害的隐私必须视情公开。

2. 保护患者身体上的隐私

在为患者实施检查及护理时不过度暴露患者，保护患者的身体不被他人随意观察，护士在对隐私部位进行操作前，应安置好屏风遮挡，请无关人员离开病房，在进行床旁教学时，也应征求患者同意后才可进行。

(三)尊重患者

尊重患者，对患者的情绪表示理解与尊重。例如：女性在做妇科检查时常常因为不习惯而有抗拒心理，此时妇产科护士不能因此对患者表现出不耐烦，甚至不解释强行将患者推到检查台上，而是应充分理解患者，向患者解释检查的必要性，并且以恰当的语言及非语言沟通安慰患者。尊重患者还表现在尊重患者对治疗护理措施的知情同意权上。例如，当有多种避孕方式可供女性选择时，护士应配合医生介绍各种避孕方法的利弊，帮助育龄夫妇选择合适的避孕方法，尽量减少人工流产和引产的发生率，实现生殖健康；母亲妊娠期服用了药物是否继续妊娠、分娩方式的选择、子宫肿瘤患者选择何种手术方式等问题，都应在患者充分知情和理解的情况下，尊重患者的自主选择。在进行临床决策时，医护人员除了尊重患者的决定外，还要充分听取患者家属，尤其是其丈夫的意见。当夫妇双方意见不同时，应当积极促成患者家庭成员间的沟通，力争在双方达成一致意见或一方签字时再确定是否实施，不可仅凭一方意见盲目施行。

(四)妇产科男性工作人员的伦理原则

男性医护人员要有稳定的心理，妥善解决患者的拒绝，遇到患者的无理取闹，也应冷静处理，当患者出现犹豫，不愿意接受男性医护人员的治疗和护理时，男性医护人员应首先调整自己的心态，然后再跟患者进行交流，耐心询问患者觉得哪个医生更有经验，并把患者推荐给她(他)。如果患者同意男性医护人员为其治疗护理，在男性医护人员为其治疗护理时须有女性医护人员或其家属陪在一旁。

(五)关爱患者，心系社会

妇产科患者的心理状况较为复杂。受传统道德观念的影响，妇科患者因疾病涉及生殖系统，可能出现害羞、压抑、恐惧、自责等心理。护士应充分理解患者，做好相关疾病的健康教育，协同医生说明疾病的治疗护理方案及预后，鼓励患者积极治疗。孕产妇的心理变化更为复杂，护士应密切细致观察孕产妇的心理情况，及时予以心理支持，并调动家属一起，关爱孕产妇，避免产后抑郁的发生。另外无论从社会、家庭、孕产妇还是婴儿本身的利益来说我们都应支持阴道分娩和母乳喂养，我们应向产妇及其家属积极宣教使其充分理解并接受阴道分娩和母乳喂养。

第三节 儿科护理伦理

案例导入：

患儿，男，入院时 2 个月大，于某年 4 月 23 日 18：20，由于"咳嗽 2d 伴心率快"入 A 医院儿科就诊。入院时氧气袋吸氧，静脉输"酚妥拉明"组。经过体格检查和各项辅助检查之后，A 医院初步诊断该儿童为"肺炎合并心力衰竭"。并针对病情制定了"吸氧、抗感染、抗病毒、强心、利尿、对症支持治疗"的诊疗计划。不料，患儿于 4 月 23 日 19：00 突然出现面色发青，呼吸停止，以及听心音偶闻及一两声，紧急抢救 40 分钟后无效，于 19：40 死亡。初步尸检报告显示：(1)左主支气管内有液体样物；(2)皮下气肿。

护士事后陈述："患儿入院时携带氧气包和静脉注射液体，我先把氧气包换为我院的氧气瓶，然后换静脉通道。患儿母亲大声说孩子鼻子进水了，同时患儿出现抽搐、面色青紫、呼吸困难加重，口腔内有少量分泌物流出。我有些慌乱，拿起已插好的两根管子相互调换，这才真正意识到之前把管道换错了，然后又立即更换管道。"

提问：护士在儿童患者护理实践中违反了哪些伦理要求？

儿科护理在护理伦理要求上具有其特殊性。同时，儿科也是医患纠纷发生的高风险科室。因此，学会运用护理伦理学知识正确处理好与患者及家属的关系尤为重要。

一、儿科患者及家属的一般特点

（一）儿科患者的生理特点

儿科患者因为各组织器官功能尚未发育成熟，常表现为病情急、变化快等特点。例如：因患儿体温中枢发育不完善，其发热症状很可能异于成年人；患儿抵抗力较差，疾病往往来势凶猛，尤其是感染性疾病，可能短时间就造成器官衰竭、死亡等后果。作此儿科护理人员应格外注意观察儿科患者的病情变化。

（二）儿科患者及家属的心理特点

儿科患者语言表达能力和理解能力尚未完善，较难对病情进行主诉，特别是低龄患儿表达方式以哭闹为主。因此，患儿的异常反应，尤其是啼哭，往往成为提示疾病发生变化或出现痛苦等问题的主要判断指征。儿科患者心智不成熟，对疾病的心理应对能力较差。因此，陌生的环境和护理人员容易使其产生恐惧心理。但正是因为儿童情绪易受环境影响，其注意力转移较快，情感表达外放单纯，因此，儿科护理人员应充分运用其心理活动特点提供护理，引导其适应儿科环境，提高其对护理操作的配合度。

患儿家属除了其父母，多则爷爷、奶奶、外公、外婆均来陪伴，甚至不少亲属也来陪伴。患儿家属往往表现为过分紧张和焦急，不经意地夸大病情，希望马上得到诊治而不愿排队等候，以上儿科家属的心理特点容易给儿科护理工作带来影响。但家属的配合能提供很大的帮助。因此，儿科护理人员应充分发挥家属的作用，协助治疗与护理患儿。

二、儿科护理工作的特点

（一）儿科护理工作内容复杂，工作难度大

儿科护理工作内容复杂，不仅需提供疾病护理和心理护理，还有生活护理。因患儿缺乏独立生活的能力和自我防护能力，需要护理人员关心其饮食起居、衣着冷暖、卫生和服药，保障其安全等，以促进疾病的诊治和康复，预防新的问题和意外。儿科护理工作难度大，与儿科护理对象和护患关系的特殊性有关。

（二）儿科护理对象的特殊性

儿科护理对象是未成年儿童，大多数不能自述病史或表达不准确，俗称"哑科"，这就加大了护理人员了解病情与护患沟通的难度；儿科患者体格和智力都处在不断成长发育的过程中，在解剖、生理、病理、免疫、营养、代谢、心理等方面，以及在疾病的发生、发展和转归等方面，都与成人有较大差异，且对护理操作的耐受力差。

（三）儿科护患关系特殊，与亲属配合的要求高

儿科护理人员与患儿的关系是一种特殊的关系。护士要像母亲或大姐姐那样，对患儿进行安慰、呵护和细心全方位地照料。护士与患儿家长的关系是护患关系的重要组成部分。儿

科护理工作需要取得患儿家长的密切配合,如详细提供病史,及时提供患儿病情变化的情况,及时呼唤医务人员等。

(四)病情急、变化快,儿科护理工作具有紧迫性

患儿较成人易感传染性疾病,而且发病急,来势迅猛,病情变化快,特别是患病以后更如此。因此,在门诊,护理人员必须对患儿进行预诊和分诊;在病房,必须对传染病患儿进行严格地进行隔离,对体弱患者、白血病患者、免疫力低下者要做好保护性隔离,不要让患儿随便在病房间走动及与其他患儿来往。同时,需要严格执行探视、陪住、卫生清洁、消毒制度和各项操作规程,使病房内空气、物体表面和治疗物品达到卫生标准,使各项操作达到卫生要求。由于儿科护理工作具有紧迫性,要求护士必须及时获得病情信息,及时报告医生协助尽快作出诊断,采取有效的医疗、护理措施,以促使患儿早日康复和防止并发症发生。

三、儿科护理的伦理要求

根据儿科护理的工作特点和患儿及家属的特殊心理,儿科护理人员应遵守以下伦理要求。

(一)奉献爱心,要用一颗慈母般的心关爱患儿

陌生的医院环境和医务人员加上疾病引起的痛苦体验,都会使患儿产生紧张、恐惧心理,常表现为大哭、大闹,或者哭不作声而眼泪汪汪,或者忧郁、怪僻,或者不配合治疗护理,甚至拒绝饮食和治疗或要求回家,甚至自行逃跑等。因此,儿科护理人员应创造患儿喜欢的病房环境。同时,态度要和蔼,说话要温和,表情要亲切,要像父母一样接近患儿,了解其生活习惯和爱好,关心、体贴和照顾患儿。对不配合的患儿应多陪伴其玩耍,逐渐和他们建立感情,为其树立打针不哭、吃药勇敢的榜样,帮助患儿适应新的环境。对身心有缺陷的患儿,应予以保护,避免其遭受奚落、取笑,避免伤其自尊心。对病情迁延反复及治疗不佳的患儿,更要恳切、不厌其烦地多加安慰,在家长的配合下给患儿树立信心。总之,要使患儿感到家庭般的温暖,以便患儿和护理人员建立起感情并产生依恋感和亲切感,从而使患儿配合治疗和护理。

(二)用同理心对待患儿家属,耐心细致

儿科护理人员要有同理心,常换位思考,理解家属,及时与家属沟通,全面了解患儿的生理、心理和社会情况,关心体贴患儿,在不违反原则的前提下尽量满足患儿及家属的需求,取得其信任和配合。根据患儿的病情做好健康教育,使患儿尽快康复。对不同年龄段的患儿,应按照小儿生长发育中各阶段的生理变化及心理需求给予不同的护理:对于婴儿,其与自己的亲人长时间相处,家长的配合尤为重要;对于幼儿,其有一定的语言表达能力,操作时可以通过转移注意力或讲道理使其配合;对于学龄前儿童,其对事物已有一定的认知,操作前可以通过许诺或鼓励性语言分散其注意力。

(三)观察入微,工作严谨

儿科护理人员应做到严密观察病情,细心护理操作。患儿不会自诉病情,年龄大一点的

患儿虽能主诉，但理解能力、表达能力不够完善，往往不能完整、准确地诉说自己病情发展的过程和细节。因此，儿科护理人员在询问患儿病情时要循循善诱，同时要耐心听取家长陈述；在体格检查时，因患儿惧怕生人，往往哭闹不予合作，所以护士要善于转移患儿的注意力，不要拘泥于常规的体位或常规检查顺序，应耐心地边哄边查，动作要细致且轻快、准确；对于住院患儿，因病情容易变化，加之有些年幼儿不会诉说，不能主动呼唤医务人员，病情变化不易被及时发现，特别是夜间值班时不能麻痹大意。因此，护士要经常巡视病房，勤观察，细检查，注意孩子的精神状态、体温、脉搏、呼吸、吸吮能力、大便性状、啼哭的声音等，这些往往是疾病变化的先兆或征兆。发现情况，要及时分析，作出判断，及时给医生提供病情变化的信息，并迅速、准确、有效地予以处理。临床上许多漏诊、误诊的病例，就是因为检查不细、观察不全而造成的。如腹痛的患儿，只注意检查腹部，没有注意检查下肢皮肤的紫癜，容易将过敏性紫癜误诊为消化系统疾病。

（四）技术求精，处事审慎

患儿发病急，病情变化快。因此，要求儿科护理人员理论水平高，操作技能好，对不同的患儿采取不同的护理手段，培养敏锐的观察力，不定期接受培训，不断地丰富自己的专业知识，技术精益求精。虽然大部分患儿年龄小，甚至不具备语言能力，不能对护士行为进行有效的监督和评价，因此，护士须尊重患儿的基本权利，尊重患儿的生命价值，无论是白班或夜班，有人或无人监督，对患儿的护理，都要认真、负责，做到"慎独"。

（五）树立责任意识，重视心理护理，治病育人

儿科护理人员要自觉意识到所肩负的责任，要理解家长的心情，急家长所急，以良好的态度赢得家长的信任和合作。同时，以高度的责任感，对患儿细致观察，耐心检查，做到优质服务，预防交叉感染，使患儿尽早康复。另外，护理人员还应当重视自己的言谈、举止、行为、作风对患儿道德品质形成的影响，处处要为患儿树立榜样。因为患儿身体和精神都处在发育阶段，对护理人员的语言和行为缺乏监督、评价能力，并且善于模仿。因此，护理人员要从自己的道德良心出发，以高的道德标准要求自己。对哭闹不合作的孩子，不能借操作机会发泄自己的怨恨或进行惩罚，也不能进行恐吓或哄骗。要善于运用儿童心理学、儿童教育学的理论和方法去教育培养患儿，使他们在接受良好的医疗护理的同时，受到良好的道德熏陶。

第四节　老年科护理伦理

随着社会的进步，医药卫生事业的发展，人们生活条件的改善，人类的平均寿命日益延长，人口老龄化问题已成为当今世界普遍关注的社会问题。《2016 年国民经济和社会发展统计公报》显示，2016 年末我国 60 岁以上人口达到 23 亿，占总人口的 16.7%，其中 65 岁以上人口达到 15 亿，占总人口的 10.8%，依照联合国人口报告标准，中国正在逐渐进入深度老龄化社会。在老年人口不断增多的同时，老年人口患病率不断提高，这就意味着护士服务老年人的机会将大大增加。老年人是一个特殊而复杂的群体，具有生理机能减退和储备能力下

降、功能残障、多种慢性疾病、特殊的老年问题以及受到社会和家庭环境多因素的影响等特点。因此，护士要根据这些特点，在护理老年患者时遵循特殊的道德要求，为老年患者提供最佳护理服务。

一、老年患者护理的特点

（一）护理工作负荷重

衰老是生命的自然规律，老年人的衰老不仅体现在外观形态上，更重要的是各器官系统的功能减退，老年人的机体储备能力减少、适应能力减弱、抵抗力下降、自理能力降低等。老年人疾病具有发病率高、多种疾病共存、并发症状与潜在性疾病众多、发病隐匿、症状不明显、症状不稳定、病情进展快、恢复缓慢、易留后遗症等特点，加之老年人代谢功能降低，易出现药物不良反应，这些都增加了治疗和护理的难度，在护理道德上要求自然也高。不仅如此，老年人作为主要的弱势群体，容易受到来自周围人或照顾者身体上和心理上的忽视与虐待，因此，护士还应妥善处理好与老年人家属或照顾者之间的关系，遇到老年人可能被疏于照顾或被虐待时，应配合社会工作者利用有效的途径为老年人争取利益，帮助他们安度晚年。

（二）心理护理要求高

老年人在心理上有着很大的变化：①感知觉减退，视力减退，听力衰退，常常出现听力失真而影响与外界信息的交流；②记忆力下降；③情绪趋向不稳定，常表现为易兴奋、易激怒、喜唠叨和与人争论，一旦强烈的情绪发生后又需较长时间才能平静下来；④人格特征的改变，常感到孤独、寂寞、焦虑、猜忌心、嫉妒心加重，变得保守、好发牢骚、好回忆往事、性情顽固等，对身体舒适的兴趣增大；⑤对安全、尊重、爱与归属等的需求增强。

老年患者来院就诊或住院治疗，经常表现出精神过度紧张，产生悲观、抑郁、焦虑、恐惧和孤独感等心理变化，加之视力、听力衰退，行动不便，心理上常处于痛苦不安的状态，并且在老年患者当中普遍存在着怕衰老、怕疾病不愈、怕死的心理。老年患者在治疗护理过程中，往往向护理人员探问自己的病因、病情以及治疗、用药和手术的效果和安全性，甚至喋喋不休地询问治疗护理过程中出现的一些微小问题。有的还怀疑诊断的正确性，向医务人员提出质疑，甚至无端发脾气。部分患者住院后在生活上不能自理，要依靠他人，自尊心受到影响。老年患者的以上表现，对心理护理提出了更高的要求。

二、老年患者护理的伦理要求

（一）尊重、理解

老年人阅历深，知识和生活经验丰富，为祖国的建设事业献出大半辈子精力，对社会作出了贡献，老年人理应受到社会和晚辈的敬重。衰老虽然是一种自然规律，但是多数人不愿意接受衰老的事实，恐惧患病后死亡的威胁，更易产生强烈的心理反应，对安全感、被尊重感表现出更高的要求。有的老年患者情感变得幼稚，甚至像小孩一样，为一些不顺心的小事而哭泣和生气，对护士不满。护士对此要宽容，对他们表现出最大的同情心和耐心，以赢得他们的信任。老年患者自尊心强，他们要求被重视，受尊敬，得到良好的护理。护士对待老年患者应该尊重和理解，像对待自己的父母长辈一样，称呼要恰当、亲切，言行要礼貌，举止要文雅。护士应主动征求老年患者的意见和建议，尽量满足他们的健康需求，增加其安全感，减轻其消极负性情绪。

老年患者因身体上多系统多器官的功能不全，生活自理能力下降，有时偏激、固执、不合作，对治疗和护理疑虑较多，对预后忧心忡忡。护士要理解老年患者，关怀体贴他们，做好生活护理，同时尊重老年患者的自主性，在保证患者的安全不受威胁的前提下，尽量鼓励老年患者自我护理，从事力所能及的日常活动，维护其尊严。尊敬、理解、体谅老年患者，使他们产生亲切感、舒适感、安全感、信任感，是护士应尽的道德责任。

（二）耐心、细致

老年患者身心衰老，反应迟钝，说话啰嗦、重复、口齿不清或语无伦次。有些老年患者自控能力差，情绪易受客观因素的影响：心境好时，谈古论今；心境差时，沉默不语，遇到一些小事就被激怒而大发脾气，冷静后又后悔莫及。有些老年患者固执己见，不能很好配合治疗和护理。面对上述情况，要求护士对老年患者要宽容，耐心地为他们服务，并采取老年人乐意接受的方法进行护理。有些疗效不明显的老年患者，经不住长期疾病折磨而出现抑郁、消沉、沮丧情绪，甚至产生轻生的念头，对此护士应细致、周到、及时准确了解患者的心理特点与心理需求，重点满足老年患者对住院环境、解除疼痛、获取疾病有关信息、自我认同及建立良好的护患关系等各层次需要，使其恢复最佳心理状态。

由于老年患者的生理、病理特点，疾病往往缺乏典型的症状和体征，病情复杂多变，多种疾病共存等，给诊治和护理带来一定的困难。因此，要求护士配合医生细致地观察病情变化，勤巡视，尤其是夜间更应高度重视。在病情观察中，不要放过任何疑点和微小的变化，并积极采取治疗、护理措施，防止差错事故的发生。

老年人对药物的代谢及排泄功能减弱，对药物敏感性增加，容易出现不良反应，甚至危及生命，因此，护士必须深入了解各种药物的作用，并注意观察患者用药后的不良反应，发现有病情变化应及时向医生报告并做好记录。对老年人易发生中毒的药物，如安眠类、强心类、阿司匹林类、阿托品类药物应严密观察，患者出现任何新症状，须及时提醒医生。有些老年人因记忆力减退或神志模糊，经常因忘记服药或多吃药而引起不良后果，因此，护理老年人要亲自管理服药，指导他们用药，送药入口，看着他服下药品，待其咽下后方可离去。

（三）关怀、帮助

由于老年患者年老体弱，缺乏自理能力，视、听、嗅以及触觉减退，一般都有不同程度的健忘、耳聋和眼花。所以在对老年患者的护理过程中，护士要尽力给予关怀、帮助。其中，语言交流显得非常重要。对老年患者护士不应该大声叫喊，特别涉及私事或隐私时，理解、尊重患者就显得更加重要，尤其注意不会讲话的患者不一定就听不见。护士在与老年患者进行语言交流时语速要慢，应激励老年患者多交流。在与患者进行语言交流时，除了要注意声音大小适当、语速快慢适度、语言亲切温馨以外，还可采用手势、面部表情（微笑）等肢体性的语言，使患者感到亲切温暖。

由于老年人生理功能的衰退，行动多有不便，因此，一方面要求护理人员除了有良好的服务态度外，在就诊、检查、治疗和护理方面，想患者之所想，尽可能给予方便和帮助。另一方面还要关注老年人的家庭环境及家庭成员之间的关系，调动家庭成员共同做好老年人的思想工作，满足老年人的身心需求。

（孙玫　秦春香　孙晓宁　蒋芬）

思考题

1. 在临床护理实践中，我们应该遵守什么原则？

2. 基础护理中的伦理要求是什么？

3. 某护士值班时接到一男子打来的电话，对方声称是1号床陈某的家属想了解陈某的详细病情，护士问："您为何没有给陈某打电话？"男士回答："陈某的手机没有电了。"护士遂回答说："不好意思，先生，我们不能随便透露患者的病情，我现在去叫陈某过来听电话，您可以亲自问她本人。"对方一听就把电话挂掉了。

试分析本案例中护士的行为是否符合伦理道德要求？请从伦理学的角度分析此案例。

4. 儿科护理工作中如何做到与不会表达的儿科患者用"心"交流？

5. 作为一名护理学生，在儿科护理见习和实习中可能会遇到哪些护理伦理问题？如何预防和解决？

6. 儿科引发医患纠纷的最常见原因有哪些？如何应用护理伦理知识预防和解决医患纠纷？

7. 患儿住院父母不能陪住，无法实施管教，请问患儿的监护权是否转移给了医院？医院应如何应对监护权问题？

第六章　特殊患者的护理伦理

第一节　精神科护理伦理

精神科患者是一个特殊的群体，在发病阶段具有独特的病态心理，以致产生思维和行为等方面的紊乱。在与精神科患者的接触中，精神科护士除了要遵守医务人员所必须遵守的道德外，还必须遵守诊治各种精神疾病的特殊要求。尊重患者的人格，保障患者的合法权益，才能最终达到帮助患者解除病痛，促进其身心康复的目的。

一、精神科护理的特殊性

由于精神疾病的特殊，精神科患者有别于其他躯体疾病的患者。从古至今，精神科患者常常会遭到社会的歧视与偏见。因此，在精神科的护理实践当中，患者更需要理解与人性的关注。不能把医病简单地看作是治疗疾病，而更要把患者当作整体的人去对待。护理工作也由单纯的看管，发展为科学的护理，人性化的护理，也由此推动了精神科护理成为一门学科。

精神科的护理特点是人性的和人道的。一些精神病患者，由于他们丧失了自我控制与约束能力，常常需要对他们进行封闭式管理，一定程度上是对他们的保护，患者会产生反感，同时也不利于护患关系的发展。有些患者个人生活自理能力较差，基本的生理需求减弱，有时甚至拒绝进食与服药。为保证正常的营养与治疗，护理人员只能强迫其进食、服药，给他们喂药、喂饭，有时甚至需要插鼻饲进食。有些患者兴奋躁动时难以管理，可能会将其防护到床上。这些管理方法往往使患者出现愤怒或不满，对家人述说委屈，并且产生对工作人员的敌对情绪，不利于护患关系的发展。由于活动受限，与外界交往较少，当他们重返社会时往往不适应，这使他们产生较大的心理压力，不利于患者的身心康复。

所以，在对精神科患者的护理过程中开展丰富多彩的活动，根据患者的病情尽可能地满足其兴趣及爱好，既能愉悦患者的心情，还能排解住院期间的寂寞感，提高患者的信心，有助于疾病的康复。由此，目前很多精神科病房的管理也由封闭式模式趋于开放与封闭结合的管理模式。

二、精神科护理伦理的基本原则

（一）不伤害原则

《中华护理学辞典》中对"不伤害原则"的定义是：临床诊治过程中不使患者受到不应有的伤害的伦理原则。不伤害原则在精神科护理中有两个指向：一是不要伤害患者本人利益，二是不要伤害社会和他人的利益。精神科患者一旦发病，他的伤害往往指向对自己的伤害或对他人的伤害、社会的伤害，所以，对精神科患者进行性强制性干预，既能维护患者的利益，减少对患者自身的伤害，同时也能避免伤害他人与社会的利益。从后果论的代价与收益分析，对精神科患者的强制性干预符合不伤害原则的伦理精神，具有道德意义。不伤害原则对精神科护理人员的要求有以下几个方面。

1. 不滥用护理措施

实施临床护理措施时，时刻以患者利益为最高标准，处处为患者着想，坚决杜绝以护理人员个人利益为目的的护理行为。

2. 注重伤害评估

在实施护理措施之前，注重对护理措施可能给患者实施的伤害评估，从而尽可能选择在满足治疗需求的前提下，给患者带来伤害最小而利益最大的护理措施。

3. 重视患者的愿望

精神障碍患者具有特殊性，其在疾病影响下提出的某些要求可能不具现实性，护理人员对此应进行细心评估，对患者的合理愿望要尽量满足，对不合理要求应进行耐心解释，取得其理解。

4. 提供最佳护理服务

精神障碍患者普遍存在不承认患病，不配合治疗等问题，精神科护理人员应不断提高个人的专业知识和技能，培养慎独精神和认真负责的态度，加强自身处理各类患者及各类突发情况的能力，避免由个人能力不足或责任心不够而导致的各类伤害事件发生。

（二）尊重原则

尊重指的是完全尊重某人或某物的价值。在医疗护理领域，对患者进行治疗时能够对其个人生活史、价值观和人生目标给予真正的关怀和关注是表达尊重的具体体现。尊重本应是双向的，但精神障碍的特殊性导致精神科护理工作中的尊重更加强调护理人员对患者的尊重，尤其凸显的问题是封闭式病房管理模式以及强制治疗存在的护理伦理问题。精神科患者受病情影响，其民事行为能力受到一定的削弱，但其基本的人权，如名誉权、隐私权、知情与选择权仍应得到尊重与有效保障。尊重精神科患者的人格与权利是精神科护理人员应当遵循的首要的伦理道德规范。

护理工作作为医疗工作的一个组成部分，其出发点不仅仅在于"治病"，更在于"救人"。

注意倾听患者的陈述，满足其正当要求。精神科患者在接受强制性治疗时，也可能存在一些正常的精神活动，提出一些正常或较正常的意见和正当要求。护理工作者应该随时倾听，尊重患者的正常意见，满足其正当要求。尤其要注意尊重患者的知情同意权，在进行一些特殊处置时，与患者沟通，进行必要的告知与知情是必需的。对患者或家属在治疗上提供更多的知情同意，让患者或家属了解患者的病情和治疗情况，特殊的治疗，如电抽搐治疗等要求家属或患者签字同意，将一些药物的问题介绍给家属和患者，力求他们在治疗上的配合。然而，精神科患者缺乏自知力，对护理过程中的知情同意不具备正确的决定能力，但不能因为其没有民事行为能力，就忽视知情同意的问题。有时需要由其合法代理人来签署知情同意书，待患者的行为能力恢复后还需直接告知患者本人。在精神科封闭病房，没有患者的监护人陪伴在身边，患者难以对自己的治疗和护理行为自主地作出决定。但开放病房有家属陪护，护理人员就有义务提供建议。

(三)公正原则

公正原则既强调宏观与微观医疗资源的公正分配，同时也是要通过医疗保障制度和医疗救助制度对弱势群体进行制度性救助，使他们能享受和谐社会的成果。精神科患者作为弱势群体的一类，社会有责任对他们实行救助，这种救助既包括物质利益的帮助，也包括医疗救助。护理是医疗的重要组成部分，护理人员应对有相同护理需求的患者提供相同的护理待遇。平等对待患者是建立良好护患关系的基本前提，也是对护理人员职业道德最基本的要求。

目前社会上对精神障碍的认识有较大偏颇，对精神障碍患者普遍存在各种歧视。事实上，虽然精神障碍患者在疾病影响下可能出现古怪言行、暴力、冲动、肇事、肇祸等危险行为，但他们长期遭受疾病折磨，自身及其家庭承受着身体、心理、经济等各方面的压力，尤其需要来自外界的关怀。精神科护理人员在与他们接触过程中应该给予充分的尊重，让他们体会到护理人员带来的温暖。

公平分配医疗资源是对护理人员公正性的另一个要求。医疗资源紧缺是个世界性的问题，我国医疗资源整体上严重不足，同时还存在着配置不均的问题。护理人员作为医疗资源配置者之一，应该积极参与医疗资源配置，在提供护理服务过程中应该把形式的公正与内容的公正统一起来，尤其在涉及稀有资源分配时要充分考虑医学标准、社会价值标准、家庭标准等各方面，尽量实现公平。在精神科护理工作中，公平性时常受到挑战并常与其他伦理准则相冲突。如满足某一位患者的特殊需求虽符合尊重患者自主权的原则，但是却违背了公平利用卫生资源的原则。因此，护理人员应该根据具体情况进行综合平衡，找到符合实际情况的合理方案。

(四)自主原则

自主权，又称自我决定权，是在不受外在拘束的状态下自我判断、自我选择、自我决定的权利，是社会中每一个独立的个体或个人所享有的基本权利。医疗自主权涉及患者生命价值和人格尊严。医疗自主权有广义、狭义之分，广义的医疗自主权指患者选择医疗机构和医生、转诊和转院、接不接受医疗服务、接受何种医疗诊治的权利。狭义的医疗自主权指患者对是否接受诊断、用药或进行手术、特殊治疗和检查及其方案与范围拒绝或同意的权利。精神障碍不同于身体器官的器质性病变，是一种特殊的疾病，精神障碍患者大多存在情感、意识以及行为等方面的障碍，其行为和自主性受到一定程度上的影响，使其医疗自主权的行使不同于普通患者。同时，精神疾病的治疗方式也具有特殊性，如患者的住院多采取强制的方式，疾病的治疗多会采取一些特殊的侵入性治疗，患者在发病期间往往会被限制自由或采取隔离措施，对于患者提出的针对精神疾病以外的治疗要求（如终止妊娠、撤回治疗设施）更是易被置之不理或擅自处置，这些治疗方式如果不予以规范，随时可能会被滥用，患者的合法权益极易受到侵犯。因此，精神障碍患者的医疗自主权亟需重视。

尊重患者的自主权是精神科护理伦理中的重要原则，尊重自主权的先决条件是患者必须自己有能力可以作决定。精神障碍患者往往存在认知、情感、意志、行为等方面的障碍，个人的行为能力和自主性会受到不同程度的影响。这就导致护理人员在尊重患者自主性的过程中表现出不同于一般患者的特殊性。首先，要在坚持公正原则的前提下，对患者的行为能力和自主性进行及时评估，评估时除了从患者自身角度全面收集资料外，还要充分与患者家属进行沟通，注意信息真伪的鉴别，尽量保证信息的真实性，综合考虑各方面因素后，力争作出最公正的判断。

（五）保密原则

隐私保密是指患者在私下所讲和所写的信息，如果未经口头或书面的许可，有不得被外界知晓的权利。保密原则是医务工作中的一项重要的伦理原则，未经患者或者其监护人的许可，医护人员不得公开信息给其他个人或团体。

保密是建立护患信任的核心，精神障碍患者对个人患病信息非常敏感，一旦泄露可能会给患者造成非常严重的影响。因此，如果在临床护理工作中做不到保密，患者将不会向护理人员提供真实、准确与全面的信息，导致治疗护理工作难以进行。另外，不恰当地公开患者信息还会触犯我国法律中有关医护人员有责任保证患者信息得到有效保护以免被公开的规定。保密原则还要求护理人员即使在依法需要提供患者信息的情况下也要最大程度上对患者信息进行保密，仅提供与法律需要相关的内容，对与之无关的部分仍要进行保密。在临床护理工作中，因学术交流等需要，在书籍、杂志等出版物或者影视宣传资料中公开患者的病情资料时，应当隐去能够识别该精神疾病患者身份的资料。如果患者的身份无法被充分地掩饰，则必须得到该患者或者其代理人的同意。否则一旦文章中的对象被识别，就有可能面临法律诉讼和道德谴责。另外，精神障碍患者可能有冲动、攻击行为，护理人员有责任向可能的受害人进行告知，但告知的内容也应仅限于患者可能的行为本身，而不是其疾病的全部。

三、精神科护理工作中常见的伦理问题

（一）精神障碍患者非自愿收治的问题

现代精神卫生服务源于救济院、精神病院等收容性机构。非自愿入院与治疗也因此贯穿于现代精神医学的整个发展历史进程中，成为临床精神医学非常独特而且重要的一个组成部分。非自愿住院是我国精神疾病患者主要的入院方式。我国 2013 年颁布的《精神卫生法》中第三十条规定："精神障碍的住院治疗实行自愿原则。"这表明，精神障碍患者的住院治疗与其他疾病的住院治疗一样，原则上都要根据患者的意愿进行，这是知情同意原则在精神障碍

患者住院治疗上的体现。

医疗机构应该尊重患者本人意愿,不得强迫。从这个角度上讲,非自愿住院明显违背了尊重患者自主性和为患者谋利益的伦理原则。但是重型精神障碍患者往往缺乏自知力,对自身健康状况或外界客观现实不能完整认知,存在严重的自杀、自伤、伤人等行为或潜在风险,这类患者如不能及时住院治疗就有可能发生不利于患者本人或他人的严重后果。因此,盲目依从患者自身的自愿治疗意愿可能在伦理上也是不合理的。

医护人员在处理该问题时,面临两个困境:一是有利原则和尊重个体自主原则的矛盾;二是社会公共安全和个人自由权力的矛盾。为此,《精神卫生法》中也明确提出"诊断结论、病情评估表明,就诊者为严重精神障碍患者并有下列情形之一的,应当对其实施住院治疗。

(1)已经发生伤害自身的行为,或者有伤害自身的危险的。

(2)已经发生伤害他人安全的行为,或者有伤害他人安全的危险的。

精神科医护人员必须严格遵守该项规定,避免非自愿住院治疗被滥用,最大程度上维护患者的合法权益,同时也避免不利于自身的纠纷甚至违法事件出现。该项规定同时也要求在使用非自愿住院原则时必须协调与平衡患者的权益、公共安全以及患者的治疗需要三者之间的关系。

(二)监护人代理的伦理问题

在实践中,监护人代理决定的地位远比患者自主决定的地位要高得多,医生在诊疗过程中往往更看重监护人的意见和决定,而忽视对患者进行告知和征求同意。一方面,当精神疾病患者没有民事行为能力或限制民事行为能力时,需要监护人的代理。但是,行为能力不能用简单的有或无来判断。在发病时丧失了行为能力的患者,其行为能力也会随着疾病的治疗逐渐得到部分或全部恢复。我国《民法通则》虽然规定了无(或限制)民事行为能力精神疾病患者的监护人包括患者亲属、民政部门等,但同时规定确立当事人为无(或限制)民事行为能力必须按民事诉讼法规定的特别程序,经人民法院宣告才能成立。而在实践中,医院往往无法判断被送治人是否经由法院宣告其为无(或限制)行为能力,更无法有效甄别其监护人的身份。知情同意是一个连续的过程,应该贯穿于整个医疗护理行为的过程之中,当患者的行为能力得到部分或全部恢复后,仍然忽视对患者实施知情同意,就侵犯了患者的自主权。另一方面,对患者隐瞒有关疾病的信息既是家属的要求也是保护患者的需要,以免如实告知引起患者病情加重或恶化。

然而,这样的行为却影响了医患之间信任关系的建立,有时可能会进一步加重患者的心理负担和抵触情绪,甚至导致患者做出各种不配合治疗的行为,如出走、攻击医护人员等。

(三)干涉权界定不清

世界精神病学会关于职业伦理标准的《马德里宣言》中明确提出,在(精神疾病患者)治疗过程中,患者应被看作是具有同等权力的伙伴。精神科医生和患者间的关系必须建立在相互信任和尊重的基础上,患者应能够自由地、知情地作决定。而实践中,由于精神科医生拥有对精神患者的医疗干涉权,可能因为干涉权的界定不清,无限度扩张而超出一般的伦理限度。如被强制收治的疑似精神疾病患者常被医院认定为认知功能差而被剥夺了知情同意权,使其人身权利遭受侵犯。

此外,《马德基宣言》还提出,精神科医生在评估时,有责任首先向被评估者进行解释和提出建议。而在国内大多数医院强制收治实践中,往往仅限于与送治者交流。当事人一旦被送入精神病医院,就被视为精神疾病患者,所做的辩解甚至被作为诊断精神病的依据,严重侵害了被送治者的知情权。

第二节 肿瘤科护理伦理

肿瘤是人体内不受正常生理机制调节并破坏正常组织和器官的一种新生物,依据肿瘤对人体的影响,可将其分为良性肿瘤和恶性肿瘤两种。其中恶性肿瘤又称癌症,是威胁人类身体健康和生命安全的主要疾病之一,不但病因尚不清楚,早期诊断也存在着较大困难,其治疗更是当前医学界尚未解决的难题。目前,我国每年约有 160 万新发病癌症患者,并有 130 万癌症患者死亡。根据中国统计年鉴,癌症的病死率在我国城市和乡村居首位,给家庭和社会带来沉重负担。

一、肿瘤患者的心理反应及特点

(一)肿瘤患者的正常心理反应和调节过程

现代医学诊疗技术的进步使癌症患者的 5 年生存率得到了明显提高,但是癌症威胁人类生命的本质依然没有改变,使得许多癌症患者在得知自己的癌症诊断后,不可避免地会经历心理上的震惊、恐惧、焦虑、悲痛和抑郁等强烈的情绪反应和心理上的痛苦阶段。患者的心理反应和调节过程一般会经历最初反应期、烦躁不安期和适应期。最初反应期表现为震惊、怀疑、否认、绝望,维持时间常小于 1 周;烦躁不安期表现为焦虑、抑郁、无助、无望、自责、悲伤、失眠、食欲不振、无法集中注意力、日常生活被打乱等,持续时间为 1~2 周;适应期表现为能冷静地面对现实,接受新信息、配合治疗,会利用不同的应对方式和应对策略处理面临的问题。

(二)肿瘤患者异常的情绪反应

癌症患者在疾病诊断和治疗过程中会出现一些正常的适应性反应,如关心与诊断有关的信息,担心患癌后可能出现的疼痛或死亡,害怕诊断或治疗带来的不良反应,担心复发或转移,轻度焦虑和抑郁,积极寻求新的治疗信息等。有些患者会出现适应不良性反应,如"类癌症状"(怀疑任何一个症状或体征都是癌症复发或转移的表现),认为自己必死无疑而放弃治疗,出现严重的治疗后焦虑,易激怒和抑郁,拖延手术而去寻找医学以外的其他治疗手段等。有些患者甚至可能由于不能有效地应对而出现各种异常的情绪反应,表现为完全否认自己的癌症诊断而拒绝治疗,出现严重的焦虑或抑郁,出现人格障碍,甚至会在诊断后的 2~3 个月内逐渐发展成为情感障碍,这无疑会增加患者心理上的痛苦。国内外的统计结果均显示,将近 50% 的癌症患者没有出现明显的精神病学症状,30% 的患者会出现调节性反应(如焦虑、抑郁),通常会逐渐地自动好转,但是有 20% 的患者会发展成为一种典型的情感障碍,最常见的是出现严重焦虑、抑郁以及精神障碍。

（三）肿瘤患者在治疗、复发和临终阶段的情绪反应

手术常常使患者产生恐惧和丧失身体一部分的感觉。不适应的反应包括：回避、寻求其他治疗方法、术后反应性抑郁、严重且延长的术后伤害反应。化疗可能引起预期性焦虑、恶心和体像的改变，但精神错乱、器质性脑综合征和孤独引发的心理失衡是不正常的化疗反应。放疗可以引起患者对被遗弃、对机器设备和不良反应的恐惧，如果这种反应很严重，就可能出现类精神病样的反应，如妄想和幻觉。癌症患者对复发的心理反应类似于诊断阶段。如果治疗失败，患者对治疗的信任感会明显降低。在临终阶段，患者常常意识到病情的恶化和不可逆转，最常见的心理反应是恐惧，害怕被医护人员遗弃，害怕丧失身体功能和尊严，害怕疼痛，放心不下家人和未完成的事业。

（四）肿瘤患者的心理困扰和心理调适

不论是手术、化疗，还是放疗，对癌症治疗过程中所伴随的不良反应会给患者带来躯体上（如疼痛、化疗引起的恶心呕吐、疲乏、免疫功能下降等）和心理上的极大痛苦，常可构成暂时或持久的心理冲击，影响患者的生存质量。所以，患者在诊断、治疗、康复或恶化的整个病程中时常经历着与担心治疗效果不佳、害怕病情恶化、担心复发和恐惧死亡的心理痛苦，统称为心理困扰（psychological distress）。2007 年，美国国家综合癌症网络（National Comprehensive Cancer Network，NCCN）出台的心理困扰实践指南将心理困扰定义为：心理困扰是一种多种原因引起的心理、社会或精神方面不愉快的情感体验。它可以影响患者应对疾病的能力以及疾病的临床表现和治疗。癌症患者在患病过程中经常处于心理应激和情绪波动状态，需要经常性地进行心理调适以适应变化着的疾病现实，简称为"心理调适"。心理调适不良可以导致患者住院时间延长、反复住院、依从性差、适应不良的应对行为等一系列问题，影响患者的康复及其生活质量和生存率。因此，给癌症患者提供相应的心理社会关怀对于他们的心理调适过程是非常有帮助的。

二、肿瘤患者护理的关键

（一）正确与肿瘤患者进行语言沟通

语言是一种直接和有效的沟通方式，可以给癌症患者提供情感支持。护士要了解癌症患者爱听和不爱听的话。通过恰当的语言给予患者最大限度的支持和鼓励，并尽量减少语言沟通上的失误。

（二）正确回答敏感或难以回答的问题

癌症患者经常问的一些问题是很难回答的，那些问题可能是与诊断、预后和治疗效果有关的一些问题。当问题被间接询问时更难回答，因为医护人员需要探讨线索确认患者到底在问什么，患者想要知道什么。如患者很少会直接问："护士，我快要死了吗？"而是问："我觉得我的情况不太好，是不是呀？"或者"我姐姐也得了这种病，她死了。"或者更直接一点地问："我觉得我过不了这一关了，你说是吗？"这些相似的问题清楚地表明患者想到了死亡。

有关诊断和治疗的问题同样是很难回答的，因为人们通常在潜意识里仍然认为癌症等于

死亡，认为癌症的治疗会引起一系列更复杂的问题，伴随着一系列痛苦的身心经历。处理这类问题的有效方法首先是确定患者在问什么问题，为什么他要问这个问题，患者是否真的想知道答案，对于患者目前的病情或者现状，他有什么想法等。过早的安慰、虚假的保证，或者指责患者对于所接受的医疗和护理缺乏信心都是没有用的。

当护士遇到难以回答的问题时，一个合适的方法是不直接回答患者的问题。实际上，患者也并不一定想要知道这个答案。有些患者一旦问了某个问题以后，也会后悔不应该问这个问题，因为他自己并不想知道问题的真正答案。总之，处理难以回答的问题时，远不是简单地决定告诉或者不告诉患者的问题，而应该是基于满足患者表达的想要得到哪些信息的需求，然后根据患者目前的知识水平和想法满足患者的需要。

(三)正确告诉患者坏消息

在肿瘤专科医院，绝大多数癌症患者会通过不同途径得知自己的癌症诊断。北京一所肿瘤专科医院的一项调查结果显示，在289位住院治疗的化疗和放疗患者中，有73.7%的癌症患者对自己的诊断和病情完全了解；71.3%的患者在诊断后的一周内知道了自己的诊断。在这些癌症患者中，54.3%的化疗患者首先是从家属那里知道了自己的癌症诊断，然后在医生那里得到了证实；而49.4%的放疗患者是由医生直接告知诊断的，因为放疗期间需要患者与医生的密切配合。

病情告知不只是简单的告诉与不告诉的问题，而是一件涉及伦理原则和工作方式方法的比较复杂的事情，它包括应该告诉谁以及如何告诉的问题。而且，不同的患者及其家属对病情告知持有不同的态度。即使有些患者不想直接被告知癌症诊断，其也可能希望通过其他间接的途径得知诊断，例如，通过一种间接的、委婉的或者非语言的暗示方式得知诊断。因此，医护人员应该尊重患者及其家属对病情告知的意愿，以减轻患者的心理压力，增加患者的治疗依从性，力求获得比较满意的治疗效果和患者满意度。

(四)正确护理悲伤的患者

例如护士正在巡视病房，发现一位老年女性患者正坐在床上伤心地落泪，最具同感心的方式是先考虑患者的心理问题，让她把心里话说出来。因此，可能会问："您看起来有点伤心。"并且递给她一个纸巾。然后，坐在患者床边的椅子上，跟患者在同一高度水平上，眼睛看着患者，准备使用主动的倾听技巧。也可以使用触摸，如一只手放在患者的手或者胳膊上，说："您怎么啦？您为什么哭啊？"或者问："您为什么伤心啊？"接着，给患者一个微笑，给患者传递一个信息——"我是一个倾听者，您可以向我倾诉。"尽管不能做任何事情来改变患者的处境，但是对患者的关心可以帮助她感觉好起来。通过让她有机会把自己的内心感受哭诉出来，她的心理压力就会得到释放。患者也会感受到你很关心她，愿意花时间听她讲述自己的情况，而且理解她的处境。

当一个人处于极度悲伤和情感痛苦的时候，要让患者使用自己的发泄方式宣泄悲伤情绪，即允许他发泄和哭泣，表示理解他和接受他，以便使患者的悲伤情绪能够得到宣泄。在患者处于情绪比较激动的悲伤情况下，试图与患者交谈，一般情况下是不能奏效的，因为语言不足以减轻患者内心非常不舒服的感觉和严重的情感痛苦。但是，一旦患者的情绪发泄出来了，患者就会平静下来，愿意跟别人谈论这件事情。在护士或者别人的帮助下，患者能够开始思考自己的问题以及下一步的行动。

(五)正确照顾濒临死亡癌症患者的家属

许多濒临死亡的患者诉说他们最大的恐惧是害怕孤独地死去,他们想要家属的陪伴。因此,在患者濒临死亡时,让家属陪伴着患者有助于患者平静地接受死亡。对于家属,在患者生命的最后阶段能够陪伴在患者床旁,将有助于他们度过丧失亲人后的悲伤阶段。但是,医院的探视制度一般不允许有太多的家属探视或者陪伴,这样,家属可能会失去与临终患者在一起的最后机会。所以,鼓励最亲密的家属与患者呆在一起,在患者的死亡过程中,即使患者处于昏睡状态,也可以鼓励家属尽可能多地给患者一些触摸和谈话。如果家属愿意的话也可以让家属尽可能多地亲自给患者一些照顾,以尽孝道。

主动倾听和鼓励患者表达他们的感受,让患者和家属知道护士对他们很关心,可以随时提供帮助。允许患者对某些事情作出选择,尽量提供措施保持患者身体上的舒适,减轻患者临终状态时的躯体痛苦,让患者尽量平静而安详地去世。同时,也应该尽量为家属照顾和陪伴患者提供方便,并给家属一些心理支持。

三、肿瘤科护士的伦理要求

(一)具备娴熟的操作技能及广阔的知识面

肿瘤患者一般经历手术后,或是反复放疗、化疗,其体质虚弱,再加之心灵上的伤痛,因此,需要护士具备娴熟的操作技能,各种操作要求尽可能一次性成功,而不能由于护士的操作水平较低再增加患者的身心痛苦。很常见的例子便是血管穿刺,多种原因导致的肿瘤科患者外周血管条件差已是既定的事实,护士需练就高超的穿刺水平,争取一针见血,以减轻患者的痛苦。各种引流管的安置也是如此,力争一次到位。肿瘤作为一门学科,起步虽然较晚,但发展很快,肿瘤护理同样如此。为减轻患者每日穿刺的痛苦,多途径静脉置管技术日趋成熟,肿瘤科护士需尽早掌握这门技术,并熟练应用于临床。肿瘤的转移性特点,决定了肿瘤科患者临床表现的复杂性和多样性,因此,要求护士掌握临床多学科、多专业的知识,以便在病情观察和处理上应用自如。如肿瘤转移至腹部引起肠梗阻,护士需了解肠梗阻的临床表现有哪些、基本的处理方法等。另外,在肿瘤的发生、发展、变化及治疗的整个过程中,会涉及社会学、心理学、营养学、康复学、病理学等学科知识,因此,护士需对这些学科的知识有所掌握,才能更好地胜任肿瘤护理工作。

(二)具备健康的心理素质及良好的沟通能力

在肿瘤的治疗过程中,患者往往会出现脱发、呕吐、大小便失禁、肿瘤坏死溃烂等,护士应用科学的态度来认识和看待,视患者为亲人,给予真诚的关怀和帮助。肿瘤患者的死亡对护士来说也是恶性刺激,护士往往伤心难过,要求护士应以科学的态度看待人的生老病死。癌症给人以巨大的精神压力,往往与死亡联系在一起,不仅影响患者正常的生活,也影响其家庭;不仅破坏正常机体功能,也造成形象改变及在家庭社会中角色的转变。因此,患者恐惧、悲观、绝望,从而不言不语,拒绝交流,甚至有自杀的念头。此时,需要护士利用自己良好的沟通能力主动与患者交流,树立其战胜癌症的信心,即使在晚期阶段,也应让患者有正确的人生态度，从而安宁地走完人生。

(三)具备强烈的责任感和慎独精神

南丁格尔曾讲过，"护理工作的对象不是冷冰冰的石头、木头和纸片，而是有热血、有生命的人"。肿瘤患者同样是人，不管他是穷人，还是富人，不管他的生存期还有多久，护士都要恪尽职守、尽心尽力，哪怕抢救不一定成功，也要尽到自己的道德责任，怀着强烈的职业责任感做好每一件事，全力解除患者心理、躯体的不适。"慎独"是在无人监督的情况下，仍能坚持道德信念，自觉遵守原则和规范，不做任何违反道德原则的事。这是医护人员必须具备的道德素质。在肿瘤科所使用的药品大多价格昂贵、剂量少，在配制及注射过程中，要注意将药物抽吸完全，所使用的注射器要选择死腔量小的注射器，以减少浪费；贵重药品，例如人血白蛋白注射液，输完后应用0.9%的氯化钠注射液冲洗整个管路系统；部分药品按要求保存在冰箱内；不管患者生存期还有多久，该完成的基础护理仍然要完成。这些慎独行为，无论有无人监督，护士均应养成良好的道德习惯。

(四)严格遵守保密制度和实行人道主义

绝大多数患者通过思想斗争最后都能正视自己的病情，从而以顽强的毅力配合治疗。但少数患者心理承受能力差，不愿正视自己的病情，一旦得知自己患病的消息，可能会导致自杀等极端行为。因此，护士应严格向患者及家属以外的第三方保守患者的患病秘密，并且在完成治疗及护理的过程中，也应避免将信息透露出去。在对肿瘤患者的全程服务中，特别是在终末期服务中，要特别体现人道主义，提供患者和家属所需的各种合理的服务。在护理思维模式上，要改变仅以治疗为目的的护理技术服务模式；要提倡以患者的需要为目的的服务模式，甚至以家属的需要为目的的服务模式。有的需要在护理看来是不可思议，甚至与护理无关，但也是患者的一种需要，也应予以满足。

四、肿瘤护理工作中面临的伦理困惑

(一)生命价值论与患者家属要求的矛盾

护理道德基本原则之一的生命价值原则，在承认尊重人的生命的同时，提出了生命的价值问题。认为生命并不是绝对神圣的，人类生命的本身是可以用价值来衡量的。就某患者而言，其生命价值与社会需要、医疗需要、生命质量、治愈率、预期寿命成正比，而与维持其生命所需代价成反比。而在实际临床护理工作中，绝大部分患者家属在面对临终状态已救治无望的患者时，仍然要求积极抢救，稍有怠慢，便会发生纠纷。因此，医护人员为避免纠纷，仍然积极抢救，直至家属提出放弃才得以停止。对此，医护人员显得无所适从。

(二)利益与伤害的矛盾

有利无伤原则是指医疗行为的动机与结果均应对患者有利，同时又应该避免对患者的伤害，实现有利与无伤的统一。而在护理工作中某些护理行为对患者的有利作用与伤害作用相均衡，难以确定利弊关系。比如失去活动能力的危重患者，为防止压疮发生，需要被动翻身，而在此时为患者翻身有可能带来病情改变，但不翻身又可能导致压疮的发生，从而让患者承受压疮之痛。另外，给经济困难的患者使用发疱类化疗药物，而患者外周血管条件又很差时，由于经济困难，难以承受静脉置管之经济负担，不置管而又可能承受药物渗漏之痛苦。此时，护士往往难以决断。

（三）人性化与现行规章制度的矛盾

病室管理制度要求病房保持规格化，用物放置整齐规范。而实际工作中，临终肿瘤患者由于疼痛、呕吐、腹胀等诸多不适，用物多而杂乱，床单元也无法按要求保持整洁。护士如果给予干预，可能就会引发纠纷。

第三节　传染科护理伦理

传染病（infections disease）是由各种病原体引起的能在人与人、动物与动物或人与动物之间相互传播的一类疾病。病原体中大部分是微生物，小部分为寄生虫，寄生虫引起者又称为寄生虫病。中国目前的法定传染病有甲、乙、丙3类，共39种，其特点是有病原体，有传染性、流行性和季节性，感染后常有免疫性。因传染病能在人群中连续传播，造成流行，甚至危害人民健康，威胁社会的安定，导致传染病患者内心极其痛苦。因此，在防治传染病的过程中，护理人员肩负重大责任，承担巨大风险，必须具备特殊的伦理道德。

一、传染病患者的护理特点

（一）消毒隔离要求严格

传染病具有传染性、流行性的特点，若不进行严格消毒和隔离，会伤害到医护人员自身的健康，也会对社会造成巨大伤害。传染区是各类传染病集中的场所，每个患者都是传染源。为了降低传染病的传播和流行，护理人员必须采取各种措施控制传染源，切断传播途径，保护易感人群，强化无菌意识和预防观念，严格执行消毒隔离制度，对病室的环境、患者随身携带的衣物、患者的分泌物及排泄物、患者用过的医疗器具都应严格消毒，同时必须严格探视制度，防止交叉感染和疾病的扩散。

（二）心理护理要求高

传染病患者的心理压力复杂多变，尤其是实施三级防护措施的隔离患者，心理问题尤为突出，常见的有罪恶感——担心自己的疾病传染给亲人；孤独感——不能常与亲人见面而感到孤独；自卑感——担心别人看不起自己；失望感——担心别人不愿和自己接触；不安全感——担心自己再次受到别的患者的传染；以及由于被隔离而产生的被限制感和无所谓感等。不同年龄、性别、职业、家庭、经济、性格、病情等的患者又有不同的个性心理表现。因此，护理人员要细心观察，充分理解患者的情感体验，努力帮助患者减轻心理负担，增强战胜疾病的信心。

（三）时间观念要求强

传染病具有传染性、暴发性、流行性的特点，尤其是急性传染病，来势凶，发展快，如不能及时发现和治疗,病情可能会恶化,甚至导致患者死亡,同时,疫情也会迅速蔓延,波及大范围人群,产生严重的后果。所以及时发现、及时隔离、及时救治、及时报告疫情,有效地控制和治疗传染病,才能使危害降到最低限度。

(四)控制和预防责任重

在传染病护理中,护理人员不仅要对患者负责,而且要对自己、他人和整个社会负责。传染病护理工作要求护理人员必须严格执行各项规章制度,对所有疫情和传染源,要及时上报;严格控制传染源,防止造成大面积的院内感染,从而引起传染病的暴发流行,甚至危害社会;通过示范宣教等形式向患者、亲属和社会展开传染病的预防保健教育,以促进全社会的卫生保健意识。

二、传染病护理中的常见伦理冲突

(一)有利原则与不伤害之间的冲突

传染病护理主要是为患者提供各种服务,促使其感受到来自临床的人文关怀。并且在护理工作中应注重满足不伤害义务要求,尽量避免产生可能引起患者身心受到伤害的行为。但是实际工作中由于医护资源的短缺,使得细节方面的护理工作并未落实到位,常常没有重视传染病患者的主观心理感受,从而诱发伦理冲突。

(二)患者尊重与疾病强制手段之间的冲突

传染病具有较强的传染性与危害性,因此在护理工作中必须对部分患者作出强制性的约束行为,而此种行为不可避免地会对其人格以及人权带来侵犯,在传染病患者无法理解的情况下极易出现伦理冲突。

(三)个人利益与集体权益之间的冲突

传染病对整个社会带来的不良影响已经得到了各界的共识,所以社会公众为了自身健康往往会要求对严重的传染性疾病进行披露,防止疾病进一步扩散。但是对于传染病患者而言,其自身同样拥有着隐私不受侵犯的权利。而目前我国卫生医疗机构管理缺乏强有力的管理机制,继而界定传染病是否可以超越患者个人隐私权利进行公布于众的标准。

三、一般传染病患者护理的伦理要求

因为传染病患者具有传染性,心理问题多,由此引发的社会问题也比较多,给传染病患者的护理工作提出了特殊的职业要求。

(一)爱岗敬业、无私奉献

传染病的典型特点是传染性和流行性,传染科的护理人员在观察病情、常规护理、抢救患者等过程中,很容易接触到患者具有传染性的分泌物、呕吐物和排泄物,从而使受感染的机会增多。因此护理人员要乐于奉献,爱岗敬业,以严谨科学的态度对待工作,尊重患者;严格执行消毒隔离制度,注意自身防护,避免交叉感染;一切以患者的健康为第一原则,努力树立无私奉献的大爱精神。保护生命、减轻病痛和促进康复是护士的基本职责，没有护理人员无私奉献的精心护理，就没有传染病患者的好转与康复，也没有社会的安宁与稳定。那种只顾个人利益，只考虑个人安危，而置患者于不顾的行为，是缺乏职业道德和社会责任感的表现，不是一名"白衣天使"应有的作为。

2003 年在抢救 SARS 患者的时候，有多名护士因受到感染而牺牲在岗位上，她们有强烈的社会责任感和使命感，她们以自己高尚的职业道德赢得了全社会的尊重，也换来了抗击 SARS 的胜利。因此，护理人员要培养爱岗敬业的奉献精神，全心全意为患者进行人道主义服务，才能胜任这一岗位，才能促进患者的康复、维护社会上更多人的健康。

（二）预防为主，社会负责

预防传染病的发生，控制其发展流行，具有重大的社会意义，也是传染病护理的道德要求。"预防为主"是我国卫生事业的既定政策，更是传染病预防工作的基本方针，也是广大传染病护理工作者的社会责任。

历史上，我国或是世界上其他国家的传染病大流行都曾造成过重大的人员伤亡和经济财产损失，给社会发展带来了严重的后果。中华人民共和国成立后，党和政府十分重视传染病的防治工作。由于贯彻"预防为主"的方针，鼠疫、天花等烈性传染病迅速消失。其他如白喉、麻疹、流行性脑脊髓膜炎等多种传染病已经得到有效控制。即使某些传染病未得到完全的控制和消灭，其发病率和病死率也均有明显的下降。但是护理人员必须清醒地认识到，我国传染病发病率还比较高，有些严重的传染病，如霍乱、病毒性肝炎等时有暴发流行，血吸虫病、肺结核发病率有明显回升，性传播疾病死灰复燃，尤其艾滋病传播蔓延。可见传染病防治工作任重道远，护理人员除了做好传染病的治疗和护理工作外，还要与社会有关部门和人员配合，做好传染病的预防工作。

（三）严格执行消毒隔离制度

消毒隔离是传染病护理工作的重要内容。护理人员在治疗和护理传染病患者的同时，还要控制传染源、切断传播途径、保护易感人群。护理人员要严格执行消毒隔离制度，防止交叉感染。

首先，护理人员要根据消毒隔离制度，对各类患者进行隔离治疗，对可疑患者进行隔离观察，将其活动限制在一定范围内。这虽然限制了患者的行动自由，但是很好地避免了传染病的扩散传播，这种限制是必要的，也是符合道德要求的。需要护理人员特别注意的是，这种隔离制度只是为了防治疾病传播而限制患者与外界的接触，绝不能有对患者思想上的歧视和生活上的为难。相反，因为患者在隔离的治疗环境下会产生各种心理问题，护理人员应给予患者更多的同情和关怀，以解除其身心痛苦。

其次，护理人员要严格按照卫生标准做好物品的消毒工作，对可以再利用的物品要彻底地消毒后再使用，对这种污染物、废弃物、排泄物，要进行严格的消毒方可丢弃或焚毁，防止污染环境。任何粗心大意、简化规程、违章操作的行为造成传染病在医院内交叉感染或向院外扩散蔓延都是要严肃批评和处理的。

（四）认真执行疫情报告制度

对于传染病，一旦发现传染病患者、疑似患者或者病原体携带者，除根据患者的具体情况采取防治和护理措施外，还必须迅速、准确地填写传染病报告卡，及时向医疗保健和防疫机构进行疫情报告。防止迟报、漏报、错报，绝不允许隐瞒和谎报疫情。

（五）普及卫生知识，加强健康宣教

传染病传播性强，危害大，不仅需要医护人员采取各种措施防病治病，还需要人们更多地了解与传染病相关的防治知识。因此护理人员不仅要做好传染病医院里的各项工作，还要从患者的利益出发，从社会公共利益出发，采取各种形式，积极开展传染病防治的宣传教育，让人们了解传染病防治的基本知识，理解并自觉配合各项传染病防治措施，比如消毒隔离制度等。努力尝试健康的生活方式，以提高预防疾病和卫生保健意识，全员动员，自觉参与，为预防、控制传染病而共同努力。

（六）重视护理伦理知识的培训

随着人们道德观念与道德意识以及医务人员道德要求的不断变化，由伦理知识缺乏引起的医疗纠纷也不断增加。特别是在传染病护理过程中，有计划、有针对性、有重点地进行护理伦理学学习培训，使护士更加明确自己的职责与义务，才能够熟练应用伦理判断与决策解决传染病护理过程中的困惑。

四、性传播疾病的伦理问题与冲突

（一）隐私权与如实告知问题

艾滋病的传播途径主要是血液、性接触及母婴传播。吸毒、不洁性行为是违反道德规范的行为。患者通常不愿意透露隐私、隐瞒流行病学史，影响病历资料的收集；部分患者已确诊为艾滋病，但存在侥幸心理，更换病历，到处投医。

（二）患者的心理压力与激发的不道德行为

艾滋病患者的心理从否认、怀疑、愤怒、绝望到接受，经历了痛苦的心理过程，家庭的离弃、社会的歧视、自身的负罪感、经济负担、反复的病痛折磨及不可预期的死亡，使艾滋病患者承受着巨大的心理压力。对艾滋病病毒感染者和艾滋病患者恐惧、歧视、孤立和遗弃的做法，使艾滋病病毒感染者和艾滋病患者在走投无路的情况下，会产生对社会的报复心理和行为。表现为不遵守公共卫生行为，随地吐痰、乱丢垃圾、在病房吸烟，甚至吸毒；部分患者因毒瘾发作，出现过激行为和暴力。如某女性患者因在腹股沟血管注射毒品而形成巨大血管瘤，已无法直立行走，但毒瘾发作时却不顾一切，大叫大骂，乱摔东西，最后还逃出病房。个别因输血或用血制品而染病的患者觉得无辜，将愤恨发泄在医院及医护人员身上，常无理取闹，占据床位，拖欠费用。

（三）护理人员的心理压力与对患者歧视

护理人员在打针、抽血、抢救、护理过程中直接接触者，是职业暴露的高危人群。他们不但担心自己有可能被艾滋病病毒感染，也担心自己的家庭可能受影响，承受着较大的心理压力。当值夜班遇到患者的不道德行为时更是恐惧、害怕。由此而产生对艾滋病患者的歧视，甚至厌恶，表现为尽量避而远之，避免正面接触；缺乏主动沟通，态度冷漠；过多地穿戴防护用物，操作集中进行；对患者的不良行为及无理要求不敢干预，采取忍让态度。

（四）消毒隔离管理与尊重患者自主权的矛盾

艾滋病患者按 2 类传染病实施接触隔离，要求住院期间在病房疗养、食宿，但部分患者违反住院守则，经常走出病区活动，有的擅自外出，在附近餐饮店就餐，甚至外出注射毒品。医护人员要尊重患者的自主权、保密权，但为了其他患者和工作人员的安全，有时不得不采取一些隔离管理措施。

五、性传播疾病和艾滋病患者护理的伦理要求

性传播疾病是指以性行为作为主要传播途径的疾病，包括梅毒、淋病、软下疳、生殖器疱疹、尖锐湿疣、滴虫病等 20 多种疾病。艾滋病也被列入性传播疾病的范围内。艾滋病是人类免疫缺陷病毒（HIV）感染引起的致死性传染病，可通过性接触、血液和母婴三种途径传播，从而死于机会性感染或恶性肿瘤。

性传播疾病已经成为一个世界性的社会问题，尤其是艾滋病，更引起各国政府、医学专家以及社会大众广泛而高度的关注。中华人民共和国建立前，我国是性病高发国家，中华人民共和国成立后，由于党和政府的重视，到了 20 世纪 60 年代已基本消灭性病，我国性病防治工作取得了举世瞩目的成就。然而到了 20 世纪 80 年代，伴随着经济的增长和对外开放，性病在我国又死灰复燃，并且流行态势十分严峻，发展速度非常惊人。同时 HIV 的感染者也在快速增长，如果不迅速采取措施，中国将成为世界上 HIV 感染人数最多的国家之一。这给防治性传播疾病的医护人员提出了严峻挑战，也是严肃的考验。因为性传播疾病有着特殊的社会意义，做好这类疾病的治疗和护理工作，要求医护人员能够把握良好的工作心态，除了要遵守普通传染病护理的伦理道德规范外，还要注意性传播疾病特殊的伦理规范道德。

（一）尊重患者的隐私权，建立真诚互信的护患关系

关心尊重患者，采取宽容的态度，与患者沟通时选择适当的时间、场合，注意不要在众人面前询问病史、谈论病情。在收集患者资料的同时注意保护患者的隐私权。患者的确诊试验结果由疾病控制中心专门对患者告知。作为医护人员不仅要积极地采取治疗和护理措施，而且从内心和言语行为上要做到尊重和不歧视患者，为患者保密，对患者一视同仁、态度热情，真诚有礼，不能挖苦、谴责患者，以温馨、人性化的服务取得患者的信任。

（二）心理支持，提高生活质量

了解患者的职业、文化、家庭、配偶以及个人生活境遇。掌握患者的心理变化情况。针对不同的心理问题采取有效的措施；宣传艾滋病的防治知识，让其面对现实。树立战胜疾病的信心和决心，以平静的心态对待艾滋病。帮助他们消除惧怕感，分析病情、告知治疗方案，使患者对自己的病情有客观全面的了解。宣传国家对艾滋病防治的"四免一关怀"政策，保障患者自主选择的权利。对悲观绝望、有自杀倾向的患者，多关心、多问候，勤巡视，以感动服务、美好的小事，帮助患者建立生活的希望。

（三）健康教育及护理干预

帮助建立规范的道德行为：向患者宣传艾滋病的传播途径、易感人群，隔离预防等知识；劝说患者洁身自爱，不嫖娼、不吸毒，性活动要使用安全套及其他保护措施，不能共用注射器，自觉自我隔离，保护家属及他人的利益；介绍抗病毒治疗及各种机会性感染治疗的相关知识。使患者明白艾滋病坚持治疗是能控制病情，延长生命，提高生活质量的。提高患者对治疗护理的依从性，对部分不道德的行为采取必要的护理干预措施。落实患者的管理制度，杜绝随地吐痰、乱丢垃圾、在病房吸烟、吸毒的不良行为；管好科室的毒麻药品，制止患者强行要求医生开毒麻药，甚至盗抢行为。

（四）坚持有利原则，做好消毒隔离管理

有利原则包括不伤害和确有助益。既要保护患者的权益，又不伤害医护人员的利益。在临床护理工作中，不给患者的心理、生理、社会带来伤害，治疗护理措施能减轻患者的痛苦，有助有益健康；护理人员遵守标准预防的原则，正确使用口罩、眼罩、手套、隔离衣等防护用物；针头、锐器用后直接放入防刺防漏的锐器盒内，不能遗留在病房，防止针刺伤或患者取用；按规定正确处理医疗废物，防止污染及交叉感染。

（五）培训教育护理人员，减轻心理压力

定期组织护理人员学习艾滋病相关知识，了解国内外艾滋病发展趋势及防治新进展，制定完善的工作流程，如消毒隔离管理规范、锐器伤的应急处理流程、职业暴露处理及防治方案等，并实行夜班双人值班。营造一个安全有序的工作环境，给予人文关怀，减轻护理人员的心理压力。加强道德、伦理知识教育，使护士学会关心体谅患者，在做好消毒隔离工作的同时，又不违背伦理原则。

第四节 ICU 患者护理伦理

重症监护单元(intensive care unit, ICU)是由专业医护人员应用现代医学理论和高科技现代化医疗设备，对危重患者进行专业化集中监测、治疗和护理的场所。ICU 患者病情紧急且严重，随时可能发生生命危险，护理质量的高低直接关系着患者的生命安危和生存质量。ICU 不但要求护士有较高的专业素质、丰富的临床经验与熟练的操作技术，同时由于大部分护理工作是在无人监督的情况下完成的，所以更要求护士要有良好的伦理道德修养。

一、ICU 护理的特点

ICU 的收治对象包括临床各科的危重患者。ICU 患者的特点是：病情紧急、严重、变化迅速；病因繁多、病理复杂；患者思想顾虑重、心理问题多。ICU 患者的特殊性决定了护理的特殊性，其护理具有以下特点：

1. 护理任务艰巨

ICU 患者病情紧急、凶险、变化迅速，需要护士及时迅速投入抢救；有些患者由于病情严重，生活不能自理，护理工作量大；神志不清的患者无法配合治疗护理，加大了护理工作难度。另外，ICU 患者和家属常因病情多变、死亡威胁及预后的不确定性等造成思想顾虑重、心理问题多，需要护士采取有效措施及时疏导。因此，ICU 患者的护理任务十分艰巨。

2. 护士素质要求高

ICU 患者病情复杂多变，突发情况多，抢救任务艰巨。ICU 护士不仅应该具备全面的业务素质、良好的身心素质、丰富的临床护理与抢救经验，还要有较高的职业道德修养来满足ICU 患者护理工作的需要。目前，有关 ICU 患者治疗与护理方面的医患、护患冲突和矛盾日益增多，其主要原因是沟通不到位，这就要求护士应该具备较好的沟通能力，取得患者及家属的理解与认同，避免或减少医患、护患冲突的发生。另外，ICU 患者的抢救护理虽然难度大，但也为护士提供了展现经验、知识、技术、能力和良好道德水准的机会，通过护理这类患者可以促进护士综合素质的全面提高和升华。当然，如果护士各方面素质达不到要求，就不能担负起 ICU 患者的抢救护理工作，勉强担任不仅难以完成护理任务，甚至可能导致意想不到的严重后果。因此，ICU 患者的抢救护理工作需要护士具备较全面和较高的综合素质。

3. 护理伦理难题多

ICU 患者病情严重，如心脑血管意外、各类中毒、严重创伤等，有些患者可能处于昏迷或垂死状态，有些患者完全丧失语言能力，不能详尽提供病史，这时护士可能不能按部就班进行各种评估以确定护理问题，只能重点询问直接照顾者后立即投入抢救，这时医护人员的操作往往具有一定的伦理风险。同时，由于 ICU 患者病情危重且复杂多变，生命依靠药物与各类辅助仪器(心电监护仪、多功能呼吸机、雾化器、输液泵等)维持，所需医疗费用较高，加重了患者家庭的经济负担；同时由于费用较高，家属期望值提高，极易引起护理纠纷的产生；危重患者本身病情变化快，存在各种安全隐患，家属精神往往处于紧张状态，加上 ICU 实施封闭式管理，禁止家属陪床，有严格的探视时间，加重了家属焦虑、紧张等负面情绪，若患者出现意外，即有可能发生纠纷。总之，由于 ICU 患者的特点，在护理过程中经常会遭遇一些伦理难题：如履行人道主义与经济方面的矛盾；提供真实信息与保护性医疗的矛盾；知情同意与保护患者利益的矛盾；卫生资源分配与患者实际需要的矛盾；患者拒绝治疗与维持患者生命的矛盾；安乐死与现行法律的矛盾等。因此，ICU 护士需要面临很多伦理难题。

二、ICU 患者护理的伦理要求

根据 ICU 患者与护理的鲜明特点，护士应遵循以下伦理要求，解决护理伦理问题，提高护理效率，降低病死率。

(一)严密监护,冷静果断

ICU 患者的病情危重、复杂多变、病死率高,护理工作的质量瞬间决定着患者的生死;护士一方面要主动细致观察病情并重视患者主诉,另一方面要利用先进的仪器设备进行持续监测并及时分析各类监测数据,及时发现各种危情、险情和隐情。树立"时间就是生命"的观念,仔细准确判断病情、分秒必争,以防延误抢救时机。在护理过程中冷静果断,发现问题要审慎分析,临危不乱,果断采取各种抢救及应变措施,及时配合医生进行抢救;即使抢救成功也要继续观察病情的发展变化,积极预防并发症。

(二)技术精湛,精益求精

ICU 病种多,护士必须要熟知各种病的病因、病理、伴随症状、治疗及严重的并发症,掌握常用药物的作用、不良反应,还应具备心电图专业知识,能分析异常心电图及各种采集标本的检验结果。ICU 对护士的技术能力要求也较高,需要熟练掌握各种仪器(如心电监护仪、呼吸机、除颤仪、输液泵等)的使用、维护和简单的修理,掌握各种参数和数据的正常值。还应掌握气管插管、深静脉置管等难度较大的护理操作,以便在抢救患者时得心应手,提高救治率。因此,护士必须具有孜孜不倦的学习精神,在工作中理论联系实际,主动学习新知识、新业务和新技术,不断提高自身的专业素养,增强分析问题和解决问题的能力。能应用仪器设备有目的、有计划地主动对病情,尤其对转瞬即逝的变化进行周密监测并准确及时记录。能应用自身的视、触、听、嗅等感官,观察患者细微的躯体及心理变化,为准确判断病情提供依据。同时,护士也要加强伦理学、心理学、社会学、法学等护理相关学科知识的学习,提高个体的综合素质,为抢救患者及康复创造更好的条件。

(三)体贴患者,理解家属

由于死亡威胁、对医疗过程的惧怕、封闭陌生的环境、无家属陪护、光线无变化等各种不良因素的影响,20% ~40%的患者会在意识清醒后 2~3 天出现谵妄状态、思维障碍、情感障碍、行为动作障碍、智能障碍等心理精神症状,以及头痛、失眠、腰背痛、便秘、腹泻、皮肤异样感等躯体症状,统称为 ICU 综合征。对于意识清醒的患者,护士应充分了解患者的个性、心理特点,应用礼貌性语言,态度温和、明朗,针对患者具体问题给予安抚,使患者感到亲人般的温暖,心理上得到安慰,在施行各项操作前要做好解释工作,操作时注意保护患者隐私,满足患者被尊重的需要。同时协助患者洗漱、进餐、按摩背部等,减少其焦虑和孤独感,增强其战胜疾病的信心。

ICU 患者住院时家属也会产生焦虑抑郁、恐惧紧张、否认愤怒等一系列的心理健康问题,称为家属 – 重症监护后综合征(postintensive care syndrome family)。护士要学会换位思考,理解家属的心理变化,帮助设立正常期望值,耐心解答家属的疑问,及时将患者的病情与需要转告家属,协助医生做好患者知情同意告知,注意倾听其诉求,满足其合理需求。

(四)恪守慎独,团结协作

ICU 是一个全封闭式的护理场所,对患者的各项操作缺乏有效监督,患者病情危重、复杂、变化快,没有家属的陪伴,不仅身体极度虚弱,精神上也承受着巨大的压力。同时,家属精神压力也大，期望值较高，往往表现得情绪激动，容易引发纠纷。为了避免护理差错事故的发生，护士需要足够的细心和耐心，要有高度的自觉性和责任感，不能弄虚作假。这就要求护士具有较高的"慎独"精神，不管有无他人监督，不管白天黑夜，不管患者有无感知，不管患者贫富贵贱，对患者的服务行为始终如一，在任何时候都不做与患者利益相违背的事情，从而真正提高护理质量，为患者提供全面优质的护理。

ICU 患者病情复杂，常累及多个器官系统，ICU 患者的监护和抢救是一个团队合作的过程，这就要求 ICU 护士必须具有良好的团队合作意识，精诚协作、互相尊重、互相学习、相互沟通、主动配合，以确保各环节救护工作的衔接和开展。另外，务必注意不要在患者面前互相指责、推脱责任进而影响护理工作，要齐心协力保证患者的医疗护理计划准确、及时地实施，使救治获得成功。

三、ICU 患者护理的伦理难题

(一)高新医疗设备应用的伦理难题

ICU 集中了大量高新医疗设备，如多功能心电监护仪、呼吸机以及各种输液泵等先进仪器，这些设备对 ICU 患者的救治起到了很重要的作用，同时还提高了护士的工作效率，减轻了护理工作量。但是高新医疗设备的应用给患者和护士带来福音的同时，也引发了一系列护理伦理难题。①昂贵的监护费用激化护患矛盾。大量高新医疗设备的使用导致监护费用日益增长，一些经济困难的患者可能因无力承担昂贵的监护费用被迫提前离开 ICU，更有甚者将由此导致的不良后果归咎于医院。②护患情感淡化，人文关怀弱化。大量高新监护设备的应用虽然可在一定程度上减轻护士的工作负担，然而却可能导致部分护士过分依赖仪器，妨碍了护患之间的思想与情感交流，忽视了在护理过程中应该给予患者的尊重与关怀，不利于护患沟通和整体护理的实施。③不可避免的医源性损伤。大量高新医疗设备占据了病房大部分空间，导致病房里的环境拥挤。仪器报警声、气管吸痰声、医务人员忙碌的身影、治疗护理时医护人员的谈话走路等都会导致病房内噪声不断。许多患者身上连着很多仪器和导管，患者处于被迫卧位，活动受限。这些高新医疗设备可能带来的医源性损伤都会加大患者的精神压力，使患者产生紧张、焦虑、恐惧的感觉，加重病情。

(二)履行人道主义与经济效益矛盾的伦理难题

由于 ICU 患者生命依靠药物与各类仪器设备维持，所需医疗费用较高，护士常常会面临患者因经济原因无法实施有效抢救措施的无奈情境。当患者不能负担昂贵的医疗费用时，医院究竟该如何应对是一个难题。对于有救治希望而无经济能力的患者，放弃治疗显然违背了救死扶伤的人道主义精神。如果救治，在政府经费投入不足的背景下，也无力承担急危重症患者的各种费用。

(三)ICU 患者终止治疗的伦理难题

对于 ICU 中一些不可逆转的患者(如恶性肿瘤晚期、脑死亡、长期植物人)，是耗费有限的医疗资源，以及家庭和社会的人力、物力、财力来盲目地一味延长患者的生存时间，还是充分考虑患者及家属的生命质量问题，终止治疗呢？假如终止治疗，又应该以什么为判断标准并遵循哪些程序呢？我国目前在临床工作中仍使用心肺死亡判断标准，对于一些处于生命终末期甚至已经脑死亡的患者，如果患者家属要求医护人员不惜一切代价去救治，那么医务工作者大都是在实施无效治疗以延长患者的生命。在目前医疗卫生资源十分匮乏的情况下，对于这样的 ICU 患者实施全力以赴的救治，可能会影响到其他重症患者进到 ICU 接受先进的治疗，这是否符合伦理道德要求？这些护理伦理难题存在诸多争论，很难决策，值得我们深思并不断探索。

（汪健健　刘翔宇　郭佳　李贵妃）

思考题

1. 请简述护理精神科患者时护士应遵循的伦理规范。
2. 请简述精神科护理工作中常见的伦理问题，并给出解决方法。
3. 肿瘤患者的心理反应及特点有哪些？
4. 肿瘤科护士的伦理要求有哪些？
5. ICU 患者的护理必须符合哪些伦理要求？
6. ICU 患者护理的伦理难题有哪些？

第七章 公共卫生服务护理伦理

学习目标

识记：

社区护理的概念及特点、社区护理工作中常见的伦理问题和伦理要求、突发公共卫生事件应急处理的伦理要求。

理解：

社区护士的角色及能力要求；社区护理工作内容、主要工作方法与技术；突发公共卫生事件的概念、分类和应急处理特点及人员责任。

运用：

学会运用护理伦理规范解决社区护理工作中可能发生的伦理问题。

在"健康中国"大背景下，我国医疗卫生服务的重心从医院扩展到以社区为基础的健康促进和健康管理服务。社区护理服务有别于医院临床护理工作，其在工作场所、工作特点、工作内容和工作任务方面的明显差异，决定了它在社区护理实践中的护患关系的特殊性，更容易产生一些意想不到的法律和伦理方面的难题。

第一节 社区卫生服务护理伦理

案例导入：

社区居民张某产后第 7 日，社区护士小王在进行产后家庭访视时发现张某采取奶粉喂养，小王向张某讲解母乳喂养对产妇和新生儿的好处，劝说张某采取母乳喂养，张某表示会尝试。第二次家访时，小王发现张某仍然采取奶粉喂养，于是对张某态度冷淡，回到社区卫生服务中心后对同事抱怨张某没有文化，不听专业人士建议。

提问：护士在进行社区护理实践中违反了哪些伦理要求？

一、社区护理概述

（一）社区护理的概念及特点

1. 社区护理的概念

美国护理协会对社区护理的定义为：社区护理是将护理学与公共卫生学理论相结合，用以促进和维护社区人群健康的一门综合学科。

根据我国国情又将社区护理定义为：社区护理是综合应用护理学和公共卫生学的理论与

技术，以社区为基础、以人群为对象、以服务为中心，将医疗、预防、保健、康复、健康教育、计划生育等融于护理学中，并以促进和维护人群健康为最终目的，提供连续性的、动态性的和综合性的护理服务。

社区护理包含以社区为导向的护理服务和以社区为基础的护理服务两方面。以社区为导向的护理服务是以公共卫生护理为主，社区护士通过社区诊断，确认社区内的个人、家庭以及群体组织需要改变的健康状况后所提供的健康照护。而以社区为基础的护理服务是以基本医疗护理服务为主，主要提供围绕个人以及整个家庭生命周期的"疾病护理"，实施社区急、慢性健康问题的管理和以家庭为中心的疾病照护。在实际护理服务中两者不能截然分开，只是服务的侧重点有所区别。

2. 社区护理的特点

强调以社区人群为服务对象；健康促进与疾病预防为主要目标；护士具有较高的独立性与自主性；个案管理时间较长；服务面广；以群体为单位的健康管理。

(二)社区护士的角色及能力要求

社区护士的角色包括：照顾提供者、教育者、咨询者、管理者、协调者、研究者及代言者。

社区护士的能力要求包括：综合护理能力；协作沟通能力；组织管理能力；预见防范能力；分析判断和决策能力；健康宣教能力；学习和科研能力；自我防护能力。

(三)社区护理的工作内容、主要工作方法与技术

1. 社区护理的工作内容

根据社区卫生服务的目标和功能，社区护理服务的内容主要概括为：提供社区健康护理服务；提供个体及家庭健康护理；进行社区预防保健；实施健康教育；开展计划免疫与预防接种；开展定期健康检查；开展慢性病患者管理；提供急重症患者转诊服务；临终护理服务；参与社区卫生监督管理工作等。

2. 社区护理的主要工作方法与技术

社区护理工作方法是社区护士对社区中的个人、家庭和社区健康进行护理时使用的方法。常用的工作方法有：护理程序、家庭访视、居家护理、社区流行病学调查、健康教育、健康普查、保健指导以及社区组织活动等。

社区护理常用的护理技术有：基础护理技术、专科护理技术、健康教育技术和家庭护理技术。

(四)社区护理工作中常见的伦理问题

1. 工作的独立性与慎独精神之间的矛盾

社区护理中，许多工作是要靠护理人员的独立自觉来完成的，且全部是在非监督的情况下进行的。社区护理的对象不固定，对考查护理人员的工作有较大的难度。同时，社区护理中除了对有疾病的个体进行治疗性的护理之外，许多工作效果都具有滞后性的特点。这就使得社区护理工作在时间上不像临床护理那么紧张，导致一些护理人员的工作缺乏紧迫感。

"慎独"是社区护理人员必须具备的工作作风与品德。不论有无外在监督，护理人员都应

做到：坚守道德准则，认真做好社区诊断与疾病的筛查；仔细调查，做好全社区居民家庭健康档案的建立与管理；为社区内的妇女、儿童、老年慢性病患者、残疾人及精神病患者等特殊人群提供健康保健与康复护理措施，并注重健康教育；主动负责地对个体、家庭及社区的不良行为进行干预；对常见病、多发病要及时地提供预防及治疗措施；积极开设家庭病床，开展家庭出诊、院外急救及双向转诊、临终关怀等服务；搞好防疫卫生工作。

2. 社区护理服务对象的隐私保护问题

社区护理工作中，护理人员有可能接触到居民及家庭甚至一些人群的个人隐私信息，包括家族史、既往病史、一些特殊疾病信息、与个人及家庭健康问题有关的其他隐私、身体缺陷、精神障碍、生育情况、不良生活习惯、家庭纠纷等。社区护理人员在接触到这些个人隐私后应恪守职业道德，不向其他无关人员透露。即使是有人询问，只要是与治疗护理无关的人员（包括社区领导、隐私拥有者的家人）都不能告知。另外要妥善保管个体及家庭的健康档案，不得随意任人阅读，更不能未经患者本人同意随意公开其个人隐私。

3. 公平权衡各种利益关系的问题

坚持维护社会公众的利益是社区护理的重要原则。同时，公平对待、效益均衡又是解决社会与社区利益、社区与居民利益、居民与居民利益的伦理准则。在社区护理中，一方面护理人员要重视提高整个社区人群的身体、心理健康水平。另一方面，社区护理人员还应关注社区内居民的个体性需求。社区与居民、居民与居民彼此的利益既一致又不同。因而需要护理人员在工作中以社会、社区利益为重，兼顾居民、家庭的利益，使得多方利益能协调发展。唯有如此，社区护理的整体工作目标才能实现。

（五）社区护理工作的伦理要求

社区护士应遵守护理伦理学的基本原则包括尊重原则、不伤害原则、有利原则和公正原则。这四项护理伦理原则，对指导社区护士在实际工作中，无论是作出恰当的临床伦理判断、进行正确的伦理决策，还是充分尊重护理对象的伦理权利以及维护护患双方的利益等方面都具有重要的指导意义。

要防范社区护理服务中可能发生的伦理问题，在管理层面上应不断完善社区卫生服务相关法规，增强法律意识，积极进行普法宣传和教育，完善社区卫生服务机制和管理制度建设，加强对社区护理人员人文素质和沟通技巧的培训。同时要求社区护士在提供护理服务中，要有高度的职业责任感，要做到尊重服务对象的人格和权利，强调慎独，公正对待每一位服务对象，培养良好的职业素养。

1. 家庭访视的伦理要求

（1）尊重与自主：充分尊重患者的健康权、医疗自主权。对待患者热情、积极、主动，用平易近人的语言和非语言方式与家庭成员进行沟通，取得其信任和配合。通过访视能发现家庭的健康问题并及时处理，包括协调其他专业人员，同时对家庭成员进行健康教育。在为患者提供个性化的护理方案时，充分尊重访视对象和其家庭的意愿及交流方式、文化背景、社会经历等，尤其对一些伤害性的医疗措施，充分尊重其医疗自主权。

（2）知情与保密：护士必须恪守知情与保密的伦理原则。护士需要连续不间断地与访视家属进行信息交流，所以保持知情和保密是访视人员的基本职业操守。

（3）律己与负责：在访视过程中，护士要加强自律，不要让自己的态度、价值观、信仰影响访视对象作决策。要做到慎独，严格执行各项规章制度，杜绝差错事故的发生。访视用品要做到清洁或消毒，单人单用。避免感染或医源性交叉感染，以科学严谨的态度对待每一个小细节。

（4）得体与慎言：在着装、态度方面要得体；服装要整洁、协调、便于工作。对访视家庭的成员要做到态度合乎礼节，大方且稳重。最好避免家庭吃饭和会客的时间。注意沟通时的语气和方式，在谈及性生活等隐私问题时注意沟通的技巧，尽量让其在舒适且自愿的状态下倾诉，不应强迫，给予对方充分的自主性，不得简单判断和妄下结论。

2. 居家护理的伦理要求

（1）一视同仁，平等尊重：护士在进行居家护理时，面对的是各种各样的家庭，不管服务对象的家庭背景、身份地位、经济条件如何，护士都要一视同仁。居家护理的患者多数是慢性病或年老体弱者，长期受病痛折磨，患者往往情绪低落、悲观，甚则对护士表现出冷漠不配合的行为，护士要学会忍耐，体谅并理解患者，同时做好心理疏导，设身处地为患者着想，尊重每位患者的权利和人格，用真诚、热情的服务打动患者，取得其信任，使其配合治疗，促进疾病康复。

（2）按时护理，认真负责：护士应提前做好规划，认真做好服务次序和时间的安排。按预定时间为服务对象提供服务，信守诺言，不得以天气、交通等理由延误治疗和护理，把患者的利益放在首位。工作时严格执行护理计划，为患者提供周到细致的服务。

（3）自律慎独，言行谨慎：护士在进行居家护理时，单独操作的机会较多，在没有其他人员监督的情况下，护士不得为省事而简化护理流程或应付了事。对护理对象的家庭情况等涉及个人的隐私不得随意外泄。在回答患者及家属的提问时，不可不懂装懂，避免言语不慎造成不必要的误解和纠纷。

（4）勤奋学习，精益求精：护士需要掌握全科知识，包括心理学、社会学、预防医学等方面的内容，以及不同年龄患者在各种疾病时的临床特点和护理措施。护士要不断学习新知识、新技术和积累经验。只有不断拓宽知识面，刻苦钻研业务，掌握过硬的本领，才有能力为患者提供准确有效、细致的护理服务。

（5）团结协作，目标明确：护士不仅要与多个专科人员相互协作，同时也可调动患者的主观能动性和鼓励家属的主动参与，集合所有有利的因素，形成统一的目标，为患者的健康服务。同时有效利用发达的信息沟通技术，及时沟通，团结协作，提高医护协作的质量，为患者提供优质全面的服务，促进患者早日康复。

3. 预防保健的伦理要求

（1）自觉履责，人人参与：现代预防保健工作随着"以疾病为中心"的服务模式转变为"以健康为中心"的服务模式，在护理实践中越来越显现出了它的重要性。护理人员要把增进人类健康作为自己的责任和目标。以所有人的健康为己任，自觉履行自己的健康道德义务。

（2）尊重科学，积累知识：护士有义务向人们提供健康知识和行为技术的指导，这就需要护士掌握相关的知识、技能。首先，自身要有正确的健康观，其次，要不断充实自己的知识面，不仅是生物医学的，还必须加强人文科学、社会科学等知识的学习，努力提升个人的全面素质。

（3）尊重患者，以人为本：预防保健工作需要施教者与被教者共同参与，必须坚持以人为本的理念，根据护理对象的文化水平、宗教习俗、学习期望和动机、年龄、职业、心理等情况，评估护理对象学习的需要，并提供相应的健康教育和指导。

（4）乐于奉献，服务群众：预防保健应该更多地面向农村和基层，广大护士要积极为农村和基层群众普及卫生保健知识，促进基层和农村预防保健工作健康发展。

（5）团结协作，做好预防保健：预防保健工作是一种政府行为，是带有社会福利的公益性事业，需要多部门的人员共同参与，只有各部门人员密切配合，团结协作才能把这项公益性事业做好。做好预防保健工作不仅是对服务对象个体负责，也是对全社会人群的健康负责。

4.健康管理的伦理要求

（1）以人为本，贴心服务：在健康管理服务的过程中，更多是以一种朋友或伙伴式的方式提供贴心服务，帮助个人或群体认识到自己的不良生活方式与习惯，从而改变健康理念并自愿采纳有利于健康的行为及针对不同的人和群体提供个性化的干预措施。

（2）实事求是，保护隐私：在健康管理服务过程中，护士必须具有实事求是的工作作风，应该客观、如实地记录服务对象的个人健康档案，不得武断臆想。保护个人的隐私权应该是在公共利益不受侵犯的前提下实施，如发现患有传染病的，应该按法律规定的程序上报相关部门和人员。

（3）尊重科学，优质服务：在健康管理过程中应学会使用先进的信息技术，使管理更加便捷，同时利用资源共享来提高健康管理服务的效率。针对不同的人或群体实施个性化、人性化、多元化的服务，只有这样才能满足各类群体的不同健康需求，为其提供优质的健康管理服务。

（4）诚信服务，严于律己：护士在提供健康管理服务的过程中不得追求经济效益而过度医疗服务，让服务对象做不必要的重复检查。不得利用服务对象追求健康的心理，刻意诱导服务对象购买保健品及保健器械，从中获利。

第二节　突发公共卫生事件护理伦理

2003 年 SARS 突发事件，是我国进入 21 世纪以来最为严重的突发公共卫生事件。SARS 的发生和蔓延充分暴露出我国在处理重大突发公共卫生服务事件中存在着机制不健全、指挥不统一、信息渠道不畅通等问题。以此为契机，国家在对《中华人民共和国传染病防治法》进行修订的基础上，先后出台了《突发公共卫生事件应急条例》《突发事件应对法》等相关条例法规。这标志着我国全面加强应急管理体系建设的工作进入法制化管理轨道。

一、突发公共卫生事件的概述

(一)突发公共卫生事件的概念

突发公共卫生事件（ emergent public health ）是指突然发生，造成或者可能造成社会公众健康严重损害的重大传染病疫情、群体性不明原因疾病、重大食物和职业中毒以及其他严重影响公众健康的事件。

(二)突发公共卫生事件的分类

突发公共卫生事件的分类方法有多种，根据发生原因通常可分为以下几种。

1. 生物病原体所致疾病

主要指传染病(包括人畜共患传染病)、寄生虫病、地方病区域性流行、暴发流行或出现死亡;预防接种或预防服药后出现群体性异常反应;群体性医院感染等。

2. 食物中毒事件

指人摄入了含有生物性、化学性等有毒有害物质后或把有毒有害物质当作食物摄入后所出现的非传染性的急性或亚急性疾病,属于食源性疾病的范畴。

3. 有毒有害因素污染造成的群体中毒、出现中毒死亡或危害

由于是污染所致,如水体污染、大气污染、放射污染等,波及范围极广。

4. 自然灾害

如地震、火山爆发、泥石流、台风、洪涝等,瞬间造成大批生命财产的损失、生产停顿、物质短缺,灾民无家可归,由此而加剧产生种种社会问题并且还会带来严重的,包括社会心理因素在内的诸多公共卫生问题,从而引发多种疾病,特别是传染性疾病的发生和流行。

5. 意外事故引起的死亡

煤矿瓦斯爆炸、飞机坠毁、空袭等重大生产安全事故和一些生活中的意外事故也在严重威胁着人们的安全。这类事件由于没有事前的准备和预兆,往往会造成巨大的经济损失和人员伤亡。

6. 不明原因引起的群体发病或死亡

该类事件原因不明,公众缺乏相应的防护和治疗知识。同时,日常也没有针对该类事件特定的监测预警系统,使得该类事件常常造成严重的后果。此外,由于原因不明,在控制上也有很大的难度。

二、突发公共卫生事件应急处理的特点及人员责任

突发公共卫生事件应急处理的特点主要包括:社会性、群体性、危险性、紧急性、不确定性、协作性及责任重。

突发公共卫生事件应急处理中医务人员的责任主要包括:发生前要积极预防;发生时要积极抢救;发生后要妥善处理。

三、突发公共卫生事件应急处理的伦理要求

(一)突发公共卫生事件应急处理的伦理原则

预防第一,防治结合;患者利益第一,兼顾医护;集体第一,兼顾个人;紧密配合,团结协作。

(二)突发公共卫生事件应急处理的伦理要求

1. 救死扶伤,勇于担责

突发公共卫生事件发生时,医护人员常常是冲在第一线的,护理人员自身也经常处于危险之中,有时甚至会牺牲生命。但无论何时何地,救死扶伤是每一位医务工作者的神圣使命,在需要时应无条件地赶赴现场。生命至上、治病救人、保护人的生命、尽量避免或减少伤害是医务工作者的责任和义务。

2. 团结协作，相互支持

这是突发公共卫生事件的本质特性所决定的。应急是一个社会系统工程，任何一个部门或系统要单枪匹马地完成应急工作是不现实的。各部门需团结协作，共同应对。不管是与其他部门还是与其他人员，护士均需与之密切配合，相互支持，各负其责，以高度的责任心，不放松任何一个救治环节，最大限度地保障患者的利益。

3. 隔离危机，尊重科学

要保持清醒、冷静的头脑，同时必须尊重科学，力求高效快捷、经济。不可盲目自信，处理危机时过于草率，将自己及救助对象暴露于危机之中。在保障患者的利益时，也应最大限度地保障医务人员自身的利益。充分发挥群众的力量，尽可能收集可用的信息，有效地动员和组织社会人员参与，其产生的效果和作用往往优于孤军奋战。

（孙晓宁）

思考题

1. 社区护士在进行社区家庭访视时应遵循哪些伦理要求？
2. 社区护士为社区居民提供居家护理服务时应遵循哪些伦理要求？

第八章　特殊医疗技术活动中的伦理道德

学习目标

识记：

1. 归纳器官移植和干细胞移植的主要伦理问题。
2. 熟悉人类辅助生殖技术的伦理原则。
3. 了解临终关怀的伦理意义。

理解：

1. 了解器官移植分配时要遵循的原则。
2. 理解实施安乐死的条件。

运用：

运用本章节学到的知识分析具体案例并进行规范的伦理评价。

第一节　器官捐献和移植的伦理道德

在科技飞速发展的今天，器官移植在医学领域取得了前所未有的发展，因此，它被誉为"21世纪医学之巅"，是目前临床上治疗晚期脏器功能衰竭患者的最有效手段，让成千上万的患者重获新生。但任何事物都有两面性，器官移植在为人类带来福祉的同时，它所涉及的伦理学问题也日益受到人们的关注。

一、器官捐献的概念和范围

(一) 器官捐献的概念

器官捐赠就是当一个人被诊断为脑死亡，只能依靠呼吸机和药物维持生命体征时，基于个人生前的意愿且家属的同意，以无偿捐赠的方式，把自己的器官捐赠给濒临死亡、等待移植的患者，让他们的生命得以延续；或者捐赠给医学院校用于医学教学。身体健康的成年人也可以将自己的一个肾脏或部分肝脏捐赠给亲属或配偶。

(二) 器官捐献的范围

器官捐献包括细胞捐献、组织捐献和器官捐献。

1. 细胞捐赠

细胞捐赠是指从一个健康人的体内提取有活力的细胞群，输入另一个需要救助的人体内。临床上最典型的就是捐赠骨髓以救助需要骨髓移植的人。

2. 组织捐献

组织捐献是指将身体的部分组织捐献给需要救助的人，这些组织包括：皮肤、角膜、骨骼、血管、神经等。

3. 器官捐赠

器官捐赠是指将身体的某个仍然保持活力的器官捐赠给另一个需要接受移植治疗的人或者医学院校。

本文主要讲述器官捐赠在器官移植中的应用及相关的伦理道德。

二、器官移植的含义、发展及分类

(一)器官移植的含义

器官移植是用正常、健康的器官置换损坏且无法医治的同类器官，以治疗疾病、延续生命为目标的一项高新医学技术。目前用于临床的移植有心、肝、肾、胰、肺、角膜、骨髓等器官和组织。

(二)器官移植的发展

我国《列子·汤问篇》记录古代医生为两位患者进行开胸换心的传说；古埃及法老在金字塔边留下狮身人面像；公元1世纪，古印度的一位外科医生用自体皮肤移植为患者做面部整形手术。

18世纪后，器官移植实验陆续出现，法国外科医生卡雷尔发明的血管三点缝合法，解决血管修复与重建的难题，推动了器官移植的发展。1954年，世纪首例器官移植手术获得成功——同卵双生兄弟间的肾脏移植，术后患者存活8年后死于心脏病，这是移植医学史上首次获得长期有功能存活的病例，开启了器官移植的新纪元。1978年，新一代免疫抑制剂环孢素问世，使器官移植的术后免疫排斥反应率迅速降低，减轻了患者术后的痛苦，同时也大大提高了生存年限。20世纪90年代以后，移植医学取得飞速发展，器官移植存活率、移植数量呈大幅度增长趋势，器官移植在重症疾病治疗中，已成为临床常规性治疗手段。

1960年，我国首例器官移植——肾脏移植手术获得成功。20世纪80年代，移植技术也逐渐成熟，临床上肝脏和肾脏等大器官移植在手术成功率、供受体双方的存活率和存活时间等关键指标上已接近国际水平。

(三)器官移植的分类

根据供者和受者的关系，器官移植技术可分为自体移植与异体移植；按照移植位置的不同，可分为原位移植、异位移植与旁位移值：①原位移植：将移植器官植入到另一个解剖部位，移植前需将受者原来的器官切除，如原位心脏移植、原位肝脏移植；②异位移植：将移植器官植入到另一个解剖位置，一般情况不必切除受者原来的器官，如肾脏移植、胰腺移植等；③旁原位移植：将移植器官植入到毗邻受者同名器官的位置，不切除原来的器官，如旁原位胰腺移植。

三、器官移植的伦理意义

（一）延续生命，促进医学的发展

一方面，器官移植为晚期脏器衰竭患者带来了生的希望，延续了成千上万人的生命，让他们不再饱受疾病的折磨，重返正常的生活。另一方面，器官移植是人类医学史上的里程碑，为医学事业的发展带来重大突破。

（二）彰显无私奉献的人道主义精神

人选择去世后将自己的器官捐献给他人，救助那些饱受疾病折磨的患者，点亮他人生命，这种高尚的人道主义精神传播社会正能量，有助于构建社会主义和谐社会。

四、器官移植应遵循的伦理原则

（一）自愿与知情同意原则

自愿与知情同意是人体器官移植的基本原则。自愿应建立在充分知情的基础上，并且不受任何威胁利诱的外在强迫性压力。从事人体器官移植的医疗机构及医护人员应让捐献者在捐献前了解摘取器官的手术风险，并且强调术后注意事项、可能出现的并发症等相关信息，让捐献者详细了解后，签署知情同意书。

（二）安全有利原则

器官移植应充分考虑供体和受体的健康，把他们的健康和利益放在第一位，最大限度地保护供体、受体的利益。实施手术前，医护人员应评估活体健康状况，采集活体器官成双或是代偿能力强的器官组织进行移植，对于尸体器官捐献，要注意保护家庭利益。重中之重是要对风险和受益的比例进行权衡，使收益远远超过可能造成的伤害。

（三）保密原则

从事人体器官移植的医务人员应当对人体器官捐献人、接受人和申请人体器官移植手术的患者的个人资料保密。

（四）公平、公正和公开原则

由于器官移植存在严重的供需失衡，因此，在分配器官时，要严格遵守公平、公正和公开的原则。器官分配时，患者的排序应坚持医学标准和社会学标准，审慎地选择每一个受体，使有限的器官得到最佳的利用。

(五)非商品化原则

器官移植是一种高尚的行为,但是有些人却从中看到了利益,将人体器官变为商品进行买卖,亵渎了人类的尊严,严重损害人类的价值观。这种卑劣的行为不仅违背了医学人道主义精神,而且更是一种不可宽恕的犯罪行为。

五、器官移植供体方面的伦理问题

随着器官移植技术的发展,各种伦理问题随之而来,其中,移植器官的来源是其中一个重要的方面。

(一)人体器官捐献

器官捐献是器官移植的主要来源。人体器官捐献应当遵循自愿的原则,公民享有捐献或者不捐献其人体器官的权利,任何组织或个人不得强迫他人捐献人体器官,应当充分尊重公民的权利。器官捐献包括活体器官捐献和尸体器官捐献。

1. 活体器官捐献

活体器官捐献是指活的供体将身体某一成双器官中的单个或某代偿能力较强的器官的一部分捐献出来供器官移植。活体移植和尸体移植相比,存活率更高。目前,大多数国家都已经开展活体移植手术,其中,开展最多的是肾脏移植和肝脏移植。

但是,由于活体器官移植涉及捐赠者的健康,乃至生命,因此,活体移植备受争议。支持者认为,活体器官捐献为受体带来了生的希望,提高了他们的生存概率,移植效果值得肯定,这是一种高尚的利他行为,在不危害自己生命及降低生活质量的前提下,实行活体器官移植是符合伦理学要求的,这种无私奉献的精神值得提倡。反对者认为,活体器官移植必然会损害捐赠人的健康,降低其生活质量,给捐献者家庭造成较大影响,甚至可能会缩短人的预期寿命。

针对以上两种争议,我国有学者认为在供者自愿捐献器官并且无任何社会、心理压力的情况下,捐献自己的活体器官去帮助那些需要的人,是值得提倡的,这是一种高尚的行为,符合伦理要求,应该被允许。目前,亲属活体器官移植因其组织配型好,术后免疫排斥反应少,并且能够大大提高受者的生存年限,受到世界各国普遍推荐和采用。2007年,我国国务院颁布的《人体器官移植条例》规定,活体器官的接受人限于活体器官捐献人的配偶、直系血亲或者三代以内旁系血亲,或者有证据证明与活体器官捐献人存在因帮扶等形成亲情关系的人员。

2. 尸体器官捐献

尸体器官捐献是指从死者遗体摘取的器官,是目前移植器官的主要来源。尸体器官移植被誉为"生命的接力",使鲜活的生命由一个人延续到另一个人。但是尸体器官捐献的发展并不顺利,受到了一些伦理问题方面的考验。

(1)尸体器官采集与传统观念的冲突:我国受传统观念文化的影响比较深,诸如"身体发肤,受之父母,不敢毁伤"的观念在人们心中根深蒂固,认为捐献逝者器官是不孝不义之举,自己会遭到上天的惩罚，人们无论在情感上还是心理上都无法接受捐赠逝者的器官。据统计，中国每年约有 30 万因末期器官功能衰竭需要移植的患者，但仅有 1 万多人有机会获得器官移植，供需比例为 1∶30，很多患者在等待中死亡；而美国的器官移植供需比为 1∶2，有时甚至会出现供大于求的现象。

(2)"死亡标准"的判定：死亡标准的确定是器官移植能否成功的关键影响因素。传统的死亡标准以心脏停止跳动为死亡时间，此时从死者身上摘取的器官由于缺氧、缺血时间过长和细胞自溶，导致器官生理功能低下，移植存活率低，甚至不再适宜移植，浪费这一珍贵的医疗资源。

(3)器官商品化问题：在供体与受体失衡的情况下，衍生非法的器官买卖。这种不道德的行为引发一系列伦理、法律问题。

支持者认为，器官商品化有利于扩大器官来源，缓和器官"供小于求"的矛盾，使更多等待器官移植的患者重获新生；器官属于人体的一部分，个体享有对身体器官的所有权和支配权，可以按照自己的意愿进行买卖；器官买卖双方或为生存、或为利益，只是各取所需而已。

更多的人是谴责器官买卖行为的。人们认为，把人体器官当作商品进行买卖，是对人类尊严的亵渎。如果允许器官买卖，会导致通过损害人的健康、残害生命等极度不人道的暴力手段获利等犯罪行为的出现。因此，我国《人体器官移植条例》第三条明确规定：任何组织或个人不得以任何形式买卖器官，不得从事与买卖人体器官有关的活动。

3. 尸体器官采集的主要方式

(1)自愿捐献：是由死者生前或于死后由其近亲家属自愿将死者的遗体器官捐献给他人。自愿捐献是各国器官捐献的首选方式，是基于供体无私奉献的精神。

(2)推定同意：是指为了科学和治疗的目的，法律授权医生在患者死亡后从其尸体上采集所需要的组织或器官，主要包括亲属推定和法律推定两种方式。

(3)有偿捐献：西方一些国家尝试通过一些财政手段鼓励器官捐献，如给死者家属减免部分治疗和住院费用等。这种做法存在很多争议，会引发器官买卖的不法行为。

(二)胎儿供体

胎儿供体是指利用不能存活或属淘汰的活胎或死胎作为器官供体，也可为细胞移植提供胚胎组织。胎儿组织因其抗原弱、排斥反应小、生长力强等优点而备受青睐。从医学角度来说，在所有器官来源中，胎儿器官的治疗效果最好，但是关于胎儿器官的采集也存在伦理争议。

1. 胎儿供体的界定

由于国际上普遍禁止中、晚期引产，尤其是晚期妊娠引产。因此，实际上进行器官移植的胎儿供体主要来自"完全舍弃"的严重畸胎或缺陷儿。如何界定"完全舍弃"的严重畸胎或缺陷儿成为胎儿供体器官移植的关键。目前，我国尚未有相关法律法规涉及胎儿供体，将胎儿作为供体的条件是由伦理学界规定的。

2. 以胎儿为供者的伦理问题

胎儿供体在迅速发展的同时也存在一些伦理方面的问题。一种观点认为，胎儿也是一条生命，值得被尊重，他同样享有人的合法权利，例如免受痛苦和保持身体完整的权利，利用胎儿器官进行移植是一种不道德的、违法的行为。这种行为可能导致一些人出于经济压力而故意流产，进而把胎儿当成商品进行买卖，从中获取利益，这种令人发指的行为，使胎儿的生命受到严重威胁。因此，应该严惩这种有悖伦理道德的行为。另一种观点认为，淘汰性胎儿谈不上尊重问题，他们不具有生物学意义上的潜在发展性，因此能够用他们进行器官移植。

我国尚未对利用胎儿组织进行器官移植作出明确的规定，但在 2003 年 12 月颁布的《人胚胎干细胞研究伦理指导原则》（以下简称《原则》）中的相关规定可供参考。《原则》第 5 条规定："用于研究人的胚胎干细胞只能通过下列方式获得：体外受精时多余的配子或囊胚；自然或自愿选择流产的胎儿细胞；体细胞核移植技术所获得的囊胚和单性分裂囊胚；自愿捐献的生殖细胞。"第 7 条规定："禁止买卖人类配子、受精卵、胚胎或胎儿组织。"

（三）异种器官

异种器官是指利用人类以外的其他动物作为器官供体，移植到患者身上。近年来，随着移植免疫学、基因工程学、免疫抑制疗法的进步，异种器官移植被看成缓解器官移植资源短缺的有效方法。1963 年，美国一名患者移植猴的肾脏之后，存活了 9 个月。1996 年，英国从事生物伦理学咨询的机构曾批准给人移植猪器官。尽管异种器官移植在一定程度上解决了同种器官资源短缺的问题，但是人们无法接受把动物器官移植到人身体中，这种行为不仅违背人类生存的自然法则，藐视人类的尊严，还会导致动物传染病和人类遗传性变异传染病风险的增加，给人类带来无法想象的灾难。

（四）人造器官

人造器官在生物材料医学上是指能植入人体或能与生物流体相接触的材料，或者是具有天然器官组织的功能或天然器官部件功能的材料。人造器官分三大类：①机械性人造器官。使用没有生物活性的高分子材料仿造而成，借助电池作为器官的动力。②半机械性半生物性人造器官。将电子技术和生物技术结合起来的仿生器官。③生物性人造器官。一类是利用动物身上的细胞或组织培育出的具有生物活性的异体人造器官，目前实验已获得成功；另一类是利用患者自身的细胞或组织培育出的自体人造器官，即人体克隆器官，目前处于实验阶段。人造器官属于组织工程学的新领域，在器官供求失衡的情况下给器官供应提供了一个新的研究方向。但是人造器官也存在一些伦理问题。

1. 风险与收益比

人造器官在生产或培育、运输、植入、运作等各个环节都存在不可预知的因素和潜在风险，如质量不合格、发生故障、组织不相容、感染等问题。这些潜在危险一旦发生，将给受者带来灾难性的后果。因此，风险与收益比是困扰人工器官移植的伦理与法律问题之一。

2. 生命质量问题

人工器官虽然能够弥补器官资源短缺的问题，但是它不能完全替代人体固有器官和组织的功能，即使移植手术成功，也可能达不到预期效果，患者的生命质量无法得到保障。

3.治疗性克隆问题

治疗性克隆涉及人类体细胞核转移和胚胎干细胞的扩增，一旦出现差错，将给人类带来无法挽回的危害，所面对的伦理问题是尖锐复杂的。如将人类体细胞核转移和胚胎干细胞扩增到动物身上，可能会产生无法想象的后果；克隆器官与克隆人在技术上是一样的，克隆器官的使用可能会导致对克隆技术的滥用，给人类带来无法弥补的伤害。

五、器官移植受体方面的伦理问题

由于器官资源的短缺，器官移植时存在着分配是否公平的问题。在生死面前，每个人都是平等的，一旦得到一个可供移植的器官，究竟谁应该优先接受移植手术，是按照登记的先后、出钱的多少、对社会的贡献，还是病情的严重程度，应该由谁作出公正决定等问题。目前通用的方法是根据供者意愿、医学标准和社会价值标准来进行全面的判断。

(一)供者意愿

供者意愿即尊重供者把自己的组织或器官捐献给谁的意愿，这是首要标准。公民有权利按照法律规定按照自己的意愿捐献给自己想要捐赠的人，这是符合伦理道德的。

(二)临床医学标准

具备专业知识和丰富经验的医务人员在进行器官移植前，应对患者器官移植的适应证、禁忌证进行全面的评估和判断。临床医学标准分为三个方面：①器官功能衰竭而无其他疗法可以治愈，短期内不能进行器官移植可导致死亡者；②受者心理状态和整体功能好，对器官移植手术可耐受而且无禁忌证；③免疫相容性好，移植术后有良好的存活前景。

(三)社会价值标准

社会价值标准是根据有关社会因素加以选择。社会因素包括年龄、社会贡献的大小、器官征集登记的先后顺序、经济支付能力、患者配合治疗的能力等。社会标准是在符合医学标准前提下的综合考量标准，一般包括六大原则：①回顾性原则：考虑患者对社会的贡献程度；②前瞻性原则：考虑患者未来可能对社会作出的贡献；③剩余寿命原则：考虑患者的生理年龄和预期寿命；④家庭角色原则：考虑患者在家庭中的地位和作用；⑤配合能力原则：考虑患者的配合治疗状态、经济支付能力和家人对治疗的态度；⑥科研价值原则：考虑个体器官移植手术对于人体器官移植技术的科研价值。

然而，由于社会价值标准的内容与医德中一视同仁、公平、公正等原则存在一些冲突，其判断是困难和具有争议的。因此，在实际运作中，当受者选择出现伦理学难题时，应具体情况具体分析，交由医学专家、伦理学专家、社会学专家等组成的伦理委员会慎重讨论并作出公正的决定。

> **知识拓展**
>
> 我国器官移植立法状况：
>
> （1）器官移植的伦理性文件。
>
> 1999 年，第九届全国医学伦理学年会讨论《器官移植原则》，成为这个领域的第一个伦理性文件。
>
> 中国器官捐献日定于每年 6 月 11 日，2017 年 6 月 11 日是第一个中国器官捐献日。
>
> （2）全国性有关器官移植的立法。
>
> 卫生部 2006 年 3 月颁布《人体器官技术应用管理暂行规定》，于 2006 年 7 月 1 日起实施。
>
> 2007 年 3 月 31 日国务院发布《人体器官移植条例》，完善器官移植的法律法规，于同年 5 月 1 日实施。
>
> 2009 年 12 月，为了更好地贯彻落实《人体器官移植条例》，规范活体器官移植，保证医疗质量和安全，卫生部制定《关于规范活体器官移植的若干规定》。
>
> 2013 年 8 月 13 日，国家卫生计生委以国卫医发〔2013〕11 号印发《人体捐献器官获取与分配管理规定（试行）》。

综上所述，器官移植手术是目前临床上治疗晚期脏器功能衰竭患者的最有效手段。但是与之相关的伦理问题在一定程度上阻碍了器官移植的发展，因此，在面对有关的伦理考验时，各国应根据各自国情，建立健全相关法律法规，完善器官捐献制度，建立完整的捐献体系，为器官移植创造一个安全、健康、稳定的发展环境。

第二节　干细胞移植和骨髓移植的伦理道德

全世界每年有成千上万的人遭受各种各样的创伤，很多人因为器官严重受损而无法恢复正常的生理功能。器官移植虽然在一定程度上延续了患者的生命，但是其捐献数量、相关的伦理问题及术后的免疫排斥反应等方面的限制很难满足临床的需要。干细胞是一类具有自我更新能力和多向分化潜能的细胞，可作为治疗重症疾病的一种有效资源，为患者带来新的希望，因此它被称为"21 世纪人类健康工程"。随着干细胞移植技术的发展，与其相关的伦理道德和法律争议也随之出现。

一、干细胞移植的含义、发展及分类

（一）干细胞移植的含义

干细胞是一类具有自我复制能力的多潜能细胞，它是一种未充分分化，尚不成熟的细胞，具有再生各种组织器官和人体细胞的潜在功能，被医学界称为"万用细胞"。干细胞技术属于"再生医学技术"，在现在医学技术条件下，干细胞能被培养成肌肉、骨骼和神经等 200 多种人体细胞、组织和器官，并且在药物研发及筛选，细胞及基因治疗方面，具有巨大的应用前景。干细胞移植是把健康的干细胞移植到患者体内，以达到修复或替换受损细胞或组织，从而达到治愈的目的。

(二)干细胞移植的发展

1878 年,科学家试图让哺乳动物进行体外受精;1959 年美国第一例动物(家兔)通过体外受精生产;1981 年,科学家成功从小鼠胚泡内层细胞团分离并成功培养胚胎干细胞,这是动物实验成功的里程碑;1998 年科学家从人类早期胚胎的内层细胞团分离培养出第一例人胚胎干细胞系,这是一次飞跃式的突破;我国在 20 世纪 60 年代就开始了骨髓干细胞移植方面的研究,目前研究和应用最多的是造血干细胞;1992 年,中国内地第一个骨髓移植非亲属供者登记组织库在北京成立,"中华骨髓库"也正式接受捐赠;2002 年,北京建立脐带血干细胞库。

(三)干细胞的分类

(1)根据干细胞的发育潜能,它可以分为:

①全能干细胞:具有形成完整个体的分化潜能,由卵细胞和精细胞的融合产生。受精卵细胞前几次分裂所产生的细胞也是全能干细胞。这些细胞可以无例外地生长出任何细胞类型。②多能干细胞:具有分化出多种组织细胞的潜能,但失去发育成完整个体的能力,发育潜能受到一定的限制。骨髓多能造血干细胞是典型的例子,它可分化出至少12种血细胞,但不能分化出造血系统以外的其他细胞。③专能干细胞:这类干细胞只能向一种类型或密切相关的两种类型的细胞分化,如上皮组织基底层的干细胞、肌肉中的成肌细胞或叫卫星细胞。

(2)根据发育阶段,可分为:

①胚胎干细胞:有许多重要的生物学特性,具有发育全能性、无限扩增性的特点;②成体干细胞:指存在于一种已经分化组织中的未分化细胞,这种细胞能够自我更新并且能够特化形成组织细胞,位于人体组织器官之中。除了可以从骨髓和血液中分离组织干细胞、还可以从人的胎盘、脐带、肌肉、大脑、皮肤、脂肪、滑膜等多种组织中获取各种干细胞。成体干细胞是已经进入临床应用的干细胞。本文主要介绍人类胚胎干细胞移植和骨髓移植的相关伦理道德。

二、干细胞移植的意义

(1)胚胎干细胞研究是 21 世纪科学界的炙热话题,人类胚胎干细胞作为替代治疗的种子细胞,将为医学界带来一场划时代的革命。

(2)胚胎干细胞的合理使用将会有无限的应用潜能。

(3)为老年痴呆患者、糖尿病患者和血液病患者带来福音。

(4)将会为解决人口老龄化的问题作出贡献。

(5)给人类生命的延长带来了希望。

三、干细胞的取得方式

(1)应用体细胞核移植技术产生干细胞,即通过体细胞核移植取得,将一个卵子的细胞核除去,然后将一个成人体细胞的细胞核植入其卵子制造早期胚胎,再根据需要从这些胚胎中取得干细胞。用核移植方法获得的动物称为克隆动物。

(2)应用体外受精培养早期胚胎,这些胚胎是为了治疗不孕症而培养的,在经过捐献赠者同意后，可从这些胚胎细胞群中分离出多能干细胞，称之为胚胎干细胞。

（3）流产后的胚胎组织，即从流产胎儿器官或组织获得干细胞。

（4）以研究为目的的捐献配子人工受精创造的胚胎产生。

（5）嵌合体胚胎，即用人的体细胞的细胞核与动物去核卵细胞结合，形成嵌合体胚胎，用于干细胞研究。

四、干细胞研究的伦理困境

人类胚胎干细胞在医学上有巨大的应用价值，干细胞技术研究和应用需要大量的干细胞作为基础。

1. 将体细胞核技术作为来源的伦理问题

要防止治疗性克隆转变为生殖性克隆，这是人们最担心的问题。因为生殖性克隆严重违反了自主、和谐和尊重生命的伦理原则，目前许多国家都反对生殖性克隆，支持治疗性克隆。

2. 将辅助生殖后剩余的胚胎作为来源的伦理问题

在治疗不孕不育时，为了保证体外受精的成功，除植入受孕者子宫的胚胎外，还会冷冻多个胚胎备用。假如受孕成功，那么多余的胚胎将会被抛弃。为了避免资源浪费，研究者在征得胚胎所有者同意后，可将胚胎用于干细胞研究。由此引发的伦理问题有：人类胚胎应该如何处置？胚胎是否具有人类生物学生命？从体外受精的胚胎中获得的胚胎干细胞在适当条件下，是否可以发育成人？

3. 将嵌合体作为胚胎来源的伦理问题

将会出现人畜杂交的风险性和治疗安全性的问题。虽然它在一定程度上能够解决人类卵子获取困难的问题，但是它侵犯了人类的尊严，问题在于这个嵌合体的性质是什么？它能否培育出正常的人类胚胎干细胞？它会带来怎样的治疗后果？

4. 捐献配子的伦理问题

焦点在于把制作和使用人类胚胎仅仅作为获得胚胎干细胞的手段是否合乎伦理。借助体外受精的方法，把捐赠的卵子和精子在实验室制造出胚胎供研究使用，可能会出现卵子商品化的趋势。与之相关的伦理问题有：配子可否自由买卖？它与贩卖人类胚胎在伦理学上有什么根本区别？

由此可见，对胚胎干细胞任何一种来源的质疑，都是围绕着胚胎的道德地位展开的。科学家们为了解决这个问题，正在积极寻找干细胞其他可能的来源。

五、干细胞移植应遵循的原则

（一）知情同意原则

研究者应向捐赠者解释干细胞移植的意义、可能出现的问题以及解决方法，在捐献者签署知情同意书后方可实行。

（二）行善和救人的原则

干细胞研究的目的是为了治病救人，科学家和医务工作人员要把患者的健康和利益放在第一位。

(三)不伤害原则

在未来的研究和应用中,如果干细胞出现利弊共存的矛盾,在权衡利弊时,首先应该保护人不受伤害。

(四)保密原则

在干细胞研究和应用过程中,科学家和医务工作者应该保护当事人的隐私。

(五)安全有效原则

当进行干细胞移植手术时,医生要确保手术的结果是安全有效的。

(六)杜绝商品化原则

应提倡自主捐献,禁止一切形式的买卖配子、胚胎和胎儿组织。

知识拓展

干细胞移植的相关法律法规:

1. 目前各个国家均对干细胞研究存活期限做了限定,即受精之日 14 天以内。

2. 英国在 1990 年制定了《胚胎保护法》。

3. 法国在 1994 年根据《人体尊严法》《移植生殖法》《记名资料法》制定了《生命伦理法》。

4. 日本于 1999 年 12 月正式颁布 146 号法律:《关于对人克隆技术规制的法律》。

5. 2002 年,中国国家人类基因组南方研究中心出台《人类胚胎干细胞研究的伦理准则》;卫生部于 2003 年发布《人类辅助生殖技术和人类精子库伦理原则》;另外卫生部还制定了关于造血干细胞移植的具体规范:《非血缘造血干细胞采集技术管理规范》和《非血缘造血干细胞移植技术管理规范》。

6. 2015 年 2 月 26 日,中华人民共和国科学技术部颁布《国家重点研发计划干细胞与转化医学重点专项实施方案(征求意见稿)》。同年 7 月 20 日,国家卫生计生委、国家食药监总局颁布了《干细胞临床研究管理办法(试行)》。

进行人类干细胞移植研究时,必须要遵守相应的法律法规,在伦理道德要求的范围内实施,科研工作人员必须要具备专业的职业素养和扎实的科研知识。在我国,干细胞的临床应用只有骨髓移植获得批准,临床治疗时,医务人员要坚持以人为本的原则,把捐献者和受者的健康和利益放在第一位。总之,干细胞的研究和应用应该在科学研究自由和伦理约束之间找到一种平衡,从而造福于全人类。

第三节 生殖健康的伦理道德

生殖健康表示人们能够有满意而且安全的性生活,有生育能力,可以自由决定是否生育何时生育及生育多少。生殖是人类最为珍贵的财富,它一直默默地主宰着我们身体的变化,我们的幸福乃至命运都系于生殖。生殖健康是指生殖系统及其功能和过程所涉及的一切事宜，包括身体、心理和社会等方面的健康状态，而不仅仅是指没有疾病或虚弱。

从上述定义可以将生殖健康的主要内容归纳出以下 3 点：

（1）人们能够获得性教育，有满意而且安全的性生活。

（2）有生育能力，可以自由而且负责任地决定生育时间和生育数目，有渠道了解并且获得他们所选定的安全、有效的计划生育方法。

（3）可以获得生殖健康服务。

一、性健康与性教育的伦理道德

（一）性健康

性健康（sexual health）是指具有性欲的人在躯体上、感情上、知识上、信念上、行为上和社会交往上健康的总和。它表达为积极健全的人格，丰富成熟的人际交往，坦诚坚贞的爱情和夫妻关系。主要包括以下 6 个方面：①在性关系中自主与尊重对方；②在处理两性关系中，爱护对方，不伤害对方，性行为不损害双方的身心健康；③性活动以爱为基础；④性活动是个人隐私，不得泄露他人隐私，不在公开场合进行性活动；⑤人类的性道德具有明显的社会性，性行为必然受到社会道德规范与法律制约，婚姻缔约是性道德规范在法律上的表现形式；⑥夫妻离婚或恋爱分手的双方应理智对待，不能互相仇视，更不能做出有损双方利益的不适宜行为。

在护理性健康缺陷患者时护士要遵循以下伦理原则：①尊重患者的性权利；②重视性健康保护；③保护患者隐私；④建立完善的规章制度，保证患者的性权利不受侵犯，也保证护士的名誉不受损害。

上述伦理原则在具体的工作中，有具体规范：

1. 性传播疾病防治中的伦理

性传播疾病（sexually transmitted disease，STD）是通过性行为传播疾病的统称，简称性病，包括梅毒、淋病、艾滋病、尖锐湿疣、生殖器疱疹、非淋菌性尿道炎、性病性淋巴肉芽肿、腹股沟肉芽肿及滴虫病等。性病的传播途径主要为混乱的性生活，社会道德对性病通常持批评态度，因此，患病者往往具有强烈的羞耻心理，常因担心被他人歧视而忌讳就医。部分患者会因患病而导致心理扭曲，产生报复或"破罐子破摔"的心理，其结果不仅耽误了病情，也阻碍了全社会性传播疾病防治工作的顺利开展。从事性病防治的护士必须遵循一定的道德原则：①科学认识性病的传播途径，客观对待检查结果，尊重患者，工作中不要对患者产生偏见；②注重保护患者隐私，并处理好为患者保密与维护社会公众健康利益的关系；③严肃认真、准确细致、积极诊治、不谋私利；④重视宣传与教育工作，普及性病的防治知识；⑤及时报告疫情，维护公众健康；⑥对经公安部门收留的卖淫者进行性病强制检查、诊断和治疗是预防性病传播的需要，是符合伦理道德的。

2. 变性手术的护理伦理

易性癖（transsexualism）是个体在性角色中表现出的自我性别认知障碍（gender identity disorder），患者虽然清楚地知道自己的生物学性别，但是在兴趣、爱好、装扮等方面表现出强烈的异性化倾向，渴望完全按照异性的角色生活。此时患者往往承受着巨大的心理煎熬和痛苦，情况严重者，甚至产生自残和自杀的念头。变性手术可以使异性癖者生物学上的性别与其心理性别调节一致。但是变性手术是一种非常严肃的治疗手段，手术对患者的生活方式、人际关系、社会角色等都会造成巨大的冲击，因此接受手术者需要谨慎。

护士在参与变性手术及其护理的过程中，应首先得到患者的知情同意，告知变性手术的潜在危险及其将来可能面临的一系列问题，使得患者在充分知情的前提下作出审慎的选择。其次，护士要与其他医务人员紧密合作，严格控制和审查变性手术的适应证，尽可能减少不必要的法律和社会伦理纠纷。再次，护士在为患者提供护理的过程中，要尊重患者，保护患者的隐私，给予其足够的心理辅导，帮助患者尽快适应术后的角色，顺利回归社会。

3. 性心理、行为异常疾病的护理伦理

在社会上有一部分人是同性恋，或者有露阴癖、窥阴癖、恋物癖等心理障碍，其共同的特征在于性心理或性行为明显偏离正常。性心理障碍的发生有着复杂的生理、心理和社会因素。这种性心理障碍患者需要得到医护人员的帮助，护士在护理这类患者时，要尊重患者，不能嘲笑、歧视患者，对其心里的痛苦给予同情和关心，并给予充分的心理辅导和支持，引导其正确认识疾病，积极配合治疗，应对生活，帮助其回归社会，同时对患者的隐私保密。

(二)性教育

1. 性教育的界定

性教育是关于人类的生殖、生活、生理需要等性行为的教育。其目的是：①使个人获得与年龄增长相一致的有关性生理、心理和情感上应有的知识；②使个人对性发展中出现的种种现象能够采取客观和理解的态度；③消除个人在性发展和性行为中的焦虑和恐惧等不良情绪，促进身心健康；④帮助人们正确地认识和处理两性关系及其相关的道德与法律，增进对自己性行为的责任感；⑤帮助人们建立和谐的婚姻关系和科学文明的性生活，促进社会稳定；⑥普及优生优育知识，促进人口素质提高。

2. 性教育的伦理道德原则

性教育的内容敏感而隐秘，要求护士掌握适当的方式方法，并注意遵守以下原则：①遵循科学：护士应严肃认真地对待性教育，对大众的各种"性"问题给予科学和正面的解释；②尊重和理解原则：尊重和理解受教育者的道德观和生活态度，认真倾听受教育者的问题与想法，选择适合的健康教育方式引导受教育者提高认识，解决问题；③平等原则：在处理有关性的问题时，护士应树立两性平等的意识，倡导建立和谐自然的两性关系；④与时俱进的原则：护士要与时俱进地看待和处理性教育中的问题，向大众宣传和倡导积极、健康、负责的性行为。

二、计划生育的伦理道德

计划生育是我国的一项基本国策，包括控制人口数量和提高人口质量两个方面。有效地控制人口数量和提高人口质量，既需要有先进的医学科学技术，也需要有正确的人口道德观念。从我国现状来看，来自伦理道德的阻力远比来自技术方面的困难多得多，严重得多。因此，计划生育中的伦理道德问题，便成为医学伦理学和护理伦理学重点研究的课题之一。

(一) 两种生育观和人口观

1. 封建的生育观和人口观

在我国 2000 多年的封建统治时代里形成的生育观和人口观，受封建伦理道德观念和宗教迷信思想的影响很深。人们把早生、多生、重男轻女的生育行为看成是天经地义的德行，甚至将此与"积德行善""祖辈有德"联系在一起。"不孝有三，无后为大"的封建道德生育观视没有生育男孩（"无后"）是最大的不孝。这种陈腐的生育观成为长期束缚广大妇女的精神枷锁。值得注意的是，在当前我国一些较落后的地区，这种封建道德生育观至今仍在部分人的头脑中作祟，因而千方百计地多生、超生，特别是想多生男孩。这种滥生行为如不禁止，将给社会带来严重后果：一是造成我国人口增长失控，造成更严峻的人口危机；二是造成男、女性比例失调，由此而引发一系列社会问题。因此，必须摒弃旧的生育观、人口观，树立新的生育观和人口观。

2. 新的生育观、人口观

马克思主义人口理论以辩证唯物主义与历史唯物主义为基础，把人口现象、人口过程、人口规律放到生产力与生产关系、经济基础与上层建筑矛盾中去考察，从而科学地阐明人口发展运动变化的客观规律，提出"两种生产"的观点：即物质生产与人类自身生产（种的繁衍）的概念。两种生产都是人类社会存在、延续和发展的必要客观物质条件。社会要存在和发展就必须有人，有人口生产和再生产，因为人是社会的主体。同样，社会的存在和发展还必须有物质资料的生产和再生产，无此，人类也不能存在和发展。两种生产之间的关系是辩证统一的。人类自身生产与物质资料生产必须保持最优的比例关系，才能充分地满足人类最大限度的物质生活需要。新的生育观、人口观要求控制人口。2015 年，我国出台了计划生育新政策，促进人口均衡发展，坚持计划生育的基本国策，完善人口发展战略，全面实施一对夫妇可生育两个孩子政策，积极开展应对人口老龄化行动。自此，中国全面放开"二孩"政策落地。

(二) 计划生育过程中的伦理问题

1. 避孕伦理

随着社会对关爱妇女健康的重视，避孕技术与方法的大力宣传、进步，已使避孕成为计划生育中最常采取的措施。这也带来了一些伦理问题。

(1) 避孕是否使人们放弃生育的义务而影响人类的繁衍生息。避孕使妇女从生育的负担中解脱出来，一些自由的女性，她们更加看重事业价值的实现，或者更加注重自身的享乐，不愿意生育孩子。社会学家不禁担心，避孕方式的发展是否会影响人类的繁衍生息。然而也有人认为，这种担心是多余的，他们认为避孕是为了有节制、更合理、有计划的生育。

(2) 避孕失败是否导致更多的人工流产：人工流产是避孕失败的补救措施。有人担忧鼓励避孕会导致更多的人工流产，但也有人认为，无论是鼓励还是禁止避孕都有可能导致更多的人工流产，二者并无必然关联。

(3) 避孕是否会引起性关系混乱：避孕将性行为同生育过程完全分离开来，发生性行为后却可以逃避性行为的后果，会不会使很多人在性行为方面更加无所顾忌？但也有人认为这并不是避孕这项措施导致的。

2.终止妊娠的伦理

人工流产、引产作为终止妊娠是行之有效的方法,使用已久。但关于其伦理是非,迄今仍有争论。争论的焦点是关于胎儿的生命权利问题。长期以来,占主导地位的传统伦理观认为,生命是神圣的,胎儿也是一条生命,从受精卵起就有了生命的内在价值,应该享有人的生存权利。因此,如果为了母亲身体健康而施行人工流产尚可以接受,但若为了控制人口的增长,则不能接受。另一种是根据马克思主义关于人的本质的理论认为,人的本质不仅在于生物属性,而且还在于社会属性。人的完整涵义包括两个方面:既具有生物学生命,又具有人格生命;既具有生物属性,又具有社会属性。现代伦理学认为,作为有生命道德价值的人,既需要有生物学生命,又需要具有人格生命。一个失去了自我意识的人,是不具有人类的人格生命的,因而不是一个完整的人。胎儿不论发育到何种程度,在其没有离开母体成为婴儿以前,不具有人类的人格生命,因而也不是一个完整的人,最多是一个"潜在的人",一个只是具有人类生物学生命的特殊实体。

那么,胎儿是否有出生的权利呢?这要有一定的条件,因为受精卵和胎儿的发育,一方面取决于它的生物结构,另一方面还取决于是否有适应其发育的生理环境和社会环境。在人口过度膨胀的中国,人口增长数量大大地影响了社会生产和人民的生活。放宽对人工流产的限制,放宽引产的期限,都是符合人民利益和计划生育政策的。因此,根据母亲的身体状况和意愿以及社会利益,为节制生育而施行人工流产、引产,在道德上是应当肯定的。

但是终止妊娠不能滥用,不论是人工流产还是引产,对于女性的身体都是一大损伤,只有在以下情况下才能考虑实施:①为了母亲的心身健康;②妊娠是一个严重的缺损胎儿;③妊娠是强奸或乱伦的结果;④未婚先孕及其他社会原因;⑤夫妇无养育能力,或其家庭原因,不宜生育;⑥夫妇双方不愿生育孩子;⑦控制人口增长或计划外怀孕,需要终止妊娠。我们应坚持提倡避孕为主,尽量减少和避免人工流产,尤其是大月份引产。人工流产、引产只能作为避孕失败的一种补救措施,不宜反复多次采用。

3.绝育的伦理

绝育是用手术的方法剥夺生育能力,达到永久性不孕。男女双方皆可施行绝育。男性施行输精管结扎术,女性施行输卵管结扎术,从而阻断精子与卵子相结合而达到不孕。

绝育有如下目的:

(1)治疗目的:如果继续怀孕,对母体和胎儿会带来致命的危险,通过绝育可以保证母体平安。

(2)优生目的:防止患有严重遗传性疾病夫妇的不良遗传基因传给下一代,改善人类基因库的质量,造福于社会。

(3)避孕目的:为了使夫妇不再生孩子或由于夫妇个人的考虑,或由于控制人口、提高人口质量等社会的需要。

绝育手术虽然是一种避孕技术,但一般是不可逆的。因此,施行绝育手术应遵循以下原则:一是"知情同意"的原则。尽管绝育手术后可以用手术的方法再复通,恢复其生育的功能,但至今成功率较低,并增加了受术者的痛苦和经济负担。所以根据知情同意的原则,应该告诉受术者绝育手术后的不可逆性,医务人员不能作出复通手术一定成功的保证,更不能用绝育手术后可以恢复生育的许诺劝诱人们接受绝育手术。要合理选择手术时机,充分考虑受术者的生理条件,使受术者自愿乐意接受手术,不采取强迫的做法。二是"因人制宜"的原则。手术对象则应根据受术者的身体状况、家庭子女多少，因人制宜地采取不同的绝育方式。据国外资料统计，美国每100万例结扎术中，男性占80%，女性占20%。在我国，是女方手术还是男方手术，则具体情况具体实施。

(三)计划生育工作中的伦理原则

1. 热情宣传，具体指导

医护人员应热情宣传我国计划生育国策的具体内容，并且具体告知服务对象实施计划生育的具体办法，使服务对象能更好地选择适合自身的节育措施。

2. 钻研技术，精益求精

绝育、引产及人工流产等计划生育手术，直接关系到国家计划生育政策的严肃性。手术质量的好坏，对受术者个人、集体、国家的影响都很大。确保手术安全，保护受术者的心身健康，是计划生育手术的基本要求，也是医务人员应尽的职责和道德责任。因此医务人员要刻苦钻研技术，使节育和绝育技术不断向更加安全、可靠、简便、无痛、无不良反应的方向发展。

3. 尊重人格，严格保密

在计划生育手术中，坚持保密原则，尊重妇女人格，对医务人员来说这是很重要的道德要求。如在人流、引产手术中，有时有一些未婚先孕的女性要求手术。她们当中，虽然有一些人怀孕是因为自己的不轨行为所致，应受到道德舆论的谴责。但是，也有一些是被诱骗、奸污所致，心身受到严重创伤，有着难言的隐衷。作为医务人员，不论她们是何种情况，都要对她们的事实过程保密，绝不能传播、张扬。要尊重她们的人格，不能讽刺讥笑，不能以任何形式对她们进行刁难，更不能用粗鲁的手术方式对她们进行惩罚，使她们的身心再次受到创伤，否则势必带来不良的后果。此外，作为医务人员，不得借工作之便，行任何轻浮放荡行为。男医生对妇女进行内诊或手术时，必须有第三者在场。对那些借工作之便侮辱甚至奸污妇女的行为，应受到法律的制裁。

4. 有利患者，知情同意

计划生育的措施是有利于当事人、有利于社会的，有些服务对象一开始不能理解这些措施，医护人员应予以详细解释，使其能够理解，而不能在其不理解时强迫其采取节育手段。对于接受计划生育服务的当事人，护士有义务告知有关节育措施的原理、风险、利弊和具体方法等信息，任何节育的手术都必须在服务对象签署书面知情同意书后方可施行。

5. 执行政策，遵纪守法

计划生育手术是一项政策性很强的工作，那种强迫命令、绳捆索绑的强制性做法是违反计划生育政策的，是非人道的行为。医务人员必须认真执行计划生育各项政策，以严肃认真的科学态度和高度的责任感做好计划生育手术。同时也应禁止不在医疗机构、不经完备的手术程序而私自进行堕胎的非法行为。无视医德和国家法令而参与私自堕胎的江湖骗子或国家医疗卫生人员，不论动机如何，都应该受到道义上的谴责。另外，医务人员更不能参与非法的取环，开假证明，从中索取私利等违法乱纪活动。

三、优生优育的伦理道德

（一）现代优生学的涵义及其社会意义

优生学是由遗传学、生物医学、心理学、社会学和人口学互相渗透而发展起来的，是研究改善人群遗传素质的一门应用科学。优生学作为一门科学，产生于 19 世纪 80 年代。英国生物学家高尔顿（Francis Galton）于 1883 年首先采用了"优生学"（eugenics）这一术语。后来，美国的遗传学家斯特恩（Stern）于 1960 年又将优生学分为预防性优生学和演进性优生学。前者如遗传咨询、产前诊断等，致力于预防严重的遗传病和先天性疾病个体的出生，即劣质个体的减少和消除；后者如生殖工程、遗传工程等，是为了促进体力和智力优秀的个体繁衍，即使优秀个体扩展。

其实，优生思想在我国由来已久，古代劳动人民就有了同姓不宜通婚等优生思想的萌芽。但真正从人类遗传学的观点开展研究工作，使其作为一门科学开展活动，仅 100 余年的历史。

现代优生学对人类社会未来、世界民族的兴旺发达，控制人口增长，提高人口素质有着深刻的社会意义，显示了强大的生命力。在人口再生产中，如何实现优生成为了人类普遍关心的问题。

人口素质或质量的涵义是多方面的，它包括人体的生理功能和精神状态、科学文化水平及生产劳动技能等。目前，我国向社会提供的优生技术服务主要是改善我国人口的生理素质。如果让大量的严重残缺的个体出生，将给家庭、国家、社会带来沉重的经济负担与精神压力。

如按 2‰发病率推算，目前我国大约有"先天愚型"呆傻儿 260 余万人。这些人不仅不能为社会创造财富，相反还要消耗社会大量的财富，显然不利于社会的发展。作为父母都希望自己有一个身体健康、聪明活泼的孩子。因此，开展优生学的研究，提供优生服务，关系到千家万户下一代的健康，关系到中华民族的繁荣昌盛，关系到社会主义现代化建设，对提高人口素质有十分重要的意义。

（二）优生优育的措施

1. 禁止"无生育价值父母"婚育

"无生育价值父母"是指有严重遗传疾病者、严重精神分裂症者、智力严重低下者和近亲结婚者等。严重的遗传疾病、精神分裂和智力低下都是会通过遗传基因遗传给下一代，这些疾病都难以治愈，而且严重影响个人、家庭的生活质量，也给社会带来巨大负担，因此禁止此类人群的婚育是优生优育的必要措施。近亲结婚是指由共同祖先的直系血亲和近三代以内的旁系血亲之间的婚配。据世界卫生组织统计，人群中每个人携带 5 ~ 6 种隐性致病基因。毫无血亲关系的两人婚配，由于相同基因少，携带隐性致病基因不同。而近亲结婚的夫妻携带相同隐性致病基因的可能性大，易形成隐性致病基因的纯合子，导致后代遗传病发病率高，近亲结婚者生育的子女患先天畸形和遗传病的发病率比非近亲结婚者的子女高 150 倍。因此，禁止近亲结婚是十分必要的。

2. 遗传咨询

遗传咨询又称"遗传商谈"或"遗传劝导"。通过遗传咨询可以预先知道如何阻断遗传病的延续，杜绝先天性畸形的个体出生，保证后代体魄强健。它是医务人员和医学遗传学专业人员对有遗传病、先天性疾病的患者及其亲属，以及近亲婚配者，提出有关疾病的原因、疾病的诊断和预后，对遗传规律以及子女中某种疾病的再发危险率等问题进行科学解答，提出建议与忠告。

遗传咨询的主要对象是：①正值生育年龄的男或女；②原发性不孕症患者夫妇；③有原因不明的习惯性流产、早产、死产、死胎史的夫妇；④有遗传性疾病史或家族史的夫妇或孕妇；⑤早孕期间有致畸因素接触史者；⑥35 岁以上的初龄孕妇和曾生育过畸形儿的夫妇；⑦怀孕后患有羊水过多或过少者。

遗传咨询的步骤：①对疾病作出正确的诊断：对咨询者家庭中所有的患者以及患者的一级亲属详细了解其病史，并进行全面的体格检查，根据具体情况做相应的实验室检查，最后进行综合分析，作出符合实际的诊断；②收集准确完整的家谱资料：对患者三代家庭历史要作详细的调查，绘制成系谱图，最后对系谱图进行分析，以判断是否有遗传病，是何种遗传病；③估算出遗传病的再发危险率：再发危险率是指某一种遗传病在一个孩子身上出现以后，再出生孩子再患此病的危险程度，证明患者是否可以生育；④对咨询者提出建议与忠告：医生对通过上述步骤所得到的资料，进行分析诊断以后，对再发危险率较小者，可让就诊者及亲属自行商量是否结婚与生育；对再发危险率大者，应忠告最好不要结婚或婚后不要生育。

遗传咨询的伦理要求：①坚持人道主义准则，言谈举止文雅，关心体贴咨询者，严守医学道德，取得咨询者的信任与合作，作出正确的诊断，完成遗传咨询工作。②尊重咨询者，站在咨询者的角度考虑问题，以咨询者的利益为重。③在遗传咨询工作中，如果发现有直系血亲或三代以内旁系血亲婚配者，应力劝其解除婚约，并告知其生育劣质后代的危害性。如果发现婚配双方均是严重遗传病基因携带者，应告知其生育严重遗传疾病后代的危险性和危害性，劝其绝育。④保护咨询者的隐私，当咨询者的遗传信息严重影响到其家属利益时，护士应该尽力说服其将该信息告知家属，如咨询者要求保密，应尊重其选择，因为泄露秘密会导致其在就业、保险等方面受到歧视，而对于某些遗传信息，可以选择适当时机、方式和场合告知等策略。

3. 产前诊断和围生期保健

产前诊断又称"宫内诊断"或"出生前诊断"，是 20 世纪 70 年代发展起来的新兴技术手段。它不同于对一般孕妇的产前检查，而是用专门的检测手段，在胎儿出生前即已查明胎儿是否患有遗传性疾病和先天性畸形。目前在我国主要是采用染色体核型分析进行产前诊断，以及 B 型超声波显影检查。通过产前诊断，在妊娠早期就可以把严重智力障碍的遗传病胎儿、畸形胎儿作出确诊，并选择人工流产终止妊娠，以阻止这类胎儿出生，有效防止有害基因的遗传。产前诊断在计划生育工作中占有重要的地位，是实行优生优育，控制人口数量、提高人口素质的有效办法。

进行产前诊断时，应遵循：①检查前详细告知被检查者检查的目的、方法、注意事项等，取得被检查者的知情同意。②检查时避免损伤孕妇和胎儿。检查后客观、如实作出结论，并主动劝说孕妇和家属放弃患有严重遗传病或先天畸形的胎儿。如确有必要，可以做防止遗传病的产前性别鉴定，以便对是否继续妊娠作出判断。我国明令禁止非医学需要的性别鉴定和选择性别的人工终止妊娠的行为。护士必须严格执行有关规定，仔细查验和登记受检者身份。凡是给未经批准和无有效手续的孕妇进行胎儿性别的产前诊断，都是违反有关法规要求的。③保护被检查者的隐私。产前诊断的所有信息是一种特殊的信息，涉及当事人或其家庭的隐私。医务人员的基本责任是为其保守秘密，避免由于产前诊断的结果给当事人或亲属带来不良后果。但如果产前诊断的结果所涉及的遗传风险可能影响当事人的亲属时，医务人员有义务将对亲属的可能影响告知当事人，并向他们陈述有关的道德义务。由他们自己决定是否告诉有关亲属。④遵守法规、社会公益的原则。从事产前诊断技术服务的医疗保健机构和人员，应该具有相应的法定资质，在实施产前诊断时必须严格执行有关法律法规的规定和伦理原则，不得实施任何非医疗目的的产前诊断技术。同时，有责任积极参与有关产前诊断的公众教育，提高社会对产前诊断的认识和选择能力，以利于降低出生缺陷发生率。⑤伦理监督，权益保护原则。依据相关法律法规规定，实施产前诊断的医疗保健机构应当建立产前诊断伦理委员会，指导、监督本单位产前诊断中的伦理问题，对相关人员进行伦理知识培训。同时，对产前诊断技术服务实施过程中遇到的伦理问题，进行审查、咨询、论证和建议，以维护当事人的正当权益。

围生医学是近20多年发展起来的一门新兴科学，是当前妇幼保健、优生学的重要研究课题之一，是关系国富民强的一门科学。

围生儿的保健是围生医学在预防保健工作中的具体应用，它的目的是对妊娠28周至产后1周内，以母体为中心进行系统地监测和保健指导。妊娠期应加强营养，调节各种营养素的结构比例，以保证胎儿正常发育的需要。对高危妊娠，除了尽可能地满足设备方面的要求外，还应采取积极的预防与抢救措施，防止并发症的发生；对孕妇分娩前的阵痛和紧张，应该精心护理，热情服务。对生命垂危的围生儿和新生儿，只要有一线生机，医务人员都应千方百计让他们活下来，这从道义上讲才是尽了自己的责任。医务人员对孕妇、胎儿、新生儿的各种疾病进行防治，对胎儿的成长和健康进行预测和监护，从而降低了孕产妇死亡率、围生儿死亡率和缺残儿出生率，这也是医务人员职业道德所要求的。

第四节　辅助生殖技术的伦理道德

辅助生殖技术是人类辅助生殖技术(assisted reproductive technology, ART)的简称，指采用医疗辅助手段使不育夫妇妊娠的技术，包括人工授精(artificial insemination, AI)和体外受精 – 胚胎移植(in vitro fertilization and embryo transfer, IVF – ET)及其衍生技术两大类。试管婴儿就是使用该技术的体外受精——胚胎移植方法生育的婴儿。

据世界卫生组织(WHO)评估，每7对夫妇中约有1对夫妇存在生殖障碍。我国近期调查，国内不孕症者已占已婚夫妇人数的10%，ART可以解决这些已婚男女的不育问题，不仅如此，ART在临床中还可以遏止遗传病的传递，是实现优生的重要手段。不论是否为不育，都可以采用ART的供精、供卵、供胚或胚胎移植前遗传学诊断等方法，切断导致遗传病发生的有缺陷基因与异常染色体和后代遗传，保证生育健康婴儿。

一、辅助生殖技术的伦理问题概述

(一) 辅助生殖技术的主要方法

1. 人工体内授精

人工体内授精是通过人工方法将取出体外的精子经处理后植入女性子宫腔，使精子和卵子自然结合，实现受孕的方法。可分为两大类：

(1) 同源人工授精 (artificial insemination by husband，AH)：指将丈夫的精液植入子宫，又称为同质人工授精，使用的是丈夫的精子。主要应用于：①男子患病而想要生育小孩，比如接受抗癌治疗前取出精液冷冻，避免抗癌治疗可能产生的不孕后果；②精子状况不良者，如精子在女性生殖道内运行障碍，少、弱精症；③不过性生活而想要生育孩子的妇女；④性交障碍。

(2) 异源人工授精 (artificial insemination by donors，AID)：指将捐献者 (非配偶) 的精液植入母体子宫，此后过程自然完成。常用于：①男方不育而想要生育孩子的夫妇；②男方有遗传性疾病；③夫妻间特殊性血型或免疫不相容等。

2. 体外受精 (in vitro fertilization，IVF)

体外受精是用人工方法在试管内结合形成胚胎并植入子宫妊娠的一种生殖技术，也称体外受精 – 胚胎移植。用这种技术生出来的婴儿通称"试管婴儿"。体外受精可分为两类：若胚胎移植到提供卵母细胞的母体子宫内发育，称自体移孕；若胚胎移植到另一女性的子宫内发育，称异体移孕或代孕。适应于：①输卵管堵塞；②输卵管异常；③原因不明的不孕等。

3. 卵泡浆内单精子显微注射 (ICSI)

卵泡浆内单精子显微注射技术是针对男性精量不足，功能异常导致受精障碍所采用的体外受精微滴法、透明带部分切除法及透明带下受精等方法基础上发展起来的。该技术又称为第二代试管婴儿。ICSI 是治疗男性不育的有效方法。

4. 胚胎植入前遗传学诊断 (PGD)

胚胎植入前遗传学诊断为第三代试管婴儿，指在 IVF – ET 的胚胎移植前，取胚胎的遗传物质进行分析，诊断是否有异常，筛选健康胚胎移植，防止遗传病传递的方法。从理论上讲，凡能进行诊断的遗传病，都能通过此法防止其传递，但限于目前的技术条件，PGD 的适应证还有一定的局限。

5. 代孕

代孕用于先天性无子宫的女性，或子宫切除术后、子宫破裂以及宫腔严重粘连者。代孕技术原理与供卵 IVF – ET 相同，但是供卵者为患者，受孕者为代孕者。目前很多国家都禁止代孕。

6. "三亲育子"技术

"三亲育子"技术又称线粒体替代技术或线粒体置换技术，致力于剔除生育母亲有缺陷的线粒体基因，避免生出患线粒体遗传疾病的孩子。英国卫生部于 2013 年 6 月制订了"三亲育子"技术相关法规；2015 年 2 月，英国议会下院投票通过了这一法案。目前"三亲育子"技术主要有两种方式：一是"原核移植"方式，即在两枚受精卵之间实现缺陷线粒体的剔除；二是"主轴移植"的方式，即用捐赠者卵子中的健康线粒体替换母体有缺陷的线粒体再实现人工授精。通过"三亲育子"技术得到的受精卵不仅含有来自父母的遗传信息，其线粒体还含有来自健康卵细胞捐赠者的遗传信息。

（二）辅助生殖技术的伦理价值

1. 实现不育夫妇妊娠生子的愿望

引起不孕症的原因有很多，有男性的原因如无精、少精、弱精等，也有女性的原因如输卵管堵塞、子宫畸形等。不孕不育虽不致命，却严重影响个人生活的幸福、生活的质量。辅助生殖技术的研究和运用，为不孕不育家庭来了福音，保障了更多人的生育权，体现了发展辅助生殖技术的最基本价值。

2. 阻断遗传性疾病的遗传

夫妻双方或双方中的一方患有严重遗传病，均可通过采用辅助生殖技术进行辅助生殖，切断遗传基因的遗传，避免或减少遗传疾病后代的出生。

3. 为意外事件提供生殖保险

利用现代技术把生殖细胞或受精卵、胚胎进行冷冻保存备用。如果意外发生，可将冷冻的胚胎移植入人体内妊娠生子。

（三）辅助生殖技术的伦理问题

1. 是否使亲子关系弱化

辅助生殖技术打破了传统的生殖生育过程，以人工的手段代替了夫妻之间以性结合为开始的自然孕育过程，使传统观念中生物学的亲子关系变得微妙、复杂。婚姻、性交、受孕、生育，这四者是符合传统自然孕育规律的，而辅助生殖技术，在一定程度上切断了婚姻与生育的紧密联系，非以性结合的生育，甚至有些是非自己血缘关系的生育，这是否会对和谐的家庭关系造成影响，这样形成的亲子关系是否会改变？一部分人认为，亲子关系不是只受妊娠方式和血缘关系的影响，除却这些生物学上的联系，亲子之间还应受社会家庭关系束缚。另一部分人认为，不以性孕育，没有血缘关系，这是不符合传统生殖生育规律的，是不能为传统思想与大众所接受的，亲子之间没有生物学上的联系，又谈何亲子关系。曾经发生过这样一个案例，某女性与其丈夫婚后三年不孕，遂决定做试管婴儿，完成胚胎移植后，其丈夫查出身患癌症，最终在孩子出生前逝世，临死前丈夫留下遗嘱称：不承认妻子肚子里的孩子是自己的，其遗产平均分给妻子和父母，但是不留给孩子。

2. 打破传统的家庭模式

辅助生殖技术的出现，使生育不再只在夫妻间存在，男同性恋者、女同性恋者，单身主义者均可以通过这种方式获得属于自己的孩子，甚至一对不能妊娠的夫妻也可以通过此种方式获得带有他人遗传基因的孩子。这使得传统的家庭模式被打破，许多人甚至觉得这会使人类世界像动物界一样混乱。对于生活在非传统家庭模式中的小孩，许多人认为其成长环境对其所造成的不利影响令人担忧。但也有少部分人认为获得子女是每个人的权利，我们不应该剥夺他人的生育权，而且家庭模式对于孩子的影响并不是那么确定。

3. 医源性多胎妊娠（ iatrogenic multiple pregnancy ）

医源性多胎妊娠是经过辅助生殖技术获得的多胎妊娠，孕妇单次妊娠孕育的胎儿数≥2，是一种医源性疾病。随着促排卵方法的普及和 ART 的广泛应用，多胎妊娠的发生率明显升高。多胎妊娠往往伴随流产率、低体重儿诞生率、围生儿死亡率及产前出血、前置胎盘、感染、羊水过多、妊娠高血压等孕期并发症发生率的升高，造成对母体和新生儿的危害。多胎妊娠也使经济负担显著增加，双胎分娩的花费是单胎分娩的 4.4 倍，三胎增加至 18 倍，而四胎分娩增加至 22.1 倍。目前解决多胎妊娠最常见的方法是选择性减胎术，即将胎儿减少至 1～2 个，而选择性减胎术本身存在一定的风险。对于天主教徒，选择性减胎意味着"谋杀"。尤其在一些流产属于非法的国家中，只有在为了挽救生命或保障母亲健康的特殊情况下，才可能允许选择性流产。为减少多胎妊娠，一些国家已经制定了法规来限制植入子宫的胚胎数目。

4. 精子商业化

在美国，卵子和精子的捐赠已经达到商业化的水平，而在我国，捐精者也有一定的补贴，而这种捐精的补贴模式，是否也称得上商业化还有待商榷。2011 年，武汉 34 岁的医学博士郑某在捐精过程中死亡；2013 年，石家庄一高校强制在校学生捐精，这些事件在当时引起了强烈的社会反响。而 2015 年，某人类精子库向公众推送了一条题为"iPhone 6S 购买新方案"的消息，文内称"献精"即可让自己轻松拥有"iPhone 6S"。捐精的商业化使许多生活拮据的人认为可以以此获得正常的利益，因而不顾自己的身体健康去捐精，或者隐瞒自己身体上的缺陷去捐精。捐精的商业化也使商人在利益的驱使下不顾精子的质量好坏。捐精的商业化还有可能会催生其他人体组织、器官的商业化，这其中引发的问题该如何解决，该设定一个怎样的尺度，这些都需要仔细考量。

5. 增加血亲通婚的危险

"血亲通婚"是指辅助生殖技术后代的近亲婚配。采用同一供精者的精子产生的多个后代，无疑是一大批同父异母的兄弟姐妹。由于操作过程严格保密，供精者、受精者及后代互盲，到了婚龄，一旦发生相互婚配，生儿育女，则会陷入伦理困局。尽管目前出现这种情况的概率非常小，然而，随着这项技术的发展，越来越多通过辅助生殖技术出生的后代出现，这种事情发生的概率会随之增大。

6. 人卵子冷冻带来的伦理问题

卵子冷冻是近年来备受关注的一项新兴技术，可为手术或放化疗后有可能丧失卵巢功能、有卵巢功能早衰倾向、已经促排卵采集到卵母细胞而男方取精失败的妇女以及因各种因素推迟生育年龄的妇女带来生育力保险，也为捐赠卵子带来了新的希望。但技术发展的同时也带来了伦理的困惑。卵子冷冻仍然有一些问题亟待解决：①卵母细胞冷冻复苏存活率、体外受精率偏低，且不稳定。②平均出生率低。③与自然状态下 IVF 相比，受精卵不分裂或胚胎增长缓慢，不能发育成囊胚的比率明显增高。目前世界范围内冷冻卵子出生后代年龄均较小，卵子冷冻对这些孩子远期健康是否有影响尚无大样本的研究，该技术的广泛应用目前仍有争议。因此，冷冻卵子技术的成熟和普及与冷冻卵子所获子代安全性的问题是其发展的重点和难点。另外冷冻卵子的所有权和使用权问题也存在争议。如一位女性冷冻卵子后突然去世，若此女子为单身女性，其父母是否有该卵子的使用权？若该女子为已婚妇女，那么其丈夫是否有此卵子的使用权？假如其家属都无此使用权，或者放弃使用这枚卵子，那么卵子库是否有此卵子的使用权？卵子库能否销毁此卵子，这些都是有争议的伦理问题。

7. 赠卵引发的伦理问题

ART 的发展为排卵障碍或甚至没有卵子的女性提供了生育机会，而目前排卵障碍人群在增多，包括推迟生育的高龄妇女，失独家庭需要再生育的高龄妇女，以及由于疾病导致卵巢储备功能低下的妇女等，从而增加了对卵子的需求量。那么什么人可以接受赠卵呢？我国卫计委《人类辅助生殖技术规范》中规定可接受赠卵者为：①丧失产生卵子的能力（包括卵巢早衰、卵巢功能减退、因手术或放疗后丧失卵巢功能的）；②女方是严重的遗传性疾病基因携带者或患者；③具有明显的影响卵子数量和质量的因素。若"接受卵子赠送者患有严重的精神疾患、泌尿生殖系统急性感染和性传播疾病，或具有吸毒等严重不良嗜好，或接触致畸量的射线、毒物、药品并处于作用期，以及女方子宫不具备妊娠功能或严重躯体疾病不能承受妊娠者"，均不能作为受赠者。在现今供不应求的情况下，什么人可以优先接受供卵呢？在我国卫计委有关赠卵的补充规定中强调，"对接受赠卵的患者要依据病情和就诊时间进行排队"。但是如何排队的问题尚值得考虑，是卵巢早衰或者卵巢储备功能减退的年轻妇女，还是尚未生育的高龄妇女甚至是绝经后丧失孩子的高龄妇女？

目前国外赠卵的来源有四种：①偶尔的捐赠者：如非相关手术取出的卵子；②体外受精的患者；③与受者夫妇有血缘关系的捐赠者；④商业化的赠卵者。我国卫生部在《人类辅助生殖技术规范》中有明文规定，赠卵是人道主义行为，禁止任何组织和个人以任何形式募集供卵者进行商业化供卵行为。但是随着赠卵 IVF 技术的开展，卵子的需求增加，许多人无视法律法规，进行地下卵子交易，这将会带来严重的社会伦理后果。黑市中的卵子买卖在经济利益的驱动下，会使一些供卵者隐瞒自身所存在的疾患，接受卵子者或后代极易受到伤害。多次供卵的结果又会增加未来后代血亲通婚、近亲繁殖的危险。而且损害供卵者的身体健康。通过赠卵出生的孩子，实际上有"两个母亲"：提供遗传物质的母亲，孕育及抚养其长大的社会学母亲。为了避免不必要的矛盾和纠纷，供方与受方夫妇应保持互盲，供方与后代保持互盲。但是有些国家主张废除匿名，他们认为孩子应该对自己的身份有知情权，尤其是在成人后应该有权获知相关信息，互盲会导致供体的后代之间在不知情的情况下发生婚配的可能。因此，为防止近亲婚配，在实施赠卵 IVF 的生殖中心需要充分利用现代信息技术加强管理，建立严格的卵子捐赠及接受登记制度、婴儿出生及成长的档案制度、定期随访制度，对夫妇以外的一切人保密。当孩子在成年后或者是恋爱甚至准备登记结婚时，有了解自己身世的权利，从而最大程度上制止近亲结婚的发生。

8. 冷冻胚胎处理的伦理问题

冷冻胚胎到底是什么？是人还是物？何人可以利用冷冻胚胎进行辅助生殖，单身妇女能否通过辅助生殖技术生育小孩？男女双方离婚或者其中一方去世，另一方是否可以单独决定利用冷冻胚胎进行生育？在原所有人死亡后，冷冻胚胎该何去何从？这一系列的问题都没有明确的答案。

9. 高龄妇女的生育权问题

现代社会，妇女的生育年龄偏高，加之二孩政策的开放，要求生育的高龄妇女增多。而高龄妇女妊娠危险系数大、母婴并发症多，高龄不孕妇女实施辅助生殖技术的妊娠结局差。如何保证高龄妇女再生育权的实现，帮助高龄不孕夫妇实现再生育愿望的同时，又完全遵循利于患者、保护后代、保证社会公益性等伦理原则，成为生殖医学专家目前关注的医学和伦理热点。

10. 代孕引发的伦理问题

我国禁止任何形式的代孕，但是代孕现象仍层出不穷。代孕不仅给代孕母亲和婴儿带来健康危害，还给家庭、社会、伦理道德和法律带来诸多问题。代孕使贫穷的女性成为怀孕的工具，贬低了女性的尊严，也是对生命的亵渎。在代孕的过程中，委托方在各方面占据优势，代孕母亲的利益难以得到保证，一旦因为某些原因委托方拒绝接受及抚养子代，代孕母亲和孩子将面临很大的困难。代孕母亲经历十月怀胎及分娩的痛苦后还需要经历母子分离的痛苦，这种情感伤害将会增加产后抑郁发生的危险。除了这些对个人的伤害，代孕对社会的公序良俗也带来巨大的冲击，加剧社会的不公正。

11. "三亲育子"引发的伦理难题

"三亲育子"的远期效应难以预测，目前最主要的担忧是捐赠者的线粒体 DNA 与双亲的 DNA 是否会出现不匹配的情况，若两者不匹配将会带来什么样的后果。其次，"三亲婴儿"比正常生育的婴儿多了一些额外的线粒体基因，目前尚不清楚这些线粒体基因在"三亲婴儿"发育过程中会带来怎样的影响。研发"三亲育子"技术的初衷是为了帮助线粒体遗传病患者生育健康婴儿，但若监管不当，可能发生擅自对胚胎实施基因改造的情况，如干预新生儿的发色、身高、性格，甚至是智商、性别等，间接为制造"设计婴儿"打开大门。通过"三亲育子"技术生育的孩子将有一个父亲两个母亲，这可能会造成亲属间关系混乱及权利与义务的错位。

二、辅助生殖技术的伦理原则

基于辅助生殖技术会引发的诸多社会、伦理及法律问题，我国卫生部颁布了相关的法律条文，要求医疗机构和医务人员在开展辅助生殖技术时遵循以下伦理原则。

1. 有利原则

有利原则是实施人类辅助生殖技术的根本原则，不仅要考虑利患者的健康利益，还要考虑到患者的经济利益。不仅要考虑到患者及其家庭的利益，还要考虑到社会的利益。主要考虑几方面的因素：①医务人员应全面综合考虑当事人的病理、生理、心理及社会因素，有义务告知其目前可供选择的治疗方法与手段、利弊及其存在的风险，在其完全知情的情况下，提出有医学指征的选择和有利于不孕者的最佳治疗方案；②当事人对实施人类辅助生殖技术过程中获得的配子、胚胎拥有其选择处理方式的权利，技术服务机构必须对此有详细的记录，并获得夫、妇或双方的书面知情同意，并签字认可；③严禁以多胎和商业化供卵为目的的促排卵行为；④当事人的配子和胚胎在未征得其知情同意情况下，不得擅自处理，更不得非法买卖。

2. 知情同意原则

①人类辅助生殖技术必须在夫妇双方自愿同意并签署书面知情同意书后方可实施。②医务人员对人类辅助生殖技术适应证的夫妇，须使其了解实施该技术的必要性、实施程序、可能承受的风险以及为降低这些风险所采取的措施、该机构稳定的成功率、每周期大致的总费用及进口、国产药物选择等与患者作出合理选择和相关的实质性信息。③接受人类辅助生殖技术的夫妇在任何时候都有权提出中止该技术的实施，并且不会影响对其今后的治疗。④医务人员必须告知接受人类辅助生殖技术的夫妇及其已出生的孩子随访的必要性。⑤医务人员有义务告知捐赠者对其进行健康检查的必要性，并获取这方面知情同意书。

3. 保护后代原则

①医务人员有义务告知受者通过人类辅助生殖技术出生的后代与自然受孕分娩的后代享

有同样的法律权利和义务，包括后代的继承权、受教育权、赡养父母的义务、父母离异时对孩子监护权的裁定等；②医务人员有义务告知接受人类辅助生殖技术治疗的夫妇，他们通过对该技术出生的孩子(包括对有出生缺陷的孩子)负有伦理、道德和法律的权利和义务；③如果有证据表明实施人类辅助生殖技术将会对后代产生严重的生理、心理和社会损害，医务人员有义务停止该技术的实施；④医务人员不得对近亲间及任何不符合伦理、道德原则的精子和卵子实施人类辅助生殖技术；⑤医务人员不得实施代孕技术；⑥医务人员不得实施胚胎赠送助孕技术；⑦在解决人卵胞浆移植和人卵核移植技术安全性问题之前，医务人员不得实施以治疗不育为目的的人卵胞移植和人卵核移植技术；⑧同一供者的精子、卵子最多只能使5名妇女受孕。⑨医务人员不得实施以生育为目的的嵌合体胚胎技术。

4. 社会公益原则

①医务人员必须严格贯彻国家人口和计划生育法律法规，不得对不符合国家人口和计划生育法规和条例规定的夫妇和单身妇女实施人类辅助生殖技术；②根据《母婴保健法》，医务人员不得实施非医学需要的性别选择；③医务人员不得实施生殖性克隆技术；④医务人员不得将异种配子和胚胎用于人类辅助生殖技术；⑤医务人员不得进行各种违反伦理、道德原则的配子和胚胎实验研究及临床工作。

5. 保密原则

①互盲原则：凡使用供精实施的人类辅助生殖技术，供方与受方夫妇应保持互盲、供方与实施人类辅助生殖技术的医务人员应保持互盲、供方与后代保持互盲。②机构和医务人员对使用人类辅助生殖技术的所有参与者(如卵子捐赠者和受者)有实行匿名和保密的义务。匿名是藏匿供体的身份；保密是藏匿受体参与配子捐赠的事实以及对受者有关信息的保密。③医务人员有义务告知捐赠者不可查询受者及其后代的一切信息，并签署书面知情同意书。

6. 严防商业化原则

机构和医务人员对要求实施人类辅助生殖技术的夫妇，要严格掌握适应证，不能受经济利益驱动而滥用人类辅助生殖技术。供精、供卵只能是以捐赠助人为目的，禁止买卖，但是可以给予捐赠者必要的误工、交通和医疗补偿。

7. 伦理监督原则

①为确保以上原则的实施，实施人类辅助生殖技术的机构建立生殖护理伦理委员会，并接受其指导和监督；②生殖护理伦理委员会应由护理伦理学、心理学、社会学、法学、生殖医学、护理学专家和群众代表等组成；③生殖护理伦理委员会应依据上述原则对人类辅助生殖技术的全过程和有关研究进行监督，开展生殖护理伦理宣传教育，并对实施中遇到的伦理问题进行审查、咨询、论证和建议。

第五节　临终关怀中的道德伦理困境及展望

一、临终关怀的道德伦理困境

什么是死亡？是一直困绕着人类的问题。伟大的先哲们用他们的智慧对死亡作过很好的注解和诠释。正如赫拉克利特认为，死亡就是我们醒时所看见的一切，睡眠就是我们梦寐中所看到的一切。死亡既是一种转移，又是一种结束。伴随着对死亡认识的深入，安乐死也随即产生。目前，安乐死在国内还没有能够得到统一的认识，也没有得到法律的认可。然而，死亡的存在和实践，每天都在发生。如何对待死亡问题，或说对待临死的人、帮助临死的人，就是一个需要思考的问题。临终关怀就是针对这个问题而提出的。实践中，不同的主体间产生伦理冲突，致使临终关怀陷入了伦理的困境。

（一）传统伦理观对现代临终关怀理念的禁锢

1. 传统生死观对临终关怀理念的禁锢

中国经历了几千年的发展，形成了以儒家为代表的中国传统文化思想。中华传统古老的生死观在对待临终问题时，常常是用一种悲观、消极、规避的态度。如儒家提出了"未知生，焉知死"；道家提出了"生死两忘，与道为一"的长生久视的理想和实践；佛家提出了"生死即涅槃，瞬间即永恒"。这些关于生死智慧的思想，侧重点往往都是关注生，而对死的问题似乎是讳莫如深，没有能够直面接受死亡，也不能真正去关心临终患者在生命最后阶段的需求，而更加在乎的是对患者死后的尽孝。而新时代的医学伦理观，倡导的是尊敬每个人的生命意义，所以，对于临终患者而言，站在现代医学伦理观的角度，往往表现为更加希望满足临终患者的要求及愿望，尽可能提高他们生命最后阶段的质量。临终关怀理念对死亡的理解、认同和接纳，与传统生死观对死亡的不理解、害怕和远离不同，因此造成了传统生死观与现代临终关怀理念的冲突。

2. 传统"孝道"观与临终关怀理念的冲突

中国传统的伦理道德中，把父母临终时子女是否亲自在身边服侍送终作为人们评价子女是否孝敬的一个标准。"父母在，不远游"，子女要在父母身边，行孝道，是中国人传统伦理道德观念的印记。"孝道"很多时候不是一种主观的理解，而是一种社会建构，当人们按照社会建构出来的孝道准则去实践时，他（她）被称为是孝顺的，比如为老年人提供丰裕的物质享受，慎重对待丧葬等。传统"孝道"观，是一种外在的社会需求，只有满足这种外在的道德需求以及行为准则，才被认定为尽孝。《孝经》曾论述："一些事情由儿子操劳，有好吃好喝的先让父母品尝，难道这样做就是尽孝道了吗？"对于濒临死亡的长辈，子女怎样做才能让其保持愉悦呢？大多数人不会忍心看长辈痛苦的样子，总是尽力救治以使其存活更长的时间，但未真正关注父母的生活质量，更加不会关注濒死者自身的需求或者有什么未了的愿望。临终关怀就是要从濒死者的角度出发来围绕提高死亡质量的一种护理方式。这种方式在孝道下，往往被忽视。

（二）临终患者知情权与保密权冲突的伦理困境

患者知情权指的是病患享有知道其实际病情严重程度和疾病发展趋势的权力。目前，我国的《中华人民共和国执业医师法》《侵权责任法》《医疗机构管理条例》《医疗事故处理条例》都对病患的知情权作出了明确清晰的规定，医疗救护人员在诊断治疗患者的时候需要对患者解释清楚其病情以及治疗方式，同时要获取患者的书面同意。

临终作为整个生命的重要组成部分，是任何人都逃避不了的。正如海德格尔认为，人是向死的存在，希望知晓病情是患者的权利。在对待患者上，要建立一种诚信的道德品格，使临终者能够积极地投入到对临终前的治疗和方案中，但在现实中，因为患者家属的不同意，医护人员常常不能执行病情告知权。站在医学的角度而言，临终患者拥有实际病情的知情权。医护人员让临终患者真实地认识到自己的实际病情，能够更积极地引导临终患者踏入临终关怀照料的阶段。同时，医护人员也希望临终患者家属能够接受事实，也让临终患者利用生命最后的时间，可以更好地把握自己的需求，多与家人相处，做好道别的准备。然而，对于临终者的家属来说，他们希望通过对病情的保密，来减少临终者的忧虑和痛苦，来延长他们活下去的时间。医护人员在临终者和临终者家属之间就存在一种两难的道德选择。

（三）人的生命价值与医疗资源、优逝与痛生之间的冲突

临终患者在临终关怀照护期间，突然出现病情紧急恶化的情况，是否应该继续抢救？若放弃对临终患者的积极治疗，无论在情感上还是在道德上，家属均难以作出选择。再者，"救死扶伤"的理念潜移默化地熏陶着广大医务工作者，当面对救治无望的临终患者，医护人员还是习惯性地设法使用当前最先进的医学技术、药物来延缓患者的生命。这是大众社会伦理公平意识的缺失所造成的在"治疗与弃疗"之间的社会伦理困境。而继续抢救带来的是大量消耗医疗资源。然而从医务人员的决策角度而言，对临终患者是否继续抢救更多的是权衡救治的意义和医疗资源的使用。我国医疗资源匮乏，在有限的医疗资源下审视临终患者的生命价值，如何分配资源的使用必然会引发伦理的困境。

优死代表着临终患者可以优先选择正常面对死亡的来临，有尊严地度过生命最后的时间。痛生代表着临终患者接受一切以延长其生命为目标的治疗，而不顾及临终患者身体所受折磨与心理所受煎熬。如果临终患者可以选择优死，而且得到家人的支持的话，那么将会不再继续忍受无意义的救治对身体造成的痛苦，不再让因为借助医疗技术得以延续的生命陷入漫长的等死过程中，这无疑也体现了临终关怀的本质。优死和痛生的选择是不可回避的伦理矛盾。这些问题关系到病患的权利、医患关系、技术资质、合法性等一系列问题。因为和理论道德相矛盾，开展实施临终关怀陷入了困难之中。

二、展望

（一）加强死亡教育，改变传统的死亡观和孝道观

我国传统的生死观对于临终关怀具有消极作用。回观我国现行教育系统，对死亡观教育以及临终关怀的教育是相当贫乏的，甚至可以说是处于空白状态。现代死亡观教育和临终关怀教育作为整个社会教育体系中重要的一个组成部分，理应纳入到我国的国民教育体系当中，让民众普遍认识它们，才能过渡到接受它们。譬如，我们可以面向全社会对死亡观、临终关怀进行全面教育，通过社区资源对社区群众进行死亡观和临终关怀相关知识的宣传和教育，从而达到每个社区民众都能真正认识到什么是死亡，什么是临终关怀，并建立起正确的死亡观念以及能够以积极乐观的态度面对生老病死。同时，也需要在教育体系中加入死亡观教育以及临终关怀教育，填补国内国民教育阶段对死亡观和临终关怀教育的空缺。

（二）建立新的家庭伦理观念，修正传统孝道观

中国传统儒家思想中的孝道文化在民众心中根深蒂固，孝道已经渗透到人们的日常生活之中。然而，传统的孝道在历史发展进程中也出现了一些流于形式的表现。基于传统孝道的

思想观念，临终患者家属并不看重临终患者临终前的关怀和照护，而且反感临终关怀团队的介入，甚至把临终关怀团队拒之门外。当临终患者在临终状态时，家属把临终患者带到医院进行治疗，他们这样做的原因更多的是出于伦理道德上的，而不是因为临终关怀的原因。

如果把癌症患者或者濒死者送进临终关怀医院，就等于宣布他们死亡，放弃治疗，患者家属在情感道德上无法接受。医院或者医护人员同时也为了迎合家属的伦理要求，对濒死者的病情知情权漠视，忽略了濒死者参与临终关怀的过程。因此，进行临终关怀，从临终关怀的价值诉求上，不应当单纯地归结为传统的伦理需求，或者说是一种孝道的要求。应当建立一种新的家庭伦理观念，应该突破传统的伦理需求或者孝道的需求，首要考虑临终患者的伦理价值诉求。濒死者一般来说要追求"善终"，因此，在对待濒死者的伦理问题上，要以"善终"为价值，以"善终"行孝道，这样更能符合濒死者的意愿。

（三）构建一种普适性的临终关怀伦理，避免道德和法律的冲突

普适性伦理或者说是一种普遍性伦理，它是一种全球伦理。全球伦理所要阐明和要求的只是一种"最低限度的"伦理，一种"最低限度的基本共识"，也就是说，"全球伦理"基本上还是一种"最少主义的伦理"，或者说是一种"底线伦理"。因此，构建一种普适性的临终关怀伦理，就是要构建一种最低限度的临终关怀伦理共识。这种伦理共识，一个方面是连接法律的，另一方面是连接伦理道德，具有这两种社会规范的融合，只有这样，才能解决在临终关怀问题上，法律和道德的冲突。针对普适性的临终关怀伦理，包括以下几个方面的内容：一是这种普适性伦理必须以临终者的道德诉求为基本的出发点，同时兼顾家属对临终者的道德义务；二是必须是以和谐处理临终者与医院、医护人员、社会的伦理关系为手段的；三是必须是以提高临终者的生命质量，使其获得死亡尊严，最终获取善终为目的的。以这几个方面的要求作为基本的构建思路，来构建一个临终关怀的普适性伦理。

（四）营造良好的临终关怀氛围，推动临终关怀的发展

1. 建设专业队伍

专业的队伍、优良的服务质量是临终关怀事业得以发展的关键。我国的临终关怀事业起步较晚，资金不足，相关专业人员极度缺乏。因此，首先要加强专业人员的培养和临终关怀团队建设，使临床医生、护士、心理医师、社会工作者成为临终关怀团队的基本成员，并进行定期培训，加强理论学习和职业道德教育，提高服务的专业化水平。

2. 加强多学科合作

临终关怀是近几十年发展起来的医学交叉学科，它需要多学科、跨专业成员之间的共同协作努力才能完成。不少专家学者在这方面已做了很多有益的工作，但要摸索一套适合我国国情的临终关怀模式还有许多工作要做。如建立医学伦理舒缓医学委员会，由医护专家、伦理专家、心理专家、法律专家和管理专家组成，负责处理终末期患者的临终问题等。另外，在观念的更新、专业人员的培训以及医疗保险制度的改革方面更有待完善。

3. 规范化与科学化管理

逐步建立和完善临终关怀的理论体系和指导思想，制定临终关怀的临床规范和阿片类药物的使用标准，完善临终关怀技术标准和实施原则。实现临终关怀程序化和网络化管理，不断引进相关学科的新进展，在全球范围内制定临终关怀应遵循的原则指南，使临终关怀的各

环节包括在治疗、操作、管理等方面规范化、科学化和制度化，充实和促进缓医学的发展。目前国内相关学术组织正在这方面做积极的研究和探讨，为我们共同努力来推动这项工作的开展树立了信心。

第七节　安乐死的伦理道德

一、安乐死的定义

安乐死一词来源于希腊文"euthanasia"，它的本意是安逸的死亡、无痛苦离世，也被称为无痛苦致死术。现代意义上的安乐死是指那些目前医学条件下患有不治之症、濒临死亡且非常痛苦的患者，其本人或家属诚恳委托医生使用药物或其他方式，尽可能在无痛苦状态下结束生命的一种死亡处置方式。其本质是为了解除助死对象因绝症所带来的（肉体及精神）痛苦。

目前对于安乐死大概从以下几个方面进行分类的：从是否采取人为手段加速适用对象死亡速度而分为主动安乐死和被动安乐死；从是否符合适用对象本身意愿而分为自愿安乐死与非自愿安乐死；以及从根据适用对象不同的特点而分为仁慈助死、听任死亡以及仁慈杀死。

二、尊严死与安乐死

与安乐死易混为一谈的为尊严死。虽然尊严死和安乐死的目的都是减少患者临终时的痛苦，都产生了患者死亡的结果，但两者却有明显的区别。

尊严死原译英文"Death with Dignity"，是一种新的死亡观，一种坦然迎接"自然死亡"的人生观，尊严死事实上也是时常发生的。它不主动为患者提供致死的手段及方法。只要不妨碍其他人，不妨碍社会，每一个人的生活方式包括宗教信仰理应受到尊重，选择遵循的是"自我决定"的原则，而这一点也正是尊严死的伦理依据所在。

安乐死是指采用一定的手段加速濒死患者痛苦的死亡过程；患者死亡时间为预先设定的时间，比较明确。尊严死是指放弃给患者的治疗，任由患者自然死亡，而非提供致死的手段和方法帮助患者死亡，只是消极地结束患者生命，患者死亡时间则不明确，是患者的自然死亡时间。

三、有关安乐死的道德伦理困境

安乐死日益成为社会关注的话题，其本身具有一定的伦理依据和基础。①对于患者本人而言，安乐死是人道主义的体现；②对患者家属而言，可减轻他们心理和经济上的负担；③实施安乐死有利于社会卫生资源公正有效的使用。

由于安乐死涉及诸多领域，因此是一个复杂性的问题，这也是至今世界上没有在安乐死问题上达成一致看法的原因。从哲学的角度来看，主要阻碍安乐死发展的三个方面分别是：安乐死的生命伦理困境、安乐死的社会道德困境以及安乐死的医学伦理困境。

（一）安乐死的生命伦理困境

在"生命神圣论"和"生命质量论"两种大相径庭的观点的磨擦和碰撞中，安乐死的生命伦理困境也随之突显。人们对安乐死的疑问也随着争论的深入而增多，首当其冲的就是安乐死这一思想是否违背了生命的本质和意义。其次就是安乐死究竟是对生命的尊重还是对生命的亵渎？究竟是积极正面地面对死亡，还是消极负面地逃避死亡带来的恐惧与痛苦？究竟是对生命价值的肯定还是彻底否定？"生命神圣论"的主要观点认为人的生命是无价的，是神圣不可侵犯的。人的生命只有一次，所以无论何时何地、无论什么情况下，人们都不能做出危及他人生命的行为，甚至生命享有者本人也不能随意处置自己的生命。生命质量论主张以生命质量的优劣来评判生命存在的必要性。只是单纯地延长生命的时间，完全不考虑生命的质量和价值，这并不是对生命的尊重，相反是对生命的认识还停留在比较肤浅的阶段。因此，安乐死并不是对生命的亵渎和不尊重，相反的，它是能够帮助痛苦且无望治愈的病患维持生命最后尊严的途径。

（二）安乐死的社会道德困境

安乐死的伦理困境不仅表现在与生命伦理的冲突上，在社会道德层面也存在着阻碍。安乐死是个体生命的非自然结束，它涉及一定社会文化和价值观对该行为的认可程度。个体生活在社会中，个人行为不仅受他人的影响，还会受社会及社会文化、价值观念的影响。传统伦理道德认为，人的生命至高无上，即使生命的拥有者本人也无权随意处置。因为人不仅具有自然属性，本身也是具有社会性的。马克思说："人的本质并不是单个人所固有的抽象物，在其现实性上，它是一切社会关系等。"因此传统伦理道德否定了人有选择死亡的权利，认为安乐死是一种自私以及懦弱的行为，是消极的人生态度，更是对家庭不负责任的表现，同样也会给社会带来负面影响。

在安乐死与传统道德文化产生冲突的同时，在社会层面也指出安乐死的实施会给社会带来不可避免的负面影响。因为安乐死不仅仅是医学问题或伦理问题，它更是一个社会性问题。若安乐死由理论进一步上升到实践的话，极有可能会被一些家属利用成为逃避责任的正当理由，从而导致亲人之间感情的淡漠。同时也会对社会风气造成不良影响，使人们产生及时行乐的思想以及自私自利、逃避责任的心态。

（三）安乐死的医学伦理困境

再从医学伦理的角度来看，传统的医学道德和观念也对安乐死的发展有一定的阻碍。无论是中国还是西方国家都无一不表明对生命的极度重视，爱惜生命的伦理观在医学上就表现为应不惜一切代价去挽救一个人的生命，而不管这种抢救是遵从或是违背患者的意志；是给患者带来快乐还是更大的痛苦；是否给患者家庭和社会带来巨大的、不必要的精神和经济负担。因此，安乐死被看作是丧失医德的行为。首先，安乐死是对人生命的放弃，是有违医生救死扶伤的天职的，因而也是不道德的。其次，医务人员对患者实施安乐死这一行为既违反了医务人员的职业道德，也不符合医务人员的职业要求。

（潘爱华　秦春香　刘翔宇）

思考题

1. 某医院同时有两名患者等待肾移植：一位是孙某，男，77 岁，退休干部，临床诊断为高血压肾病，病情恶化，需进行肾移植手术；另一位是张某，26 岁，大学生，因协助抓歹徒而使肾严重破裂，危在旦夕。现有一个合适的肾脏可供移植，两人组织配型都符合，且都能负担得起手术费。

(1) 请从伦理学角度分析谁应该优先接受肾移植手术？

(2) 根据本案例，分析在器官移植中如何解决供体公平分配的问题？

2. 王某，女，23 岁，怀孕 1 个月。因生活压力大，不打算要这个孩子，得知胚胎在临床研究中是稀缺资源，因此打算流产将自己的孩子"贩卖掉"。与某医院的工作人员进行沟通后，成功引产，并获得一笔丰厚的报酬。

(1) 该孕妇的行为是否违背了伦理道德？

(2) 医院工作人员的行为是否属于违法行为？

(3) 如何保证胚胎的合法道德地位？

3. 一对先天性聋哑的夫妻在其父母的带领下到某医院进行遗传咨询，医生通过问询得知这对夫妻其父母均为正常人，医生告知其父母这对夫妻生育的孩子很有可能也是聋哑人，劝其放弃生育，这对夫妻及其父母均不愿意，表示希望试一试，也许能有一个健康的孩子，医生听后带着不耐烦的语气说："那随便你们，反正以后也是你们自己负责。"

(1) 试分析本案例中医生的行为是否符合伦理道德？

(2) 请从伦理学的角度分析此案例。

4. 某女士前往某生殖医院做试管婴儿，因为她父亲的一位朋友就职于该医院，于是该女士就直接去拜访这位医生，说明来意后该女士要求这位医生一定要给她做一对双胞胎，并且要求胎儿性别必须是一男一女。医生听后先是坚决拒绝了这一要求，然后向这位女士详细讲述了多胎妊娠的危害以及我国禁止非医学需要选择胎儿性别的法律法规。

(1) 试分析本案例中医生的行为是否符合伦理道德？

(2) 请从伦理学的角度分析此案例。

第九章 护理科研中的伦理道德

爱因斯坦说过："仅凭知识和技术并不能给人类的生活带来幸福和尊严。人类完全有理由把高尚的道德标准和价值观的倡导者和力行者置于客观真理的发现者之上。"因此，科研伦理道德是科研活动中一切行为的罗盘。

第一节 护理科研伦理概述

一、护理科研的概念、目的及其基本任务

（一）护理科研的概念

护理科研是在临床护理、康复护理和社区人群的生命救治、卫生保健等方面探索维护和促进人类健康和规律的方法，是提高人的生命质量和价值的一种医学实践活动。

（二）护理科研的目的

护理科研是为了反映和揭示人体的健康、疾病及其防治中的本质和规律而进行的一种实践活动。这种活动的要素是问题、实验观察和理论思维（特别是创造性思维）。

（三）护理科研的基本任务

护理科研的基本任务是认识和揭示疾病的发生、发展和转归过程，提出护理的有效措施和方法，并以此提高护理技术水平、促进人类健康、保持社会安定繁荣。

二、护理科研的特点及伦理问题

（一）护理科研的特点

医学科学研究是人们为了认识和掌握人体的生命、健康、疾病及防治中的本质和规律而进行的一种实践活动。护理科研是医学科学研究的一个方面，是从临床护理、人群保健、康复护理等方面研究维护、恢复、促进健康，提高生命质量与价值的规律。

随着现代科学技术的进展，护理学研究进入了一个崭新阶段，其特点如下：

1. 研究内容的广泛性

21 世纪以来，医疗护理领域呈现出更为广阔的发展前景。在护理概念职责范围以及护理工作组织形式等方面都有了新的理解、新的变化和新的要求。护理科研以医学理论和护理专业知识为基础，吸收社会科学、人文科学、自然科学知识进行相关性研究，使护理学的内容日益丰富，并得到深入发展。随着医学科学的发展，医疗护理活动和研究也逐步走向全球化道路，国与国之间、地域之间的合作日益增多，护士在重视本专业的同时，还应特别关心相关学科的最新发展和动态，必须丰富自身知识，完善自身素质，拓宽研究思路，培养国际视角，只有树立全面的、综合的、客观的研究态度和理念，才能开展更深层次、更广内涵的研究。

2. 研究对象的特殊性

护理科研的研究对象是人，人的自然属性和社会属性决定了护理研究对象的特殊性。研究过程和研究结果直接关系到人的身体健康与生命安危，涉及千家万户的悲欢离合。因而护理科研的内容，从选题设计、成果鉴定到应用，研究人员都应有很强的预见性和责任心。临床实验研究及应用，不仅要关注近期疗效，还要考虑远期效果；不仅要考虑到对患者治疗护理的实际作用，还要考虑到由此带来的不良反应。护理科研对象的特殊性，不仅使科研难度增加，同时还要求研究者对人们的健康利益极端负责。

3. 护理科研的紧迫性

医学高等技术的发展及其在临床上的应用，为伦理选择带来了困惑，例如产前诊断技术、人工辅助生殖技术虽然可以有效地预防疾病、达到优生和解决不育的目的，但是，由于这些技术涉及生命的权利以及操作基因、精子、卵子、受精卵等，稍有不慎便有可能对社会带来不良的影响，对社会发展极为不利。这些伦理学难题的出现必然要涉及护理领域，而且迫切需要解决。因此，护理科研的任务非常紧迫。为了加速发展我国护理事业，提高护理工作的社会地位，完善护理学科自身的理论体系，构建自身的研究任务和内容，需要大力提倡和促进护理研究工作的发展。

4. 研究实践的艰巨性

护理专业的特点，决定了护理科研任务的艰巨，使护理科研实践的开展步履维艰，在前进中摸索，在摸索中前进。首先，由于历史的因素、传统观念的偏见，护士受教育程度普遍较低，缺乏开展护理科研的意识和能力，护理科研起步晚，起点低。其次，护理科研管理缺乏系统性和权威性，开展护理科研所需的信息、人力、物力、财力资源得不到有力的保证。再者，护理工作的繁重和超负荷运转，占用了护士大量的时间和精力。因此，护理科研工作者常常需要默默奉献、不怕吃苦、不懈钻研的精神，才能克服种种困难与矛盾，坚定地在科研的道路上走下去。

5. 研究结果的社会公益性

护理科研的最终目的是要指导临床护理工作，为临床护理工作提供科学的依据。同时，开展护理科研工作，有助于提高护理人员的整体素质，提高护理工作的整体质量，向社会展现护理工作的服务价值。由此可见，护理科研结果具有一定的社会公益性，对于促进人群健康和疾病的治愈具有积极意义。

6. 测量指标的不稳定性

由于个体在生理、心理、社会、环境等多方面存在差异，故测量指标的结果变异性大、离散度大，特别是那些不能直接获得资料的指标，其误差更大，尤其是涉及人社会属性的问题很难用仪器设备来检验。所以，需要先通过严谨的设计，然后再进行精细地观察和测量并正确处理数据且进行科学地综合分析，才能得到较准确和客观的结果。

（二）护理科研过程中存在的问题及危害

1. 存在问题

现各大医院很多高年资护士只有到了职称晋升时才被动地去写文章，然而因平时在工作中缺乏思考，不善于总结，所以很难写出高质量的文章。也更因此，在很多护士眼中往往把科研看成是一件高不可攀的事情。

2. 危害

有研究表明相关法制的不健全，会使一部分学术不端行为不但没有受到应有的惩罚，还使研究者从中得到不该有的利益。严重破坏了护理科研的科学性、严肃性内涵。对护理科研过程中所存在的问题，如果没有及时引起足够的重视，后果将不堪设想。因此，为了实现护理科研的科学性、严肃性，就必须加强对护理科研人员伦理素质的培养，建立预防学术不端行为的有效机制。只有对各种学术不端行为制定具体的标准和处罚机制，才能推动我国护理事业的发展。

（三）护理科研人员伦理素质的培养

1. 对护理人员进行护理科研道德教育

护理伦理学是以一般的伦理学基本原理为指导，是研究护理道德的一门独立学科。目前绝大多数护理科研人员对护理伦理学知识知之甚少，国际护理专业协会也一直非常重视护理科研中的伦理问题，但由于种种原因，国内临床护理科研中的伦理问题一直以来还是为大多数护理研究者所忽视。因此护理研究者迫切需要一个学习和提高的过程，加强护理伦理学知识的学习，增强护理科研道德意识。

2. 树立实事求是的观念

充分认识真实性、科学性是科研的生命与核心。科研选题要严肃认真，注重实效；科研实施要尊重客观，精确可靠；审核工作者对科研成果的鉴定也必须公正诚实，对社会负责，坚持真理，修正错误。

3.团结协作，尊重他人的科研成果

作为对未知规律和事物的探索，对其科学知识的获取和交流都是以科学研究者的诚信为基础的。任何科研成果的取得，往往是集体劳动创造的产物，是众人智慧的结晶，要尊重他人的劳动。

4.坚定护理科研信念，吃苦耐劳，百折不挠

科研劳动具有特别的艰巨性，任何科研成果的取得，都需要科研人员投入巨大的精力和毅力，付出艰辛的劳作，特别是重大研究课题的突破，常常需要科研人员多年潜心研究、呕心沥血，才能获得成功。

5.严格科研纪律，健全科研管理机制

设立奖罚机制，对那些不讲科研道德者给予严厉的批评、曝光和纪律处分；重奖那些勤奋务实、刻苦钻研的工作人员。同时，健全科研管理机制，如建立和完善医院伦理委员会，充分发挥其指导监督作用。医院伦理委员会是依据一定的伦理原则为解决、论证、指导发生在医疗护理实践中的伦理难题而建立的机构。医院伦理委员会具有审查、伦理咨询、教育培训和监督作用。

6.成立护理科研管理组织

护理部应当成立护理科研管理小组，负责全院的护理科研计划，将护理科研管理纳入护理管理日程，对临床护士起到一种传帮带的作用，并给予相应的经费支持，同时建立护理资料室，订阅护理学术期刊，定期举办各种护理学术交流讲座等，以提高临床护士的科研能力及护理科研数量及质量。

（二）护理科研的伦理意义

护理科研伦理是医学科研工作者在护理科研活动中应遵循的道德原则和行为规范，是调节科研人员与受试者之间、科研人员之间、科研人员与社会之间的行为规范和准则。护理科研伦理可以体现科研人员的个性品质、思想意识和价值观念。护理科研伦理在整个护理科研过程中起到了非常重要的作用。护理科研的伦理意义主要表现在以下几个方面：

1.护理科研伦理能使护理人员端正科研动机，把握科研方向

护理科研伦理能保证科研成果的严谨性、科学性和实用性，能避免不必要的护理差错和护理纠纷，提高护理工作水平和服务质量，加速患者康复，维护和促进人类的健康，推动护理事业的发展。

2.激励护理科研工作者奋发进取

高尚的护理科研伦理是推动护理科研进取的强大动力。崇高的科研道德可以激励护理科研工作者奋发进取，在科研的过程中克服艰辛困苦，百折不挠，敢于攻坚，善于攻坚，从而取得科研的成功。医学科研历史表明，许多有成就的医学科研工作者，不仅具有渊博的知识和精湛的技术，更具有高尚的、坚毅的科研道德，才能最终取得事业的成功。

3.最大限度地挖掘护士的潜能，陶冶护士的情操

一方面高尚的伦理精神能够极大地调动护士的热情和忠诚，使护士能够正确认识护理职业价值和自我价值，并能够使其勇于突破自我承担的护理科研任务。另一方面，高尚的科研

伦理精神还能陶冶护士的情操，净化其心灵，培养其淡泊名利、谦虚谨慎、无私奉献的科学态度。

4. 成为护理科研的重要评价标准

社会的进步和医学技术的发展使医学科研的价值出现分裂现象，主要表现为医学发展与医务人员社会责任之间的矛盾，以及科研成果应用后的正负效应之间的矛盾。因此，需要以科研伦理标准来评价护理科研的成果价值、社会效果和伦理意义的价值，从而保障护理科研的健康运行。护理研究者只有时刻把患者的利益和社会利益放在首位，慎独自省，追求真理，才能确保科研成果真正有利于人类，并能合理地获取和运用。

5. 能够促进医学的发展

从科学发展史上来看，崇高的科研道德历来是促进科学发展的重要力量，是保证科学研究获得预期目的的重要条件。任何重大科研成果的取得，往往都是聪明才智、坚强毅力、崇高的献身精神和高尚的道德品质的综合产物。

三、护理科研的伦理规范与发展方向

(一)护理科研的伦理规范

护理科研中的伦理要求贯穿于护理科研过程中的每一个环节，包括课题确定、课题的设计和组织、资料收集、观察实验、结果分析以及发表研究成果或用于实践等过程，主要的伦理规范有以下几点：

1. 目的明确，动机端正

目的和动机支配着科研人员的一切行为，贯穿于科研过程的始终。作为一个护理科研工作者，其道德修养首先取决于他研究的动机和所追求的目的。护理科研的根本目的是认识人体生命的本质，寻求增进健康、预防疾病、恢复健康、减轻痛苦的途径和方法，发展护理学理论和技术，提高人类健康水平和生活质量。护理人员从事科研工作必须从卫生事业和人民健康的需要出发，科研目的和动机都应以社会价值为出发点，着眼于广大人民的健康需求，努力促进人民的身心健康和社会文明进步。

2. 实事求是，严谨治学

实事求是是科学的生命。在护理科研中，我们要严肃认真，一丝不苟，坚持真理，勇于改正错误。具体表现为以下几个方面：

(1)扎实的业务知识：在临床实践和统计学知识的基础上进行科研设计，坚持以科学的方法为指导，使之具有严格性、合理性和可行性。

(2)严格按照科研设计要求：以实验步骤和实验规则程序进行实验，切实完成实验的数量和质量要求，观察实验中的各种反应，真实和准确地记录实验中的客观情况，确保实验的准确性、可靠性和可重复性。

(3)客观地分析比较，综合实验所得的各种数据：不允许主观臆造和任意去除实验中的任何客观反应，也不允许隐瞒和附加任何主观因素，包括各种政治需求和某些领导的主观意图，要捍卫科学实验的客观性和科学性。

(4)杜绝伪造数据：伪造或者擅自更改科研数据和资料、假报成果或者抄袭、剽窃他人成果等行为都是背离科研伦理规范行为的，严重者将受到法律的制裁。

3. 谦虚谨慎，团结协作

现代的护理科研呈现出多学科交叉渗透的特点，社会学、心理学成为护理科研的背景学科，多学科合作逐渐成为护理科研的趋势。不仅如此，随着医学科学的发展，医疗护理活动和研究也逐步走向全球化的道路，国家之间、地域之间的合作日益增多。护理科研工作者只有谦虚谨慎，团结协作，才能拓宽研究思路，促进护理科研的发展以及人类的进步。

4. 高度负责，勇于创新

护理科研必须立足社会需要，不能单纯为了个人的名、利、财。在护理科研目的、动机纯正的基础上，还应对科研可能带来的直接或间接危害保持高度警惕。在护理科研中，必须以对人类的健康和社会的发展极端负责的精神来权衡利弊，自觉将科研开发与防治危害统一起来，防止、克服科研成果给人类带来潜在的、远期的危害。同时要有勇于创新、敢于超越的精神。

5. 不畏艰险，勇于献身

护理科研工作的艰巨性需要从事护理科研的人员全身心投入、耐得住寂寞，要有默默奉献、不怕吃苦、不懈钻研的精神。因为一项科研工作的完成必须经过长时间的拼搏，而且不是每一项研究都能取得预期的成果，失败与成功往往并存。因此，真正的科研永远需要不畏艰险的献身精神。

6. 患者第一，知情同意

在护理科研的实践中，凡是涉及人体实验的操作，都必须由从事此项目研究的人员对受试者事先详细讲解该项目实验的目的、意义和方法以及可能出现的不适和潜在的危险，征得受试者的理解同意，使受试者自觉地参加并配合该项目试验。护理科研工作者在进行人体实验时必须充分尊重受试者利益，始终把受试者利益放第一位。

（二）护理科研伦理的建设

纵观科学技术发展史，可以清楚地发现，科学技术的每一次重大进步必然会对伦理道德提出更高的要求，而伦理道德的高标准又指引着科技朝着正确的方向迈进。医学科研伦理并不是要阻碍或束缚护理学科的发展，而是要为护理学发展保驾护航，创造良好的伦理环境，促进护理学事业的健康发展，同时以必要的伦理学规范维护患者的权利和尊严。那么，如何在临床科研中协调好护理科研和医学伦理的关系就成为广大护理科研工作者应认真思考并积极面对的一个突出问题。因此，要想处理好临床护理科研与医学伦理的关系，让二者和谐共存、共同发展的主要对策应加强临床护理科研人员的伦理素质教育和建立健全相关的伦理审查委员会。

1. 加强对临床护理科研人员的伦理素质教育及培养

护理学的发展有赖于护理科研水平的提高，而护理科研水平的提高又依赖于科研工作者自身的素质和科研伦理道德水平的提高。因此，必须在临床护理实践中加强对护理科研工作者科研伦理学知识的教育，并注意培养他们树立正确的科研伦理道德观念。目前，绝大多数护理科研人员对护理伦理学知识知之甚少，因此对他们进行科研伦理学知识的教育已经迫在眉睫。护理科研伦理知识的培训既可以采取自学的方式，又可以系统地进行护理伦理学知识的教育培训，还可以通过举行一系列的讲座或通过案例研讨会等形式对一些由于违反伦理原则而引发纠纷的临床护理科研案例进行分析。总之，护理管理者应采取综合措施提高临床护理科研人员医学伦理学知识，培养其良好的科研伦理素养，从而有效地减少或杜绝护理科研过程中有违护理伦理道德的现象发生。

2. 建立和完善相关的伦理审查委员会，充分发挥其指导监督作用

1982 年发布的《人体生物医学研究国际道德指南》规定：所有涉及人类受试者的研究计划，都必须提交给一个或一个以上的科学和伦理审查委员会，以审查其科学价值和伦理的可接受性。严格的、科学的伦理审查是受试者权利得以保护的关键环节。目前，在国内外医学研究中，符合伦理学的通行做法之一是所有涉及以人作为对象的研究都应通过研究项目所在单位伦理委员会的审查批准，并接受伦理委员会的监督检查。医院伦理委员会是依据一定的伦理原则为解决、论证、指导发生在医疗护理实践中的伦理难题而设立的非常机构，具有伦理审查、伦理咨询、教育培训和监督作用。但目前我国由于种种原因，部分医院还没有设立正规的医院伦理委员会，在设有伦理委员会的医院中大部分组织机构不健全，没有真正发挥伦理委员会的职能，加之广大护理科研工作者缺乏科研伦理知识，不知道在科研开始前及科研过程中还要经过伦理委员会审查、指导并取得同意，因此在护理科研过程中违背伦理学道德的事例经常发生。只有建立健全医院伦理委员会，并使之真正发挥其监管及指导职能，在开展临床护理研究前，实验方案需经医院伦理委员会审查同意，并签署批准意见后方可实施。实验进行期间方案的任何修改均应经医院伦理委员会批准后方可执行，实验中发生的任何严重不良事件均应向医院伦理委员会报告，从而对临床护理研究起到监督及指导作用，在临床护理科研中切实保护患者的权益不受侵犯。

第二节　不同科研类型的伦理问题

护理科研作为一种社会的科研活动，从立项到实验设计、成果鉴定都必须按照规范操作，在研究过程的所有阶段，如数据的采集、记录、分析、解释、共享和储存，成果的公开和评价等，都应坚持客观、公正、诚实的原则。护理研究者必须了解护理科研中的伦理问题，正视科学研究中的伦理要求，防止科研越轨行为。

一、选题与申报过程中出现的伦理问题

选题是科学研究的起点，是科研人员获取、处理和利用信息确立课题的过程。科研选题首先要回答伦理中"应不应该做"的问题。

在选题与申报过程中主要的伦理问题有：科研人员科研动机不纯，仅选择对自己有利的科研课题，对无名利、难突破、经费有限的课题不予考虑；为了增加立项通过的可能性，夸大科研项目的理论意义和实用价值，隐匿或忽视科研项目实施后可能存在的负面影响；选题老套，不敢质疑存在的不合理事实等。

因此，护理科研人员在确定选题时要符合国家、社会和人民的需要及利益，符合护理学的发展及要求，科研动机正当，尊重客观事实，选题具有探索性和创造性。对护理工作中既成的不合理事实和伦理要敢于怀疑，勇于超越，不可墨守成规，迷信权威。

二、科研设计的伦理问题

科研设计时遇到的最常见的伦理问题是科研设计思路与方法不合理，缺乏严谨性，违反

科研的科学性。因此，我们在课题设计时要尽量按照统计学的随机、对照和重复三原则来进行，保证实验的严谨性、科学性、合理性和可行性。

三、科研实施过程中的伦理问题

护理科研在实施过程中主要的伦理问题表现为：为达目的，任意编造、篡改或拼凑数据，夸大或者捏造实验观测结果；隐瞒事实真相，采用欺骗、诱惑或强迫的手段取得受试者的"同意"，违背了知情同意原则；科研经费使用不当。因此，我们在研究实施过程中要坚持严肃的态度和严格的要求，真实记录实验中的阴性、阳性结果，客观地分析、综合实验所得的各种数据。在研究实施过程中要严格按照设计要求、实验步骤和操作规程进行实验，切实保证实验的数量和质量的要求。此外，我们要遵循受试者的知情同意原则，做好安全保密措施。知情同意包括"知情"和"同意"两个方面，即让研究对象知晓和明了与研究项目有关的必要信息（知情），研究对象自主同意参与该项研究（同意）。如果研究对象不愿意参与研究或中途退出，不能因此受到治疗和护理上的任何影响和不良待遇。最后，制定科研经费的管理和监督制度，保证科研经费正当使用、去向明确。

四、科研论文发表中的伦理问题

科研论文发表中存在的伦理问题表现为：将尚不成熟、可信性和可靠性不高的成果提前发表，以获取优先权；汲取和应用前人或他人的劳动成果时，不予注明出处；论文署名时未依据研究贡献大小安排次序，或将署名作为"人情"或交易；论文撰写不能以真实的研究为基础，为了晋升职称等个人利益而抄袭、窃取他人成果，为发表文章疏通门路，甚至买卖文章。

因此，科研论文发表过程中要尊重研究真实结果，通过归纳、分析、演绎、综合和科学抽象，推导出真实可靠的结论，绝不能凭空杜撰；要严格保存原始实验资料，反复核实，慎重报告研究结果。尊重他人的劳动成果，在吸取和应用他人的研究成果或著作时，应注明文献出处；对其他作出贡献或提供有益帮助的人要在论文结尾进行致谢。应根据科研贡献大小署名排序，不应以参与研究人员的职位高低或资历高低为标准。主要参加者和主要指导者应排列首位，未参加者不应该享有科研成果。严格规范论文发表程序，杜绝抄袭剽窃和杜撰科研论文等不当行为。

五、科研成果鉴定的伦理问题

科研成果鉴定的伦理问题表现为：科研成果在进行同行鉴定或资助部门验收的时候，聘请关系近的，同自己观点一致的评议人，或用各种手段收买评议人等。评议人由于偏见或者利益冲突，刻意贬低或者夸大研究价值，作出不切实际的评议结果，如随意加上"国内首创""国际领先""填补空白"等评语。未经严格检验和同行评议，立即通过新闻媒介对科研成果加以夸张的宣传，以便快速地获取直接的经济利益或荣誉。

因此，我们在进行科研成果鉴定时，要尊重事实、尊重科学、实事求是。科研人员应提供真实、可靠的资料供评议人员审核评价，严防捏造事实或夸大推广效果。同时，要严格杜绝不正之风，在科研成果鉴定和应用中，评议双方应不谋私利，把造福人类的伦理选择放在第一位，坚决杜绝不正之风。评议人员要严格按照成果鉴定或验收的程序，实事求是，正确、客观、公正地评议科研成果。

第三节　大数据时代护理科研中的伦理问题

进入 2012 年以来"大数据"（big data）一词越来越多地被人们提及与使用，人们用它来描述和定义信息爆炸时代产生的海量数据，每个人从互联网进入到大数据时代，都将是透明性存在。各种数据正在迅速膨胀并变大，它决定着企业的未来发展，虽然现在企业可能并没有意识到数据爆炸性增长带来问题的隐患，但是随着时间的推移，人们将越来越多地意识到数据对企业的重要性。

一、大数据的定义以及大数据时代的特点

（一）定义

大数据是指无法在可承受的时间范围内用常规软件工具进行捕捉、管理和处理的数据集合。大数据被认为是继信息化和互联网后整个信息革命的又一次高峰。大数据即将带来一场颠覆性的革命，并将推动社会生产取得全面进步。大数据技术是网络技术、人工智能和数据库技术等现代信息技术的有效结合，是解决数据丰富而知识贫乏的有效途径。大数据不仅是一种海量的数据状态及其相应的数据处理技术，更是一种思维方式，一项重要的基础设施。大数据之"大"，不仅是指容量大，更在于通过对海量数据的交换、整合和分析，发现新知识，创造新价值，带来"大知识""大科技""大利润"和"大发展"。科研是医学科学发展的源动力，是影响医院软实力的重要因素，通过有力的科研管理，能够提高医院整体水平。医院持续发展必须依靠科技进步，通过科技创新提高核心竞争力。在大力推进科技创新驱动发展战略的引领下，医院必须坚持"医、教、研"同步发展的战略方针，完善管理机制，优化科研环境，增强创新意识，注重科技人才培养，形成良好的科研氛围，充分调动广大医务人员的积极性和创造性。科研管理的水平和质量直接影响医院的科研能力。大数据时代的科研管理要求规范化、科学化和信息化，为科研人员提供高速、高质和高效的服务。本文研究大数据时代医院科研管理创新，为推动科研管理改革、促进医疗科研管理发展服务。

（二）大数据特点及其对科研的影响

大数据是指在一定时间范围内无法用常规软件工具进行捕捉、管理和处理的数据集合。IBM 提出大数据的 5V 特征：Volume（大量），数据存储从 TB 级跃升至 PB 级、EB 级再到 ZB 级，截至目前人类所有印刷材料的数据量是 200 PB，IDC 的"宇宙报告"预计 2020 年全球数据使用量将达到 35 ~ 40 ZB；Velocity（高速），产生数据和更新的频率快，表现为数据流和大数据的移动性，能在第一时间抓住重要事件发生的信息，这是大数据区分于传统数据挖掘的最显著特征；Variety（多样），需要处理多数据源数据，涵盖了文本、音频、图片、视频和模拟信号等不同类型，突破了传统的结构化范畴，囊括了半结构化和非结构化数据；Value（价值），价值密度高低与数据总量大小成反比，价值具有稀缺性、不确定性和多样性，要充分利用数据挖掘和分析技术，有针对性地调整和优化，从海量数据中找出有价值的信息；Veracity（真实），数据造假能获利，注水性数据导致硬数据软化，数据背后的细节，数据源的真实、全面以及处理过程的科学，是大数据走向权威和可信的重要保障。大数据带来对世界观、认

识论、方法论、价值观和伦理观的深刻变革，对科学研究也产生重要影响，突出表现在以下三个方面：一是，对思维方式产生影响。大数据思维是一种数据化的整体思维，使思维方式从还原性走向整体性，实现了还原论与整体论的融贯，出了科学知识的语境性和地方性，实现了定性定量的综合集成，让复杂性科学思维实现了技术化，使人们不再追求数据的精确性，放弃因果关系而关注相关关系。二是，对科研活动产生影响。随着数据的爆炸性增长，科学研究成为数据密集型科学，研究对象是科学数据，实现了由传统的假设驱动向基于科学数据进行探索的科学方法的转变，以数据为中心、以数据为驱动的特征越来越突出，先有了大量的已知数据，然后通过计算得出之前未知的理论。三是，对科研管理产生影响。大数据时代的管理从以管理流程为主的线性范式向以数据为中心的扁平化范式转变，管理决策数据分析为基础。科研管理是运用大数据资源优势在目标凝练、方向遴选、使用分析、资源匹配、资讯聚合和绩效评估等方面获得决策数据，为科学研究服务。

二、大数据时代护理科研中的伦理问题

在大数据时代之下，人类在享受大数据带来种种便利的同时也承受着个人隐私被曝光的风险，大数据引发的伦理问题正被越来越多的人争论。现代人类生活已经处于基本或必须依赖于网络体系的局面下，线上办公、线上购物、即时聊天等，这些基于网络技术的手段让地球变成一个小小的村落，地理位置的遥远再不能成为阻碍人类交流、社会发展的屏障。随着大数据时代的到来，智能化服务、个性化生产更让人类的生产生活提升到一个新高度，达到一个新境界。一些人或许会为这种现代化的服务感到高兴，但在另一些人看来，这却是一种对他人隐私的冒犯。在大数据时代，我们在进行护理科研的时候，也发生了一系列的问题，这就需要我们用正确的方法去对待。

（一）大数据时代下隐私问题的表现

对于个人隐私数据的安全性、重要性和意义已经基本形成共识，对于个人隐私数据的泄露。主要有以下三种方式：

1. 通过各种监视系统泄露

在我们生活的周围环境中充斥着无处不在的监控设备，利用智能手机访问互联网或者进行车载导航，记录我们的位置信息；出入各种公共场所，如地铁、医院、小区、企事业单位，记录我们的出入行为。随着传感器技术的发展和普及，各种基于传感器的信息获取设备和可穿戴设备也在时刻监视和获取我们的个人信息，比如基于射频识别的自动付款系统、车辆识别系统，各种家用的老人、小孩视频联网监控系统，监控和分析个人健康状况的手环、血压计、体重计等可穿戴设备，都在通过传感器联网收集个人的各种信息，成为大数据时代数据获取的重要途径，也成为个人隐私数据泄露的重要渠道。

2. 通过互联网泄露

互联网，尤其是移动互联网已经成为人们生活不可或缺的重要组成部分，对人们的生活方式和行为方式产生了深远的影响。我们在使用互联网和移动互联网访问各大网站，使用手机中的联网 APP 时，都会留下访问和使用的痕迹。个人隐私时刻暴露在"第三只眼"下，比如某些大型购物网站可时刻监视我们的网购商品，并进行关联分析，获取我们的购物行为数据；某些搜索引擎可时刻监视我们的网络搜索行为；我们在互联网中收发电子邮件、聊天室

进行网络聊天也可能被不知不觉地监控；通过社交软件进行沟通和交流，也可能会暴露我们的社交关系、家庭关系等。因此互联网也成为大数据时代个人隐私数据泄漏的另一重要渠道。

3.通过企事业单位泄露

有的大型企事业单位，或通过行政手段、或通过公司自身的软硬件平台收集大量的用户信息，企事业单位为了获取收集的数据中蕴含的重要信息，会通过大数据分析，获取用户更为精准的信息，从而为企业自身进行业务推广或其他商业利益服务；在企事业单位进行数据收集、分析、管理和使用的过程中会造成隐私泄露，比如企业内部人士对外发布和转让数据、黑客通过非法入侵窃取数据、把个人隐私数据卖给第三方等。

(二)个人隐私数据泄露防范策略

针对个人隐私数据的泄露途径和泄露原因，许多学者已经开展了诸多技术研究和理论研究，并提出了一些切实可行的技术解决方案，比如数据扰动技术、数据匿名化技术以及数据加密技术等，在一定程度上保护了个人隐私数据的安全，这些方法从技术的角度对已获得的个人隐私数据的保护起到了重要的作用。但对于拥有隐私所有权的个人来说，掌握保护个人隐私的方法和策略同样重要，可以从源头最大程度地堵截个人隐私的泄露。此外还应加强网络隐私保护，互联网已经成为人们生活不可或缺的重要组成部分，也成为大数据时代个人隐私泄露的主要途径，保护个人网络隐私对于保护个人隐私起到至关重要的作用。

1.数据发布隐私保护

不管是传统互联网还是移动互联网都是开放的网络，发布在网络平台的信息如不加权限限制，则传播范围广、时效长，很容易造成个人隐私泄露，因此在网络平台发布消息时，对发布内容要进行匿名化、隐藏化处理。

2.阅读权限隐私保护

在社交网络和社交平台中，存在着自身的圈子朋友，在发布个人信息时，可以充分利用社交平台提供的阅读权限设置功能，对发布的个人信息阅读权限进行设置，比如指定的若干好友、禁止任何人、允许特定群体等权限，对信息扩散的范围进行限制，降低个人信息无限扩散的风险。

3.注册信息隐私保护

在使用网络应用时，经常需要注册特定网络应用的账户信息，在注册信息时，需要提交许多和个人相关的信息，比如家庭地址、邮政编码、身份证号码、电子邮箱、电话号码等，一旦把信息提交给特定网络平台，对于个人而言就无法保证数据的私密性和安全性。对于一些可注册也可不注册的网络应用或者无法确定注册意图的网络应用，建议选择不注册，对于不得不注册的网络应用，在填写注册信息时，尽可能填写最少量的信息。对于非正式信息采集，个人敏感数据填写时可适当进行必要的处理，防范个人信息泄露后的直接暴露。

4.监控设备隐私保护

在每个人生活的周围环境中，存在着各种各样的监控设备，只要我们处在其有效的监控范围内，个人的言谈举止、活动规律等隐私便会在无形中被获取，从而增加隐私泄露的风险，因此在生活中应尽量避免进入过多监控设备的有效范围，保障个人活动不被监控。

5.智能设备的隐私保护

智能手机、可穿戴设备内置了许多传感器，时刻都可以收集个人敏感信息，比如位置信息、作息信息、睡眠信息、视频信息、语音信息、运动信息等，并通过移动互联网平台传送到特定的服务器，成为大数据时代数据获取的重要途径，也成为个人隐私数据泄漏的重要渠道。为了防止通过智能手机、可穿戴设备泄漏个人隐私数据，应加强智能设备的使用管理，不用网络时断开互联网，不连接不熟悉的网络，及时关闭不用的传感器功能，不在智能手机中安装无用的、来历不明的应用程序，定期对智能设备进行安全检测。

（三）大数据隐私问题的伦理反思与应对

1. 提高数据使用中的价值透明度

尽管对于技术是中立的还是负载价值的，是学者们持续讨论的议题，技术乐观主义者和悲观主义者都有各自的观点，但是技术是负载价值的。在使用大数据技术的过程中，无论是工程设计过程还是产品的使用过程都暗含着价值，但是使用者往往不知情。消费者在进行购物行为的时候往往不会注意到其个人信息已经被搜集和利用，这就需要组织在使用不同数据过程中提高其负载价值的透明度。承认和尊重人们对未知的恐惧，明确告知用户哪些数据被搜集和使用，可能被使用的范围，数据用途的价值倾向，以及需要承担的风险，这符合与道德决策相关的自主原则、知情同意原则。为了增加可行性和控制成本，在使用涉及个人数据的具体操作中，可以以公告或邮件的形式通知个人，同时保留个人拒绝的权力，至少是要求匿名的权力，并保证在使用数据时语境的完整性。

2. 调整个人的隐私观

大数据时代，既然个人的隐私观是产生隐私问题的重要原因之一，那么促进社会中的主体增强隐私意识，调整隐私观念是解决问题的必由之路。增强隐私意识有助于形成适合自身的隐私观，达到隐私行为与观念的统一，减少矛盾的形成。增强隐私意识还有助于在使用大数据相关产品的同时注重隐私保护。例如有选择地使用软件；在分享文字、照片的时候尽量避免敏感的个人信息；当公司行为侵犯到个人隐私的时候具有维权意识。当然目前个人的选择权还是相对弱势的，这需要个人在大数据时代调整自己的隐私观，使观念与时代相适应，并不断寻求更能保护自身隐私的行为方式。

3. 搭建共同价值平台

组织与个人具有共同的价值，有助于减少在行动中涉及隐私问题时因利益多样性而产生的矛盾。在大数据产品设计和服务过程中，将个人价值与组织价值相结合，使各方在隐私问题上达成初步共识。这要求各方在行动时聚焦如何解决问题，而不是将时间浪费在通过道德界定解决哪些问题。一方面提高组织与组织中成员的价值一致性，有助于降低成员与组织之间在隐私问题上的矛盾，提高工作效率；另一方面提高组织中管理者、工程师与用户价值的一致性，在产品设计时考虑到用户的可接受程度，生产出符合共同价值的产品，以减少涉及隐私问题时产生的矛盾。

4. 寻求合理的伦理决策点

在大数据产品设计的过程中，伦理决策点尤为重要，它将影响到对数据使用的深入程度。组织和个人通过调查与协商寻找利益平衡的伦理决策点，达到观念的一致，将成为缓解这种问题的可行之路。由于作为决策主体的组织和个人往往都从自身的利益出发，很难客观地进行决策，可以引入第三方机构客观调研，共同寻找伦理决策点。第一，进行深入道德调查,通过问卷及用户同意书等方式展开伦理对话,得知其他人的观点。第二,分析调查结果,进行处理和评估,明确要设计的产品是否与已确定的价值观相符,用户可接受的范围。第三,结合双方的需求达到价值可接受的要求。第四,告知决策结果,如何分享和使用这些数据。第三方机构进一步发展,将可能成为个人数据代理机构,即个人授权第三方机构帮助管理其个人数据。目前还没有成熟的具备这种能力的机构,往往是组织自身在充当这个角色,发展成熟的第三方机构是客观要求。

5.加强对专业人员的教育与监管

个人数据的收集、汇总与提炼、分析往往需要专业的科技人员,比如掌握互联网技术的IT人士。普通商业企业或者政府部门如果试图取得大量、系统性的个人数据一般需要通过向网络公司获取或购买。加强对于专业技术人员的教育与监管,是从源头上规范对个人数据的收集行为。如同在河流的上游修筑水坝,可以有效调节下游的水量,同样的道理,当"内行"的行为得到控制后,其掌握的数据资源在使用过程中也就处于可控范围内。

三、大数据下护理科研中的伦理要求的迫切性

在当前大数据广泛应用于医学领域的新形式下,医患关系"物化"趋势加重,高技术在提供快速、精确、高效的同时,潜在导致了医护人员依赖仪器设备而忽视基本技能训练,使医患关系疏远的危险。

伴随着高技术进入医学领域,诊疗方式发生了变化。医护人员在行医过程中与患者的情感、心灵交流日益减少,忽视了维护患者的心理健康,导致只重视"病"而忽视"人"的倾向,出现了以"疾病为中心"的误区。高技术带来的自动化、信息化、遥控化的诊疗手段,使患者来到医院后很容易能得到自己的生理指标,如体温、脉搏、血压、血象及各项生化指标的数据;医护人员可以不直接接触患者而在计算机终端或者通过各种仪器设备获得患者有关数据,以此作为自己的诊断、治疗和护理的依据。这些与以往的医护人员通过基本技能,实地与患者进行言语与形体的无声交流相差甚远,医患、护患之间的直接交往减少了,被通过仪器设备的"间接"关系所取代,不利于医患双方的情感交流,也不便于医护人员进行心理护理。

由此可见,大数据时代的应用使医患、护患关系疏远,同时也加重了人们对仪器设备的依赖和迷信心理,结果使医患关系"物化"趋势日渐严重。

四、大数据时代下护理科研人员的道德要求

随着医学高技术的发展和医学模式的转变,护理工作的技术性、科学性有了很大的提高。护理工作已由以往的单纯护理疾病转向以人为中心的全面护理,护理工作不再只是帮助患者解除病痛,还要帮助人们增进和维护健康;护理学已不再是属于治疗学的一部分,而是对人的全部生命过程中不同阶段的健康问题给予护理上的关怀和照顾,是针对整个社会人群的健康提供的有效的保健服务。随着科学技术在护理领域的应用,护理学有了飞快的发展。首先,科学技术的日新月异为护理理论的发展、交流和提高提供了广阔的天地;其次,先进的科学技术使护士临床工作效率提高,体力劳动减轻。临床护士使用各种先进的仪器设备,如心电监护仪等,可随时观察患者各项生命指征的变化,使护理工作更加科学化、专业化。另外,在大数据时代下,各种新技术也为护理教育提供了更好的条件。但是在这个令人欣喜

的变化过程中也出现了一些问题，如高技术的大量应用使一些护理人员热衷于技术的掌握而忽视了对人的关怀，还有一些人重视技术的考核而忽视了道德素质的培养等，更多的情况是面对医学高技术引发的伦理问题茫然不知所措。这就需要我们认真研究和学习医学高技术条件下对护理人员的若干道德要求。

（一）大数据时代下，医学高技术的使用，需要与之相适应的具有高素质的人才

这不仅要求护理工作者具有良好的素质，还必须具备热爱护理事业，爱护患者，全心全意为人民服务的人道主义献身精神。医学高技术和人二者之间，人是决定因素。医学高技术要靠人来掌握，要通过医护人员服务于患者。护理工作面对的服务对象是具有生命、有思想、有感情的患者。在医学高技术的应用上必须贯彻人道主义的原则。同情、关心、爱护患者，平等负责地对待患者；坚持以善良、诚实的态度为患者服务。医疗事业是一项救死扶伤的事业，其服务的根本目的是最大限度地满足人们的医疗卫生保健需求，即使在市场经济的条件下，也应该坚持无论职位高低，贫富都应该高度负责、一视同仁。

（二）严格执行国家有关政策的规定，制止技术滥用。

在大数据时代下医学高等技术应用过程中要求医护人员要有较强的法制观念。实施医学高技术的人要严格执行国家有关政策和规定，在一些有关技术规范的法律、法规、管理条例尚不健全、不落实的情况下，更要求医护人员自律，不能造成对患者、家庭、社会的损害；对于少数人滥用大数据时代下的信息化来做出的错误行为要敢于制止。个别地区个别人利用先进的仪器设备来牟取私利，甚至存在为愚昧落后的意识形态服务的现象。例如，B超鉴定胎儿性别技术被少数人滥用，归根到底是使用技术的人的素质问题。少数医护人员本身就是"重男轻女"旧观念的维护者，他们利用医学高技术为封建的伦理道德推波助澜，更严重的是这些人明知该技术的滥用会导致人群性别比例失调酿成社会问题，但他们从狭隘的私利出发，置他人生命安全、社会利益于不顾，是严重丧失医德的表现。

1. 尊重患者的权利

在大数据时代下，医学高技术应用过程中要求医护人员要有较强的伦理观念。①高科技容易侵犯隐私（遗产信息等），医护人员应当更加注意保护患者隐私；②任何一种高技术都有其适应证和负效应，医护人员应该增加其透明度，向患者如实、详细说明受益与风险。实施的前提是知情同意，尊重患者的选择权利；维护受试者的利益，保证受试者的安全。例如，医护人员应向体外受精的接受者说明，体外受精的成功率目前仍然很低，体外受精可能导致多胎妊娠，对未使用的胚胎是保留还是舍去应经协商后由母亲决定，此外，应预先告知体外受精技术的费用。尤其是单精子卵胞质内纤维注射技术，所生孩子可能患有缺陷的风险较高，必须向接受者充分说明利害得失。接受体外受精者必须签署知情同意书。

2. 业务上精益求精

大数据时代下的医学高技术应用于治疗、护理，使医学和护理学的内容与范围不断扩大，单靠传统的护理方式远远跟不上医学发展的趋势。随着护理学的内涵不断深入发展，护理人员将依靠更多的医学高技术、电子计算机和网络技术等为患者服务，对医护人员的专业技术能力、学习能力、外语能力等各方面提出要求。护理人员面临着知识更新和技术改造的新课题，任重道远，对此只有坚定意志，勇于进取，培养自己知难而进、奋发向上的意志品格，才能适应高技术发展的需要。

3. 最佳选择原则

大数据时代下医学高技术的应用必须坚持最佳选择的原则，其内容包括适应证最佳、手段最佳、疗效最佳、损伤及耗费最小。

医学高技术的应用首先要严格控制适应证，不得任意扩大使用范围，随意开列检查项目。临床应用中必须遵循由高到低的顺序，凡是能用较低手段检查治疗而达到同样效果的就在效果相同的情况下，要选择损伤最小、安全系数最高、耗费最小的手段。不能因使用高技术而加重病情或引起并发症。有的高技术（放疗、影像技术）对患者身体健康程度不同的影响，在这种情况下，医护人员要针对不同的对象，权衡利弊关系，根据患者原来的健康水平，本着对患者将来健康负责的原则，以较小的价值换来较大的利益，作出最佳的选择。

4. 宣传适度原则

（1）认识医学高技术效果的祸福两面性：我们必须辩证地看待医学科学技术的社会作用或社会后果。辩证唯物主义认为世界的一切事物无不具有两面性，在一定历史阶段产生的医学高技术由于受该时代的种种条件制约，其社会功能的发挥也是有限度的。医学高技术的应用中产生的正效应和负效应总是同时存在的，脱离一定社会条件，要求只发挥"正效果"，而不产生"负效果"是不实际的；医学高技术的作用不是万能的。疾病的缓解和治愈，不完全是高技术的作用，在患者内在条件不具备的情况下，使用高新技术也是无济于事的。

（2）正确评价、适度宣传：当医护人员对患者进行评价和宣传医学高技术的时候，应注意：医护人员切不可把医学高技术"神化"、绝对化，片面夸大它的作用，扩大适应证，使医患双方都容易产生对高技术的依赖心理，导致医护人员忽视常规的治疗、护理和临床思维的重要作用，同时造成有限的卫生资源的浪费；在这一过程中，对于少数医护人员从个人私利出发，过分夸大高技术的作用，宣传甚至动员患者接受高技术诊疗，以便从中得到"回扣"的行为，应加强管理和进行法治教育；医护人员也不应该片面贬低高技术，过分强调不良反应，使患者产生恐惧心理。因此，医护人员应学会正确评价医学高技术的意义与作用。

第四节　科研不端行为的伦理控制

科学研究是追求真理的社会活动。科学社会的创始人默顿认为，"科学家的活动受到在其他任何领域的活动所无法比拟的严格管制"，并由此断言，"科学史上根本不存在作弊"。默顿这种科学研究的理想模式在当今的科学研究中却没能够得以体现，科学研究作弊即科学不端行为的情况时有发生。这种行为的产生受到社会活动复杂性的影响，造成包括个别著名科学家在内的科研不端行为也有发生。

一、科研不端行为的概念

尽管从最普遍意义上，"科研不端行为"可被概括为在科学研究社会化活动过程中，为谋取个人或群体利益，违反科学共同体行为准则或价值观念的行为，但在当前的学术讨论及规制机构的管理实践中，有关"科研不端行为"的概念内涵究竟应如何界定的问题，依然众说纷纭。目前来看，主要有以下三种方式：

（1）狭义的界定。以美国联邦政府著名的"FFP"定义为代表，即将科研不端界定为"在计划、实施或评议研究项目，或在研究结果时发生的伪造、篡改或剽窃行为。科研不端行为不包括诚实的错误或观点的差异。"

（2）广义的界定。以学术研究领域的定义为代表，如将科研不端行为界定为"科研机构和个人在从事科技活动时，未能遵守正式承诺、履行约定义务，未能恪守科学精神和科学价值准则、违反科学共同体公认的科研行为准则，包括违反科研道德伦理、学术规范、部门规章和法律法规的行为，在概念界定上兼顾学术道德和伦理规范"。

（3）介于广义与狭义之间的界定。以科技部《国家科技计划实施中科研不端行为处理办法（试行）》为代表，即采用广义归纳和狭义列举相结合的方式，将科研不端行为界定为"违反科学共同体公认的科研行为准则的行为，包括：①在有关人员职称、简历以及研究基础方面提供虚假信息；②抄袭、剽窃他人科研成果；③伪造或者篡改数据、文献，捏造事实；④伪造注释；⑤未参加创作，在他人学术成果上署名；⑥未经他人许可，不当使用他人署名；⑦其他学术不端行为。"

科研不端行为究竟应如何界定的争议源于这样一个事实：人们似乎总寄希望于能够以唯一的方式对科学研究活动过程中发生的种种不端行径进行明确的划分和界定，进而据此提出解决方案。然而从科研不端行为多年来的治理实践看，考虑到科学社会建制本身的独特性以及科学研究过程内生的复杂性，试图给科研不端行为下一个无懈可击而又共同接受的定义，尤其是操作性定义，几乎是不可行的。我们应当意识到，"该怎样给科研不端行为下一个定义"这个疑问本身是存在问题的。通常，人们如何看待科研不端行为的范畴，取决于该行为应当怎样被定性以及需要由谁来治理。

二、科研不端行为成因分析

科研不端行为产生的原因非常复杂，按照唯物辩证法，科研不端行为的发展变化是由内因和外因共同决定的。

（一）科研人员学术道德不健全

随着社会分工的细化，对科研人员而言，科研不再是单纯的兴趣爱好，而是与利益密切相关的职业。科研是一种艰苦的充满风险的探索活动。缺乏科学道德的科研人员在急功近利的思想支配下，容易寻找捷径，铤而走险，弄虚作假。有的同行评议专家，或禁不住利益的诱惑，或碍于情面，不能实事求是地公正评审。科研管理人员若职业道德意识不强，也可能会促成学术不端行为。

（二）社会环境和学术氛围不正常

人是社会的人，科研人员必然会受到所处环境的影响。在物欲横流的社会环境中，科研人员难免会跟他人比较；在人心浮躁的学术氛围下，很多科研人员无法沉下心来坐冷板凳。社会道德滑坡，缺乏坚强意志和良好道德素养的科研人员一旦受到拜金主义的侵蚀，就会投机倒把，参与学术腐败。

（三）科研评价体系不完善

我国科研评价体系还不够完善，在制度上存在很多缺陷。首先，科研比其他工作更强调创新，但是目前通行的考核指标却被简单地量化，比如，每年要完成多少工作量，发表几篇论文，获几个奖，而这些结果一旦与职称、待遇、级别挂钩，就可能会导致"科研不端行为"。其次，同行评议制度的不健全也导致鉴定会、评审会形同虚设，不重实力而重关系。最后，目前以出版社和期刊的等级来评价论著和论文的体制也助长了科研不端之风。在出版业体制改革背景下，经济利益显得尤为重要。个别出版单位把关不严，只要作者愿意出钱，低水平论著就能出版，这在一定程度上滋生了学术腐败现象。

（四）监督和惩罚机制不到位

目前科研活动中，监督机制很不到位。科研管理机构由于客观原因无法胜任监督工作，行业协会缺少监督的功能，可以发挥批评作用的同行人单势薄，渐渐悄无声息。独立的第三方监督机构（比如媒体）的作用还在探索之中。惩罚机制同样很不到位。对已经暴露的科研不端行为的处置力度不够。首先，相关法律不够完善。现行法律对于科研不端行为要么无能为力，要么缺乏威慑力。其次，官方惩罚机构的缺失，导致科研人员所在机构成为事实上的调查机构和惩罚机构，惩罚机构碍于自身的面子，往往会护短。最后，不举不查的潜规则一方面导致绝大部分科研不端行为未被处理，另一方面导致被举报人利用权势对举报人进行迫害。

三、科研不端行为的危害

鉴于社会功能的多样化，某一个人的科研不端行为不足以对社会或科学发展造成很大的影响。但是大量科学家长期的、广泛的科研不端行为则能导致科学发展的混乱，导致科学研究的不健康发展，科学研究将丧失服务于社会的功能。

（一）不端行为弱化了人们遵从科学精神的动机

科学精神要求每个科学家都自觉地遵守群体规范。如果不端行为广泛流传，科研不端行为时有发生且没有受到惩罚，就无形中鼓励了他们的不端行为，恶化了科学研究的环境。

（二）不端行为无法向当事人负责

人们往往认为科学研究是没有当事人的，是全靠自我约束、自我调节的封闭性活动，科学家只需要对自己负责。其实，科研活动作为一项特殊职业，除了个别自由研究之外，大多数的科研工作者也有自己的服务对象，那就是出资者（例如大企业，政府部门）及科研同行（即由某一领域科学家团体本身组成的科学共同体），企业和政府作为科研项目委托人，对严重不端行为的管制顺理成章。即使是基础研究，对某一领域的科研工作者出现过多不端行为时，不仅会遭到其领域之外的其他科学家的责难，也会遭到那些无偿出资人的怀疑。因此，科学家的不端行为无法对当事人负责。

（三）不端行为对其他学科造成的影响

其他学科如果以此进行科研活动，将严重浪费其他科研工作者的时间，特别是时间的损失还将浪费在对其工作的仔细考察、重复实验的验证和各种调查与听证会中。

(四)不端行为会降低社会大众对科研工作者的信任和对科学的信心

科研工作者是一个特殊的群体,他们承担着科学研究,探索事物发展本质规律,并使研究结果应用于社会,服务于社会大众的责任。他们的行为是应该受到社会大众的信任的。科研不端行为的出现,使得纳税人的大量资金被无故浪费,所谓的科研成果一文不值或有害无益,同时,不端行为者对于自己的行为竭力地进行辩解。然而一切真相大白后,就会造成严重的影响,科研工作者将失去民众的信任。虽然科研工作者希望享受科学团体的自治和自我管理,要求社会减少对科学活动的干预,而越来越多的科研不端行为使得社会干预变得越来越重要。

(五)不端行为使人类生活不可预知从而充满危险

科学技术和人类生活密切相关,如果科学家不能遵守科学规范,社会生活的正常进行就会产生问题并处于危险之中。特别是在医学领域、工程技术领域,一个不负责任的结论可能会导致成千上万人的伤亡或者数十亿财产的损失。

四、防范科研不端行为的措施

科研不端行为不仅影响科研活动的正常开展,而且影响科研资源的合理分配,抑制创新成果的产生。科研不端行为会影响个人及其所在单位的声誉,更会损害全国科学工作者的声誉。同时,科研不端行为对学术的纯洁性构成挑战,导致公众对科学产生偏见,从而阻碍科学的发展和社会的进步。科研不端行为是欺骗,更是犯罪。我们必须针对其成因,采取有效的防范措施。

(一)加强科学道德建设,提高学术修养

必须加强科学道德教育,比如,给刚入学的研究生开设科学伦理课程,培养他们求实、创新、自由、独立的科学精神,杜绝科研不端行为。科研工作者在平时工作中要注意加强科学道德的学习,提高自身的素质。

(二)建立统一的学术规范,形成良好学术环境

事实证明,光凭个人自觉,科研不端行为只会愈演愈烈,所以必须建立健全学术规范。规范介于道德和法律之间,它具有一定的强制性。可以设立全国性的科学道德管理机构,负责建立权威的学术规范体系,从事宣传、监督、审查工作并对科研不端行为进行处罚。学术界要大力弘扬科学精神,政府机构、行业学会和科研单位共同建立积极向上、公平公正、宽松自由的学术环境,自觉抵制腐朽思想的侵扰。

(三)加强法制建设,完善科研评价体系

我国目前对科研不端行为的处理还缺乏明确的法律依据。必须进一步加强法制建设,使科研不端行为责任者获得的利益远小于承担的机会成本,对造成严重后果者,还必须追究刑事责任。另外,还需要大力推进体制改革,建立和完善学术管理和评价体系。在项目申报、论著出版、学术评奖等环节都要建立公开、公平、公正的评价制度。

（四）发挥新闻媒介作用，形成立体舆论压力

新闻媒介不仅包括传统的报刊、电视，还包括新兴的网络。新闻媒介不仅能起到对科研道德、学术成果的正面宣传作用，还能起到对科研活动的监督作用。各报刊编辑部应当改变过去各自为政的局面，加强交流，通力协作，构建反科研不端联盟。持续的报道和大范围的转载能够形成舆论，进而对科研不端行为责任者和审查者带来强大的压力。传媒的这种作用，在很多案件的立案、审查及处理过程中，已有所体现。当然，必须注意报道的客观性和准确性，不能有不负责任的失实报道。

五、惩治科研不端行为的对策

朱清时院士曾说过："现在可怕的不是有人作假，或制度上有漏洞，而是很多人明知有人在骗，但抹不开面子，对学术造假采取容忍态度，对欺骗行为熟视无睹，有的单位采取保护主义态度，怕坏了名声，长此以往，终有一天会败坏集体的学术风气和学术精神。"对于已发生的科研不端行为，必须采取适当的措施，给予严惩，以儆效尤。

（一）全方位的名誉谴责

对于已经核实的科研不端行为，所在单位必须严格按照有关规定，在网络和传统媒体上公示，加大曝光力度。要让科研不端行为在社会监督下无处容身。

（二）严厉的经济处罚

当前科研不端行为屡禁不止，很大程度上是因为犯罪成本太低，收益太大。对于科研不端行为，必须加以严厉的经济处罚。

（三）合适的法律制裁

对于触犯了法律的科研不端行为，必须给予合适的法律制裁，按《民法》《著作权法》甚至《刑法》中的有关规定，严格惩治。2005 年，美国原佛蒙特大学医学院教授波尔曼（Erie Poehlman）因捏造数据，被判入狱 1 年零 1 天，并罚款 19.9 万美元，而且终生不得获取联邦科研基金。2009 年 10 月 26 日，韩国法院裁定，黄禹锡侵吞政府研究经费、非法买卖卵子罪成立，判处黄禹锡 2 年徒刑，缓刑 3 年。通过查办此类案件，可以发挥杀一儆百的警示教育作用。

（郭佳）

思考题

1. 护理科研的特点与基本任务是什么?

2. 在护理科研过程中出现的伦理问题与法律法规、社会和宗教等其他问题交织时, 应当作出怎样的伦理决策?

3. 大数据时代下, 作为护理科研工作者, 我们该如何更好地开展工作?

4. 你是如何看待护理科研中的不端行为的?

第十章 护理管理工作中的伦理道德

学习目标

识记：

1. 护理管理的含义与特点。

2. 护理管理的伦理原则和伦理要求。

理解：

1. 护理管理的伦理意义。

2. 护理管理伦理的内容。

运用：

1. 理解护理管理中的伦理与法律问题。

2. 能遵循伦理规范采取恰当的护理决策。

第一节 护理管理伦理

随着生物医学模式向生物－心理－社会医学模式的转变及护理学科和护理工作领域的不断发展，护理人员在知识、能力、技能、素养等方面的综合素质被提出了更高的要求，护理管理中的伦理道德问题也日益凸显。现代护理管理已不再是单纯技术层面的管理，护理管理工作中伦理道德的特点正越来越受到临床护理管理者的关注。临床实践证明，护理管理实践中离不开伦理道德，伦理道德又是通过护理管理者的临床实践体现其价值。因此，重视和加强护理管理伦理的作用，将伦理学的原则和方法引入护理管理实践，从而内化为护理管理的伦理理念，为护理管理者提供管理伦理的具体实践方法，加大护理管理伦理原则的贯彻力度，对于提高护理管理水平具有重要的理论和实际意义。

一、护理管理与护理伦理

（一）护理管理伦理的概念

护理管理（nursing management）是为了提高人们的健康水平，系统地利用护士的潜在能力和其他相关人员、设备和社会活动的过程。作为管理学的一个分支，护理管理学是将管理学的基本理论、基本原理、普遍规律和一般方法，结合护理工作的特点，应用于护理实践，以提高护理工作质量和护理工作效率的综合性应用学科。其本质就是以患者为对象，把医学科学技术和医学伦理紧密结合，为患者提供优质的医疗服务。

在20世纪后期，管理伦理被引入企业的管理之中，并逐渐建立起严格的伦理和监管制度。护理管理伦理(nursing administration ethics)是指在护理管理活动中形成的各种道德现象、伦理关系以及用来协调涉及各种伦理道德关系的伦理道德原则和规范的总和,其本质在于将伦理的实践作用和护理管理活动有机地结合起来,使护理管理获得深层次的精神动力,促使管理实践达到合乎伦理的、合乎理性的发展。其中护理管理的伦理水平则是衡量护理管理者的职责履行、管理能力及效果的重要标准。

(二)护理管理的特点

1. 系统性

管理科学是围绕系统性相关原理和方法来指导工作的,护理管理虽然是医院管理系统的子系统,但同时也要求将医院的护理人员、技术、设备和信息等各要素综合起来视为一个大系统,进行优化组合,以相对较少的人力、物力和财力,取得最高的护理工作效率。护理管理还要求把护理人员和患者的心理状态和心理活动规律当成一个系统对待,从系统论角度处理好护患关系,调动各方面的积极性,充分发挥护士的主观能动性,使之在管理系统的运行中处于最佳状态。

2. 实践性

护理是诊断和处理人类对现存的或潜在的健康问题的反应,具有较强的专业科学性、服务性和技术性,而护理管理应结合护理专业的特点来展开工作。护理管理要求管理者具备完善的知识结构,以医学、护理学以及管理学等相关的理论知识为指导,熟悉现代管理科学中的计划、组织、协调、控制、指挥和决策理论,结合护理实践科学,并加以灵活运用,从而解决护理实践中存在的问题,提高护理工作营运水平和护理服务质量。

3. 综合性

护理管理学是一门涉及管理学、护理学、临床医学、社会心理学、经济学以及人文科学等多学科的综合性学科。他可以通过帮助和指导人们保持或重新获得机体内外环境的相对平衡,达到身心健康、精力充沛的目的。护理学有自己独特的理论体系和实践规范,护理管理体制和管理方法必须适应护理学专业综合性和交叉性的特点。从事护理管理工作的人员,必须熟练掌握护理管理相关的理论、方法和和技术,并将其综合运用于护理管理中。

4. 广泛性

护理管理是一项复杂的系统工程,包括组织、人员、业务、教学、科研、质量及病房管理等。医院各层次护理管理人员有不同的管理职责,他们不但要协调医院内部各部门之间的关系,还要协调医院和社会方面的关系。因此,在护理工作中,参与护理管理的人员多,管理涉及范围大,具有广泛性。

5. 技术和管理的双重属性

护士既是患者、病房、药品和医疗器械的管理者,又是护理理论、护理技术的履行者。因此,护理既是一项管理工作,又是一项技术工作。护理工作者不仅要熟悉护理诊断、治疗等技术,又要掌握和运用科学的管理方法,将护理管理贯穿于护理技术工作中,使两者紧密结合在一起。

二、护理管理者的伦理道德素质

(一)坚定的理想信念

护理管理者在护理工作中扮演着十分重要的角色,因此,首先应当树立坚定的理想信念。一方面,护理管理者要保持政治上的敏感性、原则性和坚定性,积极贯彻和执行党和国家的各项方针、政策,树立科学的世界观和人生观,尤其应掌握医疗护理卫生政策与形式的动态;另一方面,应以护理事业的发展为己任,树立热爱护理事业、忠于护理事业、献身护理事业的信念,用唯物主义世界观、方法论发现问题、分析问题和解决问题。

(二)高尚的道德品质

护理伦理首先作为一种道德规范,它是人类最高尚的情操体现,也是从道德底线角度对护理工作的相关行为提出的要求,因此,护理管理者还应具备高尚的道德修养与品行情操。一方面,作为一名护理管理者应善于换位思考,理解患者及家属的情感和需求,竭诚为患者服务;另一方面,护理管理者应爱岗敬业、宽容民主、求真务实、严于律己,理解和关心护理工作者。

(三)丰富的伦理知识

作为护理管理者,在具备扎实的护理及行政管理的相关知识和技能的同时,还需认识、理解和运用护理管理伦理学相关知识,提高护患纠纷事件的应对能力。提高自身的护理伦理认知力,就必须充分了解护理伦理基本原则、护士的权利与义务、患者的权利与义务等方面知识,并在具体的护理管理实践中得到落实。当管理者利用伦理知识解决纠纷时,不仅能够增加护理人员对管理者的信服感,促进团队的协作,此外还能提高护理质量,提升患者对临床护理工作的满意度。

(四)良好的情感素质

随着护理应激事件的逐年增多,护理管理者每天需要管理各类的事务,面临的管理对象和环境的纷繁复杂,以及来自各方面的压力,护理管理者应被要求具有良好的情感素质,出色的协调能力,才能妥善处理好各类事务和人际沟通。因此,护理管理者应努力拓宽自己的视野与阅历,主动丰富自己的社会知识,提高与他人沟通的技巧及正确识别、分析和处理各种复杂多变事务的能力。

三、护理管理的伦理原则

(一)以服务对象为中心的原则

传统健康观认为,"健康就是没有疾病",1948年世界卫生组织(WHO)在其章程中提出了现代健康概念:"健康不仅是没有疾病和病症,而是一种个体在身体上、精神上、社会上的完好状态。"新的健康概念纠正了单纯认为人体生理功能正常的传统健康观,而是把健康放在人类社会生活的大背景中考察,充分揭示了人类健康的本质。医院作为提供诊疗健康服务的卫生机构，其服务对象的定义已经随着医学模式的转变和新的健康观的形成而改变，传统医院的主要功能是"治病救人"，其服务对象是"患者"，而现代医院不仅要关注患者身心疾病的治疗，而且还要致力于疾病的预防、身心康复和健康促进。因此将以"患者"为中心的观念转变到以"服务对象"为中心。

所谓以服务对象为中心，是指医院护理管理应该从维护服务对象的利益角度出发，以满足服务对象合理护理保健需求和其他生活需求作为各项护理工作的中心，是现代医学模式和健康观对医院护理管理的要求，同时也是处理医院护理管理中医院、护理人员与服务对象之间关系的基本伦理原则，具体要求如下：

护理工作者在重视疾病护理时，应加强护患双方的交流，关注患者的生理和心理状态变化，满足患者的合理需求。在维护患者的尊严的同时，鼓励患者反馈信息并认真听取他们的意见。以患者利益为出发点，积极提高医疗、护理质量，为患者提供优质、高效的整体医疗护理服务，让患者不仅在医院，甚至在社会及家庭都能得到全方位的治疗、护理、关怀与指导。

(二)以护理人员为本的原则

医院护理管理的对象包括人、财、物、时间信息、业务技术等多项内容，但最核心、最根本的是护理人员，加强和重视护理人员的管理是建立新型医院人际关系的需要。护理管理者应确立"管理即服务"的理念，护理管理服务就是要求医院护理管理者从自身服务的职责出发，把管理客体中的广大护理人员作为服务对象。这就要求医院护理管理者不能只看到自身与护理人员之间的管理与被管理的关系，还要认识到其中的服务与被服务之间的关系，单纯强调管理的一面，忽视其服务的一面，必然影响到护理管理工作的正常进行，具体要求如下：

首先，医院护理管理者要认识到护理人员作为护理工作主体的价值和尊严，明确管理者与被管理者彼此平等的地位，保证护理人员法律、社会、医院赋予的各项权利，倾听和采纳广大护理人员的意见和建议。其次，要关心护理人员物质和精神需要，为他们创造良好的工作和生活环境，切实解决护理人员的工作和生活上的后顾之忧，采取一切可行的办法和措施，为他们生活质量的提高、文明素质的提升、知识技能的更新、创造能力的培养等创造有利条件和环境，使他们的潜能得以发挥，展示自己的才华。只有这样才能更好地将医院政策落实，才能调动护理人员工作的积极性，才有利于医院更好的发展。

(三)经济收益适度的原则

所谓经济收益适度，是指医院护理管理在市场经济条件下，正确处理经济效益和社会效益之间的关系，获得经济效益必须以取得社会效益为前提。医院的社会效益是指医院在防病治病中保护社会劳动力，提高人民健康水平以及维护社会稳定中所获得的效用和收益。它往往通过一定地区一定范围内的人民群众对医院服务项目、服务质量、服务价格等诸方面的认知综合评价来体现。医院的经济效益是以较少的劳动耗费，提供较多的符合社会需要的医疗保健服务，通过医院较少的经济投入，获得较大的经济收益来评价。从根本上看，医院的社会效益和经济效益是统一的，社会效益是医院提供医疗卫生服务的价值目标，而经济效益是医院实现社会效益的实现手段。离开社会效益而单纯追求经济效益，必将使医院的医疗服务失去价值目标，而不讲经济效益单纯追求社会效益，会使医院提供医疗服务失去发展的动力和手段。具体要求如下：

"医乃仁术"，医疗护理是防病治病、救死扶伤的高尚行为，其治病救人的伦理本性是医学和医术的天然本性，这就决定着社会效益是医学医术存在的根本。作为护理管理人员，应把社会效益放在首要位置考虑，首先考虑患者的利益和需要，考虑如何以最低的代价获得最好的治疗护理效果，减少医疗和疾病负担对患者造成的痛苦，这样才能赢得社会的肯定。此外，适度追求经济效益是医院生存和发展的必要条件，才能维持医院正常运转的行政费用、各项能源消耗、医疗仪器设备的购置及更新换代、人才培养及科研项目的开展等。最后，医院管理者还要不断提高职工工资、奖金水平，提高职工生活福利待遇，使整个医疗护理团队更加和谐。

四、护理管理的伦理规范

（一）护理质量管理的伦理规范

质量是医院管理工作的核心内容，而护理质量则是医院管理中的重要组成部分，是衡量医院医疗服务水平的重要标志，同时也是护理管理的核心，而以患者为中心是护理质量管理的基本原则。

提高护理质量管理，护理人员首先要强化自身质量意识，以高度的责任感，坚持系统化、标准化、分级化、动态化管理。其次是按照质量标准的要求，必须明确岗位职责，严格把控每一个护理环节，保证护理基础质量、环节质量和终末质量，以达到护理质量持续改进、不断提高的目的。最后，护理管理者要鼓励护理人员提高执行制度的自觉性和创造性，加强检查、监督工作，及时总结经验，以规范护理人员行为，适应护理实践的需要，创新及完善护理管理制度。

（二）护理安全管理的伦理规范

护理安全一般是指患者在接受护理的全过程中，不发生法律和法定规章制度允许范围以外的心理、机体结构或功能上的损害、障碍、缺陷或死亡。而安全管理是指为保证患者的身心健康，对各种不安全因素进行科学、及时、有效的控制。安全管理是保障患者安全的必备条件，是减少质量缺陷，提高护理水平的关键环节，是控制或消灭不安全因素，避免发生医疗纠纷和医疗事故的客观需要。

因此，护理管理者应把医疗安全放在第一位，切实加强护理工作中的思想道德建设，提高护士的职业道德及业务能力。在处理护理纠纷时，必须尊重医护差错事故鉴定的结果，以事实为依据，及时处理和承担相应的责任，争取把差错或事故造成的损失减少到最小，最后应引以为戒，加强对当事人及广大护理工作者的教育工作，做到防微杜渐。

（三）护理人员管理的伦理规范

医院中，护理工作者数量多、工作接触面广、影响面大。只有充分调动护理人员的积极性，提高其工作效率，重视对护理人员的规划、培训、考核、晋升等方面的管理，做到人尽其才，人才尽其用，才能产生良好的工作效果。

护理管理者应充分发挥护理领导者的影响力，充分发挥自身权力的影响，精通业务，使护理管理具有权威性；同时自觉做到心底无私、任人唯贤、坦诚相待，使护理管理更加有效。此外，还应努力协调护理中的人际关系，如护患关系、护际关系以及护理人员与其他医务人员的关系等，合理组织人员，努力促进护理目标的实现，即不断提高护理质量，使患者尽快康复。管理者应根据医院的功能和任务，制定不同的护理人员编制标准，选择合适的人去担任所规定的各项任务，做到人员的资历、能力、思想品德与所担负的工作职务相适应；要遵循人才管理原则，做到量才使用，提高工作效率；要做到人员结构比例合理，在编制管理上要进行人才组合结构优化，配置合适；要适应发展的需要不断进行人员的动态调整，发挥管理职能部门应有的作用。

第二节　护理管理中的伦理与法律问题

随着护理学科的发展及社会文明的进步，法治问题及伦理问题日益受到大家的关注，护理管理实践中涉及的伦理与法律问题也越来越受到重视。而作为护理管理的主体——护士，必须要有良好的职业道德，且掌握相关的法律，明确护理工作中常见的伦理与法律问题，以保障患者及自身的合法权益，提高护理质量。

一、护士执业资格的伦理与法律问题

(一)如何获得护士执业资格

护士的法律资格是法律赋予护理专业人员在执业过程中的权利和义务，一般通过护理法律来确定。在 2008 年时，我国《中华人民共和国护士条例》(以下简称《条例》)对护士的法律资格作了相关规定。护士是经执业注册取得《中华人民共和国护士执业证书》，依照《中华人民共和国护士条例》规定从事护理活动，履行保护生命、减轻痛苦、增进健康职责的卫生技术人员。护理工作必须由具有护士资格的人来承担，才能保障人民群众的就医安全和护理质量。

如何取得护士资格？首先必须通过国务院卫生部统一组织的护士执业资格考试，取得《中华人民共和国专业技术资格证书》，向拟执业地省、自治区、直辖市人民政府卫生主管部门提出申请，并经护士执业注册后才能从事护理工作。对于未取得护士资格的护士，其在进入临床工作前，须明确自己的职责范围和权限，严格遵守工作流程。作为医院，必须严格执行相关条例和制度的要求，明确师生双方的职责。申请护士执业注册，应当具备以下条件：

(1)具有完全民事行为能力。

(2)在中等职业学校、高等学校完成教育部和卫计委规定的普通全日制 3 年以上的护理、助产专业课程学习，包括在教学、综合医院完成 8 个月以上护理临床实习，并取得相应学历证书。

(3)通过国务院卫生主管部门组织的护士执业资格考试。

(4)符合卫计委规定的健康标准。

(5)护士执业注册申请，应当自通过护士执业资格考试之日起 3 年内提出，护士执业注册有效期为 5 年；逾期提出申请的，还应当在省、自治区、直辖市人民政府卫生行政部门规定的教学、综合医院接受 3 个月临床护理培训并考核合格。

(二)明确护士的权利和义务

1. 护士权利

(1)自主护理权：这是临床护士的一项基本权利。是指注册的执业护士有权根据治疗、护理的需要，询问患者的病史、进行体格检查、制定与实施护理措施、报告与隔离传染病患者等。护士在行使自主权利时，可以考虑患者、家属及其他医护人员的意见和建议，但护士仍有最终决定权。

(2)特殊干涉权：是指在特定情况下限制患者自主权以维护患者、他人或社会的根本利益。为了避免与患者自主权利相违背，护士应十分审慎地行使特殊干涉权。在以下等情况可以实施特殊干涉权：

1)紧急情况。

2)治疗上的特殊情况。

3)患者自动委托或其无同意能力。

4)患者和家属的自主决定与法律、法规、政策相违背或对他人和社会有危害时。

5)患者和家属错误的决定明显危害患者的健康和生命时。

(3)人格尊严和人身安全不受侵犯权。护士在依法执业过程中，人格尊严和人身安全受到法律保护，任何单位和个人不得侵犯。对于扰乱医疗秩序，阻碍护士依法开展执业活动、侮辱、威胁、殴打护士或有其他侵犯护士合法权益的行为，依照《治安管理处罚条例》的规定由公安机关给予处罚；构成犯罪的，依法追究其刑事责任。

(4)工资、福利待遇的保障权。护士执业，有按照国家有关规定获取工资报酬、享受福利待遇、参加社会保险的权利。任何单位或个人不得克扣护士工资，减低或者取消护士福利等待遇。

(5)职业卫生防护权。护士在执业过程中，有获得与其所从事的护理工作相适应的卫生防护、医疗保健服务的权利。从事直接接触有毒有害物质、有感染传染病危险工作的护士，有依照有关法律法规接受职业健康监护的权利；患职业病，有依照有关法律法规的规定获得赔偿的权利。

(6)职称晋升、学习培训权。护士有按照国家有关规定获得与本人业务能力和学术水平的专业技术职务、职称的权利；有参加专业培训、从事学术研究和交流、参加行业协会和专业学术团体的权利。

(7)获得表彰和奖励权。《条例》第一章第六条规定：国务院有关部门对在护理工作中作出杰出贡献的护士，应当授予全国卫生系统先进工作者荣誉称号或者颁发白求恩奖章，受到表彰、奖励的护士享受省部级劳动模范、先进工作者待遇；对长期从事护理工作的护士应当颁发荣誉证书。具体办法由国务院有关部门制定。

2. 护士义务

(1)遵守医疗卫生法律、法规和诊疗护理规范的义务。护士在执业活动中，应当严格遵守医疗卫生法律、法规、部门规章和诊疗护理规范的规定(如疾病护理常规、消毒隔离制度、"三查七对"制度等)，这既是护士从事护理工作的根本原则，即合法性原则，也是从根本上避免护理不良事件发生，为患者、社会及医疗卫生机构履行的最基本义务之一。

(2)正确执行医嘱的义务。在护理工作中，护士应按规定核对医嘱，当医嘱准确无误时，应及时正确地执行。当护士发现医嘱违反法律、法规、部门规章、诊疗技术规范或与患者病情不符时，护士应及时向开医嘱的医生提出质疑。如果明知医嘱有误不提出或由于疏忽大意未发现而造成严重后果的，护士将与医生共同承担法律责任。

（3）向患者解释和说明的义务。医护人员应维护患者的知情同意权，护士应将患者的病情、诊疗护理措施、医疗费用和预后等情况如实告诉患者，并及时回答患者的疑问和咨询。如因诊断结果不良如恶性肿瘤、精神性疾病等，需对患者行保护性医疗时，护士应将有关情况告知患者家属。

（4）尊重和保护患者隐私的义务。《条例》第三章第十八条规定：护士应当保护患者的隐私。因此，在护理活动中，护士有责任对患者隐私加以保密，并且未经患者同意，护士不得复印或转发患者病历，不得将患者个人信息泄露给与治疗护理无关的其他人员。目前，优质护理的开展中，已要求床头卡中不写患者的单位、职业、病情，将此写在病历里；对患者的隐私问题立法保护，如果护士泄露或者公开谈论、渲染患者的隐私，则侵犯了患者的权利，患者可根据情节严重程度追究护士的法律责任。

（5）及时救治患者的义务。护士在工作中，一旦发现患者病情危急，应立即通知医生进行抢救。在紧急情况下，为抢救生命垂危患者，护士应先行实施必要的紧急救护措施，如止血、给氧、吸痰、建立静脉通道、进行胸外心脏按压和人工呼吸等，待医生到达后，护士应立即汇报抢救情况并积极配合医生进行抢救。

（6）参与突发公共卫生事件救护的义务。当发生严重威胁公共生命安全的自然灾害、公共卫生事件时，护士应当服从县级以上人民政府卫生主管部门或所在医疗卫生机构的安排，立即奔赴现场或临床一线，全力参与伤员的救治，绝不能推诿、逃避或耽误患者的抢救工作。对发生自然灾害、公共卫生事件等严重威胁公众生命健康的突发事件时，不服从安排参加医疗救护的护士，县级以上卫生行政部门可根据情节严重程度，给予警告、暂停执业活动和吊销护士执业证书的处罚。

（7）如实记录和妥善保管病历的义务。护士应按卫生行政部门规定的要求及时认真书写并妥善保管病历资料。

二、医嘱执行的伦理与法律问题

医嘱是医生根据患者病情和治疗的需要对患者在饮食、用药、化验等方面拟定的书面嘱咐，由医护人员共同执行。医生在医疗活动中下达医学指令，并由护士核对并执行。医嘱分为长期医嘱、临时医嘱和备用医嘱三类。医嘱内容包括：护理常规、护理级别、饮食种类、体位、各种检查和治疗、药物名称、剂量和用法。根据《条例》规定，护士在执业中应当正确执行医嘱，密切观察患者及给予其科学的护理。护士在执行医嘱时应注意以下几点。

（一）医嘱要正确执行

（1）严格遵循"三查七对"的给药原则，仔细核查医嘱无误后，认真及时准确执行医嘱，不可随意改动或无故不执行医嘱。

（2）当患者对医嘱提出疑问时，护士应首先核实医嘱的准确性，必要时向医生反映后再决定是否执行。

（3）当患者病情发生变化，护士应及时通知医生，并根据自己的知识和经验与医生协商，确定是否继续或暂停、修改医嘱。

（4）执行医嘱时应遵循先急后缓、先临时后长期的原则，根据医嘱类别合理处理医嘱。

（5）医生无医嘱时，护士一般不得给予对症处理；但遇到患者病情危重，必须立即进行抢救，而医生尚未到场时，护士应当立即实施必要的紧急救护，如心肺复苏、给氧、吸痰、止血、建立静脉通道等，待医生到达后，护士立即汇报抢救情况并积极配合医生进行抢救，同时，应做好详细记录，并请医生及时补开医嘱。

（二）问题医嘱要拒绝执行

若护士发现医嘱有明显错误，有权拒绝执行，并向医生提出；反之，若明知该医嘱可能给患者造成损害，酿成严重后果，仍旧执行，护士将与医生共同承担相关的法律责任。

（三）口头医嘱要慎重执行

护士一般不执行口头医嘱或电话医嘱。在抢救、手术等特殊情况下必须执行口头医嘱时，护士应向主管医生复述一遍口头医嘱，双方确认药物名称，剂量与给药途径无误且用药安全后方可执行。在执行完医嘱后，应及时记录医嘱的时间、内容、患者当时的情况等，并让医生及时补上书面医嘱。但对特殊药物如剧毒、麻醉药物等不能执行口头医嘱或电话医嘱。

临床工作中，护理伦理学的基本原则在问题医嘱的处理上给护士指明了方向。首先，护士要强化自身的理论知识和技术，有能力分辨正确的医嘱与问题医嘱；其次，要协调处理好医护关系，发现问题医嘱时以医护同心的角度与医生沟通，通过良好的沟通解决出现的问题，避免问题医嘱的再次出现；第三，如医生不能接受，则要尊重患者的权利，坚决拒绝执行医嘱，并向护士长及科主任汇报；第四，如果护士拒绝执行存在或怀疑存在错误的医嘱而遭到医生斥责甚至强制要求执行时，管理者要妥善处理问题医嘱引发的一系列问题。

三、分级护理的伦理与法律问题

分级护理，指患者在住院期间，医护人员根据患者病情的轻、重、缓、急和患者身体状况、自理能力给予其不同级别护理，并根据患者的情况变化动态调整护理级别。通常将护理级别分为4个等级，即特级护理、一级护理、二级护理及三级护理。分级护理强调医护之间的密切合作，医护要密切关注患者病情的变化，并随之动态调整护理级别，要强调及时沟通以便及时有效地发现并解决问题。分级护理若划分不当，执行不力，造成护士执行时在巡视时间、病情观察、提供护理范围等方面产生偏差，不能按级别实施护理，则有可能导致意外的发生。

（一）分级方法

（1）患者入院后应根据患者病情严重程度确定病情分级。

（2）根据患者 Barthel 指数总分，确定自理能力的等级。

（3）根据病情等级和（或）自理能力等级，确定患者护理分级。

（4）临床医护人员应根据患者的病情和自理能力的变化动态调整患者护理分级。

（二）分级护理内容

1. 特级护理

（1）一级护理的确定。

1）维持生命，实施抢救性治疗的重症监护患者。

2）病情危重，随时可能发生病情变化需要进行监护、抢救的患者。

3）各种复杂或者大手术后、严重创伤或大面积烧伤的患者。

（2）对特级护理患者的护理要点。

1）严密观察患者病情变化，监测生命体征。

2）根据医嘱，正确实施治疗、给药措施。

3）根据医嘱，准确测量出入量。

4）根据患者病情，正确实施基础护理和专科护理，如口腔护理、压疮护理、气道护理及管路护理等，实施安全措施。

5）保持患者的舒适和功能体位。

6）实施床旁交接班。

2. 一级护理

（1）一级护理的确定。

1）病情趋向稳定的重症患者。

2）病情不稳定或随时可能发生变化的患者。

3）手术后或治疗期间需要严格卧床的患者。

4）自理能力重度依赖的患者。

（2）对一级护理患者的护理要点。

1）每小时巡视患者，观察患者病情变化。

2）根据患者病情，测量生命体征。

3）根据医嘱，正确实施治疗、给药措施。

4）根据患者病情，正确实施基础护理和专科护理，如口腔护理、压疮护理、气道护理及管路护理等，实施安全措施。

5）提供护理相关的健康指导。

3. 二级护理

（1）二级护理的确定。

1）病情趋于稳定或未明确诊断前，仍需观察，且自理能力轻度依赖的患者。

2）病情稳定，仍需卧床，且自理能力轻度依赖的患者。

3）病情稳定或处于康复期，且自理能力中度依赖的患者。

（2）对二级护理患者的护理要点。

1）每2小时巡视患者，观察患者病情变化。

2）根据患者病情，测量生命体征。

3）根据医嘱，正确实施治疗、给药措施。

4）根据患者病情，正确实施护理措施和安全措施。

5）提供护理相关的健康指导。

4.三级护理

(1)三级护理的确定：病情稳定或处于康复期，且自理能力轻度依赖或无需依赖的患者。

(2)对三级护理患者的护理要点。

1)每3小时巡视患者一次，观察患者病情变化。

2)根据患者病情，测量生命体征。

3)根据医嘱，正确实施治疗、给药措施。

4)提供护理相关的健康指导。

四、护理文件的伦理与法律问题

护理文件是护士在护理活动过程中通过评估、诊断、计划、实施等过程获得的文字、符号、图表等资料的总和，是护士对患者进行病情观察、实施治疗护理措施的原始文件记载。按照记录形式分类，分为纸质文件和电子文件；按照记录内容分类，包括体温单、医嘱单、护理评估单、护理记录单、健康教育计划、转运交接单等。护理文件既是医护人员观察诊疗效果、调整治疗护理方案的重要依据，也是衡量护理质量的重要资料，是病历的重要组成部分。护理文件的书写应当规范、符合伦理要求、不违反法律，且符合2010年国家卫计委制定的《病历书写基本规范》。

(一)规范书写护理文件

(1)护理文件的书写应当遵循客观、真实、准确、及时、完整、规范的原则。

(2)书写应规范使用医学术语、文字工整、字迹清晰、表达准确、语句通顺、标点正确。病历书写应当使用中文，通用的外文缩写和无正式中文译名的症状、体征、疾病名称等可以使用外文。书写时使用蓝色或黑色墨水，体温单中体温、脉搏曲线的绘制用蓝色及红色。计算机打印的病历应当符合病历保存的要求。病历书写过程中出现错别字时，应当用双直线划去错别字，保留原记录清楚、可辨，并注明修改时间，修改人签名；不得采用刮、粘、涂等方法掩盖或去除原来的字迹。病历书写一律使用阿拉伯数字书写日期和时间，采用24小时制记录。护士在记录护理文件时，应逐页、逐项填写，每项记录前后均不得留有空白，以防添加。记录电子文件时，护士不得将本人的电子病历账号和密码交由其他人使用，应遵循账号专人专用，谁记录、谁负责的原则。

(3)因抢救急危重症患者未能及时书写病历时，有关医务人员应当在抢救结束后6小时内据实补记，并加以注明。为确保患者安全而设计的各种安全警示，如预防食物或药物过敏、防跌倒、防坠床、防烫伤、防自杀等，提供给患者时要在护理记录中记录并注明起始时间。

(4)护理文件的书写应当由相应的护士签全名，字迹须清晰且容易辨认；电子文件书写后，由相应的护士电子签名或打印后本人签名。护士执行完医嘱后应及时在相应的护理文件上签全名，原则上要求谁执行、谁签名。实习或试用期护士书写的护理记录，不得独立签名，应由持有护士执业资格证的带教老师审阅、修改并签名。进修护士书写的护理文件应该由上级护士审查、修改并签名。

（二）妥善保管护理文件

《侵权责任法》第六十一条规定：医疗机构及其医务人员应当按照规定填写并妥善保管住院志、医嘱单、检查报告、手术及麻醉记录、病历资料、护理记录、医疗费用等。患者要求查阅、复制前款规定的病历资料，医疗机构应当提供。护理文件是护士从事护理工作是否合乎法律规范的重要档案和证据，必须按照规定妥善保存。患者住院期间，护理文件应定点存放，病历中各种表格要按规定顺序排列整齐、不得撕毁、拆散、涂改或丢失，病历应加锁保管，各班护士应严格交接班。护理文件的管理一般由病区护士长负责，除为患者提供诊疗服务的医护人员，以及经卫生计生行政部门、中医药管理部门或者医疗机构授权的负责病案管理、医疗管理的部门或者人员外，其他任何机构和个人不得擅自查阅患者病历。患者不得自行携带病历出科室，外出会诊或转院时，只允许携带病历摘要及检查、化验汇报单。

患者出院后，病历资料中的护理文件应当及时整理归档，避免遗失或不全。凡进入病案室后的病历不得再借出进行重新修改。对于纳入归档病历的护理文件，应按照《医疗机构病历管理规定》的要求严格管理：医疗机构应健全病历等相关资料的保管制度，建立健全病历借入、借出的书面登记管理，任何人不得随意涂改病历，严禁伪造、隐匿、销毁、抢夺、窃取病历。对违反该法定义务的行为直接推定为医疗过失。由卫生行政部门责令改正或者对负有责任的主管人员和其他直接责任人员依法给予纪律处分或行政处分。未纳入归档病历的护理文件如输液单、医嘱执行单等也应妥善保存，以便查阅。

（三）护理文件的法律作用

护理文件是病历的重要组成部分，是法庭的重要证据之一。若医院与患者发生了医疗纠纷，护理文件则成为判定医疗纠纷性质的重要依据。因此，护理管理者及护士应对护理文件的法律效力有敬畏心，一旦依据客观事实完成后，不得随意涂改、伪造、隐匿甚至销毁。《侵权责任法》第五十八条规定：患者有损害，因下列情形之一的（隐匿或者拒绝提供与纠纷有关的病历资料；伪造、篡改或者销毁病历资料），推定医疗机构有过错。且我国法律及管理条例中有多条明确指出患者有权复印或者封存其病历。如《医疗机构病历管理规定》第十九条规定：医疗机构可以为申请人复制门（急）诊病历和住院病历中的体温单、医嘱单、住院志（入院记录）、手术同意书、麻醉同意书、麻醉记录、手术记录录、病重（病危）患者护理记录、出院记录、输血治疗知情同意书、特殊检查（特殊治疗）同意书、病理报告、检验报告等辅助检查报告单、医学影像检查资料等病历资料。

《医疗事故处理条例》第二十八条规定：负责组织医疗事故技术鉴定工作的医学会应当自受理医疗事故技术鉴定之日起 5 日内通知医疗事故争议双方当事人提交进行医疗事故技术鉴定所需的材料。医疗机构提交的有关医疗事故技术鉴定的材料应当包括下列内容：

（1）住院患者的病程记录、死亡病例讨论记录、疑难病例讨论记录、会诊意见、上级医生查房记录等病历资料原件。

（2）住院患者的住院志、体温单、医嘱单、化验单（检验报告）、医学影像检查资料、特殊检查同意书、手术同意书、手术及麻醉记录单、病理资料、护理记录等病历资料原件。

（3）抢救急危患者，在规定时间内补记的病历资料原件。

（4）封存保留的输液、注射用物品和血液、药物等实物，或者依法具有检验资格的检验机构对这些物品、实物作出的检验报告。

（5）与医疗事故技术鉴定有关的其他材料。

五、药物管理的伦理与法律问题

给药是临床护理工作中的一项基本工作，能否准确地给药直接关系到患者的治疗效果；错误的给药可能导致极其严重的后果，也有可能被不法分子用于不正当的途径。因此病房应制定严格的药品管理制度，尤其是麻醉类药品。护士是药品管理的末梢环节，药品管理是护理管理者的一项重要职责。护理管理者应严格贯彻执行并经常对有条件接触这类药品的护士进行法律教育。另外，护士还应保管及正确使用各种贵重药品、医疗用品和办公用品等。决不允许护士利用职务之便，将这些物品占为己有。如护士占为己有，情节严重者，可被起诉犯盗窃公共财产罪。根据《侵权行为法》第五十九条规定：因药品、消毒药品、医疗器械的缺陷，或者输入不合格的血液造成患者损害的，患者向医疗机构请求赔偿的，医疗机构赔偿后，有权向负有责任的生产者或者血液提供机构追偿。

（一）基数药品管理

为了加强药品管理，保证药品质量，患者的治疗用药一般由中心药房根据医嘱直接配送；为了使患者得到及时有效的治疗，临床科室只储存一定数量的基数药品。基数药品管理应注意：按流程申请领取基数药品；定期清点、检查基数药品，防止过期失效；失效及药品不明时禁止使用；专人负责药品的分类定位存放。

（二）急救药品管理

急救药品是急诊科、各病区、手术室等为抢救危重患者必须备用的抢救患者生命的药品，一般存放于急救车第一层或者急救箱内。急救药品管理应注意：急救药品应按急救药品目录清单定品种、定数量、定存放位置，医护人员应该对此熟悉，不得擅自挪用；定期核查、清点，及时补齐，确保处于备用状态。

（三）毒麻药品管理

毒麻药品包括麻醉药品、第一类精神药品等药物。《麻醉药品和精神药品管理条例》对加强麻醉药品和精神药品的管理，保证麻醉药品和精神药品的合法、安全、合理使用，进行了规范。临床上限用于晚期癌症或手术后镇痛等患者的部分毒麻药品，应严格该类药品的保管、使用、领取、交接、登记等制度，保证用药安全。毒麻药品管理应注意：严格规范领取流程，专人专柜存放管理；做到使用登记，班班交接及五查，余量销毁。

（四）高危药品管理

高危药品是指使用不当会对患者造成严重伤害或死亡的药物。临床常见的高危药品主要包括高浓度电解质、高浓度葡萄糖、医疗用毒性药品、放射性药品等。高危药品引起的差错不常见，但一旦发生后果非常严重。高危药品管理应注意：严格规范领取流程；单独存放，标明高危；双人核对药品并签字，认真核对给药信息，做好使用登记，确保药品使用安全。

第二节　护理决策伦理

决策是决断或作出结论的意思，是某人对一种意见或者行动路线的抉择行为。由此可见，决策实为根据问题或目标拟定多种可行的方案，然后从中选择出最能够达成目标的方案。而护理伦理决策能力是当代护理人员应该具有的一项基本素质，它存在于护理管理工作、临床护理工作的各个方面，影响管理效率、护理质量、护患关系等各个方面。

一、护理决策的相关概念

(一)护理伦理决策的含义

护理伦理决策(nursing ethical decision – making)是一种复杂的过程，必须建立在道德思考的基础上，是护士根据护理专业理论和经验，针对临床工作中的实际情况，经过调查研究和科学思维，从一系列备选方案中确定最佳的、最符合护理伦理的决定。决策的正确性与合理性，受个人价值观、专业价值观、社会价值观以及对伦理理论和原则应用水平等的影响。

(二)护理伦理决策的类型

根据护理伦理决策主体的不同，可分为个人决策和团体决策两种类型。

1. 个人决策(individual decision – making)

个人决策是指由个人独立作出决定，这是护理人员最常用到的伦理决策方式。在护理实践中，个体决策多发生在情境简单或紧急情况下，但由于受到护士个人的伦理意识、伦理判断力及职业道德素养的影响，因此，个人决策的质量有赖于护理伦理知识、伦理判断力和决策能力的培养。

2. 团体决策(group decision – making)

团体决策是指由一个团体(如伦理委员会)共同讨论之后作出伦理决定的方式。临床实践中，当面临的伦理问题牵涉面很广，影响和意义深远，决策难度较大，或者情况较为复杂时，此时采用个人决策可能会由于其决策水准尚不足、思考周密性不够而易导致决策失误，此时往往就需要依靠团体决策。团体决策可以集思广益，但应保证该决策的公正性，以及团体中的每个成员均有自由发言等平等权利。但无论是个人决策还是团体决策，都会面临不同程度的伦理困境。

(三)护理伦理困境

临床护理实践中，护理人员大部分情况下凭借伦理原则和规范或者经验就能找到适当的解决措施。但在某些特殊情况下，同一利益主体从不同的角色出发，或不同利益主体从不同的价值观、文化背景等因素出发，对某一特定护理情境下的道德现象进行道德判断和行为抉择时，可能会出现两种甚至多种合乎逻辑的不同程度冲突的方案，这种情况则称之为护理伦理困境(nursing ethical dilemma)。在日常工作中，护理伦理困境常见于以下几种情况：

1. 不同伦理原则的选择困境

护理伦理的基本原则包括尊重原则、有利原则、不伤害原则、公正原则等，是护理决策时的指导性原则。然而，在临床护理实践中，在某一问题上往往会出现两个或多个伦理原则相互冲突引发的难以抉择的伦理困境。这些情况常见于保护性医疗但又不限于保护性医疗。保护性医疗是针对特定患者，为避免对其产生不利后果而不告知或不全部告知其诊断、治疗、预后等真实信息。对于一些心理素质比较脆弱、预后较差或目前尚无有效治疗方法的患者，如实告知可能会对其产生较大的身心刺激甚至导致病情恶化。实施保护性医疗符合有利原则、不伤害原则；但患者享有知情权和被尊重权，因此保护性医疗往往会带来很多争议。

如一位处于癌症终末期且已处濒死状态的患者事先提出要求，希望拒绝继续治疗，甚至希望在其心跳、呼吸停止时不要再对自己进行复苏抢救。护士若基于尊重患者的自主权，就应该在预期的情形下不再积极施救；但若立足于护理人员最基本的保护患者生命安全的原则，就仍应执行医嘱、竭尽全力配合医生进行治疗与抢救。在此情景中护理人员往往就面临了两个伦理原则相互冲突引发的难以决断的伦理困境。

2. 不同主体之间的伦理选择困境

医疗环境中，医生、护士、患者之间往往因为考虑的方面不同，会存在不同程度的矛盾冲突以及伦理困境。

（1）护士与医生间的伦理困境：随着现代医学模式的逐步建立，护士的受教育程度、知识水平不断的提高，护士的独立判断和护理伦理决策的比重也会越来越高。在临床护理实践中，护士认为在护理伦理决策的制定过程中应该完全独立自主，而医生则认为护士作为助手并未完全具备独立决策的条件，他们只能在执行医生医嘱的基础上关怀照顾患者，而不能独立于医嘱作出护理决策或者作出伦理选择。医护关系困境在临床活动中具体表现为，医生的医疗决策与护理决策相互冲突，护士应职业道德的要求应该遵医嘱执行，但按照护理伦理道德的要求作出的决策又与其相背离，因而难于抉择。例如：门诊输液中心的护士有时会遭遇"大处方"现象，这不仅会增加患者的经济负担，而且有可能给患者带来不应有的痛苦与不适，不符合护理伦理道德的要求，但又应遵医嘱执行，使护士陷入了伦理困境。

（2）护士与患者间的伦理困境：护士的职责由以往的治疗辅助转变为关怀照顾患者，为其提供舒适的护理措施，使患者在面临疼痛和极端衰弱时仍保持人格尊严。医患交往中患者最关键的就是获得知情同意权，而告知则是护士的义务；如患者自身受教育水平限制或主观上不愿意，如何要求其参与护理措施及健康恢复有关的讨论？如当医生认为某患者的病情预后不佳，而患者平时性格软弱、心理承受能力较差，告知患者实情恐会引发其心态变化而加速其病情恶化，决定暂时仅告知患者家属而对患者保守病情秘密，此情况下护理人员专业角色行为要求其配合医生对患者实施保密。但从专业伦理的角度看，患者应有知情权，在患者再三询问自己真实病情时，护理人员对患者也有告知实情的义务。此时，专业伦理与专业角色行为要求之间发生的冲突也使护理人员处于两难的境地。

（3）医院与患者间的伦理困境：医院的护士在遵守医院的管理制度，对医院负责的同时，要肩负患者的治疗护理工作，要对患者的健康负责。在大多数情况下，医院与患者的利益是一致的，但是有时医院的管理制度与患者的实际情况也会发生矛盾冲突，如何既能保障医院这一主体的利益，又能能保障患者的主体利益，是护理管理人员面临的伦理困境。医疗欠费问题是典型的医院与患者利益冲突导致的伦理困境，护士特别是护理管理者需负责患者欠费及催缴费问题，常常遭遇两难局面。例如面对一个需要立即救治的患者，给予其及时救治是伦理道德的必然要求，不存在选择上的伦理困境，但如果该患者因贫困而交不起费用，接诊护士就遇到了履行救治义务与获得医疗费用权利的冲突。

二、影响护理决策的相关因素

(一)文化背景

不同的文化背景会影响到人们对健康疾病、生死等问题的认识和态度，并且许多文化的价值观受宗教的影响深远。例如不同的文化对增进健康的方式有不同的看法，有的文化认为运动是促进健康重要的行为，而有的文化更强调饮食的重要性；又比如，西方文化比较重视个人的决定，而亚洲文化对年长者的意见比较重视。面对任何伦理问题的讨论，护理人员都要深入考虑患者的文化背景或宗教信仰对其价值观的影响，了解他们的行为及想法，这样才能在提供有效的护理照顾时，给予患者及家属适度的尊重。

(二)个人的价值观

个人价值观来源于其社会生活的经验，如受教育的程度、成长的环境等因素，它能够反映一个人的人格、信念或理想，并对其个人行为有一定的指导作用。但每个人的人生经历不同，因此每个人都存在不同的价值观，对每件事的价值的认定也有不同的优先顺序。通常情况下，个人的价值观会随着生活的体验而有所改变。在临床护理实践中，面对患者的问题时，首先要清楚自己涉及怎样的价值观，这样才能采取合适的立场和观点来认识和决策问题。同时，护理人员还应了解患者及其他相关人员的价值体系，这样在决策时才会尊重他人的价值观念，这是作出价值决策的基础。例如，坚持功利主义的护理人员重视的是大多数人的最大利益，而坚持道义论的护理人员则会强调对待患者应有爱心、同情心和仁慈之心。

(三)组织、机构的理念和相关规定

各类组织机构往往在各自形成和发展的过程中依据行业道德行为的原则、机构自身的特点，提出具有不同特色的公式化想法，树立起系统而确切的思想或观念，用以指导组织机构的运作、发展以及员工的具体劳动。此外，各组织还往往在此基础上制订出任职资格、工作规范、学习进修规定、岗位职责等一系列部门规章、相关规定，往往对任职者要胜任该项工作必须具备的资格与条件提出要求，明确说明某项工作对任职者在教育程度、工作经验、知识、技能、体能和个性特征方面的最低要求，还对工作规范、工作内容等也进行了规定。

显然，组织、机构的理念和相关规定对伦理行为的决策起着至关重要的作用，需要注意的是，组织机构的理念及规定，有时与护理人员自身的价值观并不完全吻合，甚至可能出现相互冲突的情况，这往往也是导致护理伦理困境出现的原因，需要在深入分析后妥善处理。

(四)法律

法律(law)是国家制定或认可的，由国家强制力保证实施的，以规定当事人权利和义务为内容的具有普遍约束力的社会规范。临床护理人员的行为必须要遵守法律的规定，但是法律上认定有效的权力并不一定符合伦理原则所制定的伦理权利。所以合法的事可能符合伦理原则，也可能不符合伦理原则；而合乎伦理的事，可能是合法的，但也有可能是不合法的。例如，救助无望而又非常痛苦的绝症患者要求实施安乐死，目前在我国是不合法的，但是有

人却认为这是合乎伦理的,体现了对患者的尊重。再如,堕胎在某些教徒看来是不合乎伦理道德的,但在许多国家却是合法的。因此,护理人员在处理与患者有关的伦理问题时,应该根据法律法规进行,以确保护理决策行为的合理性、合法性。

(五)不同伦理理论的影响

护理实践与现实生活一样随时都需进行伦理决策和伦理选择,在面对不同的伦理选择时,不同人的选择不尽相同,究其原因除了在于各人不同的价值观外,还取决于这些人的伦理意识、伦理修养的高低,而伦理意识、伦理修养、伦理决策能力等则来源于学习,有关伦理的各种理论、哲学基础、伦理原理和原则的相关理论基础的学习,有助于护理人员澄清并树立其自己的伦理立场,增强伦理意识和伦理修养,有助于更好地处理某些伦理难题和伦理困境,各种伦理理论往往能够帮助护理人员,为其提供一定的参考和借鉴,有助于较好解决伦理问题,获得较好的行为后果。

三、护理伦理决策模式及程序

(一)护理伦理决策模式

护士在临床实践中面对护理伦理困境,需要作出护理伦理决策时,往往会受一群相互矛盾的道德概念以及不同的理论架构所影响,此时,除了要掌握道德规范、法律法规、护理伦理等理论基础外,还应遵循合理的决策程序,经过理性的思考过程,作出适当的判断和选择。因此,护理伦理决策模式的构建和应用在各种伦理问题的考虑上是非常有帮助的,这将有助于护士全面、系统地评估所面临的困境,从而作出最合适的伦理决策。

国外学者在护理伦理决策这方面进行了一些探讨,阿洛斯卡(Aroskar)认为,解决伦理问题和伦理困境时,必须在有效的时间内、现有的价值体系中、了解真实的情况下,根据伦理学相关理论作出决策步骤。他认为基本资料、决策伦理和伦理理论是解决伦理问题和伦理困境的几个基本要素,必须要重点关注。此外还有席尔瓦(Silva)伦理决策模式认为应分别从功利论、道义论两个方面考虑可能的行动。功利论的观点是以所产生的后果会对大多数人产生最大利益为目标;而道义论观点则以行为必须遵守道德规范为原则,不应纠结于行动的后果。虽然各种模式的细节均有所不同,但是所有模式都提出了以系统的思考方式来解决各种伦理问题。护理人员可以通过这些伦理决策模式,帮助自己认识伦理问题中自身的角色和责任,了解伦理问题中价值观的冲突,对作出护理决策有一定的指导意义。

(二)护理伦理决策的过程

1.对护理伦理困境的认知

护士需要进行护理决策时,应充分了解该护理决策与伦理问题是否有相关性,是否涉及法律问题,这就要求护士充分掌握伦理原则等原理。

2.获取资料并掌握情境

收集资料是整个护理决策过程的基础,护士应获得与护理决策有关的时间、地点、人物、发生的问题、产生的原因等事实资料,包括医学事实和伦理学事实。并取得与决策可能有关的法律、规章制度、专业知识方面的资料,进行理性的、深入的分析,对出现的伦理问题进行影响程度排序。

3. 考虑方案的合理性

对于同一伦理问题，由于所在的立场不同，往往会有不同的解决方案，因此需要在资料分析的基础上，列出各种具有可行性的备选方案，并对各种方案的优缺点进行比较。在此过程中，护士应善于换位思考，从多方面多角度考虑一些问题。

4. 进行结果预测

考虑各项基本伦理原则和伦理规范，预测可能导致的结果，并以此作为伦理决策的依据。进行结果预测时，要注意：第一，仔细审视自身的价值观及其他涉及人的价值观，并将自身及他人的价值观进行比较，分析出可能出现的重要结果；第二，要预测到其他涉及人的可能态度，如患者、家属、医生会抱怨还是感激我。

5. 作出伦理选择

护士应根据以上步骤，确定最终的最佳伦理选择。若伦理问题过于复杂，难以确定最佳护理方案等情况，可以主动寻求团体（如医院的伦理委员会）的帮助，由各个专家共同讨论，以便得到护理决策方面的支持。

6. 评价伦理选择的结果

选择医生、患者、家属、其他社会工作者甚至护理同事，对作出的伦理选择的结果进行效果或满意度调查，积极总结经验，为今后类似的伦理事件提供参考意见。

（汪健健）

思考题

1. 你认为作为一名护理人员应该如何作好伦理决策？
2. 请简述护理管理的伦理原则和伦理要求。
3. 某门诊护士，在接诊一位艾滋病感染的患者时，该患者强烈要求不要将其病情告诉其配偶。请问该案例中的护士是否应该保护患者的隐私权？患者的隐私权与家属的知情权之间存在什么矛盾，应该如何化解这一矛盾？

参考文献

[1]黄秀凤.护理伦理学[M].北京：中国医药科技出版社，2016.

[2]尹梅.护理伦理学[M]．北京：人民卫生出版社，2018.

[3]朱贻庭.伦理学大辞典[M]．上海：上海辞书出版社，2010.

[4]陈天艳.护士职业价值观的研究现状[J].齐齐哈尔医学院学报，2007，28(17)：2112－2114.

[5]刘炫麟.公民健康权利与义务立法研究——兼评《基本医疗卫生与健康促进法(草案)》第2章[J].法学杂志，2018，39(05)：86－94.

[6]高金利，李月琴.论医学生同情感和仁慈心的培养[J].教育观察(上旬刊)，2015，4(02)：14－15.

[7]祖力皮也·吐尔逊，任晶迎，向菁，等.护士职业精神教育及其研究现状分析[J].中国医学伦理学，2018，31(01)：114－116.

[8]周庆焕，周伶俐，洪梅.国内外护士职业精神研究进展[J].医学与哲学(A)，2015，36(10)：35－36.

[9]黄瑛，何晓燕，潘红梅.论护士的职业精神[J].中华护理教育，2010，07(09)：410－412.

[10]李春玉.护理专业学生的职业精神教育[J].教育教学论坛，2016，(19)：259－260.

[11]司志敏.高职护理专业学生职业精神培养探析[J].当代职业教育，2016，(05)：111－112.

[12]张芳.台湾地区医院对新进护理人员的培训与考核[J].护理实践与研究，2011，8(21)：97－98.

[13]刘莉，王秀玲，张婧媛.浅析妇产科患者护理伦理问题及对策[J].民俗研究，2018：268.

[14]耿艳华，刘盈，妇产科男性医生伦理道德培养初探[J].中华伦理学，2010，23(1)：81－82.

[15]国家统计局，《2016年国民经济和社会发展统计公报》，http：//www.stats.gov.cn/tjsj/zxfb/201702/t20170228_1467424.html

[16]李柔曼.儿科医患纠纷的伦理归因与对策研究[D].锦州：锦州医科大学，2017.

[17]孙宏玉，唐启群.护理伦理学[M].北京：北京大学医学出版社，2015.

[18]姜小鹰.护理伦理学[M].北京：人民卫生出版社，2016.

[19]黄秀凤，臧爽.护理伦理学[M].北京：中国医药科技出版社，2016.

[20]尹梅.护理伦理学.第3版[M].北京：人民卫生出版社，2018.

[21]余方才，等.医学伦理学教程[M].上海：第二军医大学出版社，2000

[22]王卫红，等.护理伦理学[M].第2版.北京：清华大学出版社，2013

[23]姜小鹰，等.护理伦理学[M].第2版.北京：人民卫生出版社，2017

[24]丛亚丽.护理伦理学[M].北京：北京大学医学出版社，2008

[25](美)汤姆·比切姆、詹姆士·邱卓思著，李伦等译：生命医学伦理原则[M]，北京大学出版社，2014，8，27.

[26]孙慕义：医学伦理学[M]，高等教育出版社，2008，12.

[27]姜小鹰、刘俊荣：护理伦理学[M]，人们卫生出版社，2017，6.

[28]刘丽华，黄莉莉，杜宁莉.护理伦理学在肿瘤科的应用及思考[J].全科护理，2012，17(6)：1595－1596.

[29]姜小鹰.护理伦理学[M].北京：人民卫生出版社，2016.

[30]孙宏玉，唐启群.护理伦理学[M].北京：北京大学医学出版社，2015.

[31]施忠英, 陶凤瑛. 新编精神科护理学[M]. 上海：复旦大学出版社, 2015.

[32]尹梅. 护理伦理学[M]. 北京：人民卫生出版社, 2012.

[33]丛亚丽. 公共卫生伦理核心价值探讨[J]. 医学与哲学, 2015, 36(10)：1 – 5.

[34]黄秀凤, 臧爽. 护理伦理学[M]. 北京：中国医药科技出版社, 2016.

[35]尹梅. 护理伦理学. 第3版[M]. 北京：人民卫生出版社, 2018.

[36]李春玉. 社区护理学. 第4版[M]. 北京：人民卫生出版社, 2017.

[37]张迅, 赵小文. 产前诊断中的法律与伦理问题[J]. 实用妇产科杂志, 2008, 24(1)：1 – 2.

[38]林晓欣, 林培君, 人类辅助生殖技术的伦理问题与法律研究[J]. 法制博览, 2016, 11：26 – 27.

[39]林若芸, 张波, 冯贵雪. 辅助生殖技术中单胚胎移植的伦理考量[J]. 医学与哲学, 2016, 37(10A)：29 – 31.

[40]陆小溦, 郭松, 冯云, 人卵子冷冻技术的伦理思考[J]. 生殖医学杂志, 2017, 26(3)：224 – 227.

[41]周从容. 赠卵 IVF 中的伦理问题思考[J]. 生殖医学杂志, 2017, 26(3)：203 – 205.

[42]胡蓉, 白彩峰, 高龄妇女生育权与生殖伦理对策[J]. 生殖医学杂志, 2017, 26(3)：207 – 210.

[43]敖丽丹, 邢星, 吴昌翠, 等. 冷冻胚胎处理的法律和伦理问题研究[J]. 中国医学伦理学, 2017, 30(2)：202 – 205.

[44]邓华丽, 黄国宁. 再论代孕的危害[J]. 生殖医学杂志, 2017, 26(3)：211 – 214

[45]封欣慰, 杨小丽, 等. "三亲育子"技术的伦理争议及对策探析[J]. 伦理研究, 2017, 8(1)：65 – 68.

[46]孙慕义. 医学伦理学[M]. 北京：高等教育出版社, 2008.

[47]丁焱. 临终关怀发展中的伦理问题[J]. 中华护理杂志, 2000, 35(10)：620 – 622.

[48]张鹏. 临终关怀的伦理困境及其重构[J]. 求索, 2007(11)：147 – 149.

[49]肖蓉, 郑兰香, 邓云龙. 临终关怀的伦理问题思考[J]. 实用预防医学, 2004, 11(2)：260 – 262

[50]焦思涵. 临终关怀在我国发展的伦理困境研究[D]. 锦州医科大学, 2017.

[51]丁艾. 安乐死的伦理困境及出路[D]. 曲阜师范大学, 2013.

[52]姜小鹰. 护理伦理学[M]. 北京：人民卫生出版社, 2017.

[53]全国宁养医疗服务计划办公室. 舒缓医学—晚期肿瘤患者的安宁疗护[M]. 北京：高等教育出版社, 2013.

[54]施永兴, 张静. 临床关怀学概论[M]. 上海：复旦大学出版社, 2017.

[55]张绍翼. 护理伦理学[M]. 北京：中国医药科技出版社, 2016.

[56]姜小鹰. 护理伦理学[M]. 北京：人民卫生出版社, 2016.

[57]唐启群, 张武丽, 崔香淑. 护理伦理与法律法规[M]. 北京：北京大学医学出版社, 2016.

[58]李小寒, 尚少梅. 基础护理学[M]. 北京：人民卫生出版社, 2017.

[59]刘运喜, 焦雨梅. 医学伦理学[M]. 武汉：华中科技大学出版社, 2016.

[60]田莉梅, 崔香淑. 护理伦理学[M]. 北京：科学技术文献出版社, 2017.

[61]尹梅. 护理伦理学[M]. 北京：人民卫生出版社, 2012.

[62]张绍翼. 护理伦理学[M]. 北京：中国医药科技出版社, 2016.

[63]罗羽. 护理伦理学[M]. 北京：人民卫生出版社, 2011.

[64]孙丽芳, 张志斌. 护理伦理学[M]. 南京：东南大学出版社, 2017.

[65]楼建华. 护理人员的伦理困惑与伦理决策[M]. 上海：上海交通大学出版社, 2011.

[66]饶和平. 卫生法规及护理管理杭州[M]. 上海：浙江大学出版社, 2015.